westermann

Autorin: Brigitte Rohls

Herausgeber: Heinrich Greving, Dieter Niehoff

Professionelle Pflege

Heilerziehungspflege und Heilpädagogik

5. Auflage

Bestellnummer 04927

Zusatzmaterialien zu Professionelle Pflege

Für Lehrerinnen und Lehrer

BiBox Einzellizenz für Lehrer/-innen (Dauerlizenz): 978-3-427-87095-1
BiBox Kollegiumslizenz für Lehrer/-innen (Dauerlizenz): 978-3-427-87096-8
BiBox Kollegiumslizenz für Lehrer/-innen (1 Schuljahr): 978-3-427-83119-8

Für Schülerinnen und Schüler

BiBox Einzellizenz für Schüler/-innen (1 Schuljahr): 978-3-427-87093-7
BiBox Klassensatz PrintPlus (1 Schuljahr): 978-3-427-81552-5

Druck und Bindung: Westermann Druck GmbH, Georg-Westermann-Allee 66, 38104 Braunschweig

ISBN 978-3-427-04927-2

Vorwort der Herausgeber

Die Schulbuchreihe „Heilerziehungspflege und Heilpädagogik“ stellt eine theoriegeleitete und gleichzeitig praxisbezogene Einführung in die grundlegenden Fächer und Themenfelder beider Bereiche dar. Die einzelnen Bände wenden sich sowohl an Studierende als auch an Lehrende und können als Arbeitsbücher für das eigenständige Handeln und (Weiter-)Lernen der Studierenden, aber auch als Handbücher für die Planung und Gestaltung des Unterrichts genutzt werden.

Die grundlegende Struktur der einzelnen Bände stellt die spezifischen Inhalte von zumeist zwei Themenbereichen und/oder Handlungsfeldern zusammen und bezieht diese aufeinander (wie z. B. „Praxis und Methodik“ u. Ä.). Schon hierdurch erfolgt in einem ersten Schritt eine interdisziplinäre Verortung und Ausrichtung der einzelnen Fächerinhalte. Darüber hinaus gibt es in dieser Reihe auch Bände, welche ein einzelnes Fach bzw. eine einzelne Methodik vorstellen (wie z. B. „Psychomotorik“).

In der Ausbildung von Fachkräften der Heilerziehungspflege und der Heilpädagogik ist die Kompetenzorientierung ein zentraler und relevanter Bezugspunkt. Diese ist in den Niveaus des Deutschen Qualifikationsrahmens (DQR) angelegt und wird sowohl im Qualifikationsprofil der Kultusministerkonferenz (KMK, Beschluss vom 16.12.2021) als auch in den Bildungsplänen einiger Bundesländer (so in Nordrhein-Westfalen) aufgegriffen und genutzt. Im Rahmen der Schulbuchreihe werden auf jeder Kapiteleinstiegsseite Fachkompetenzen (Wissen und Fertigkeiten) sowie personale Kompetenzen (Sozialkompetenz und Selbstständigkeit) formuliert, die auf der Grundlage der jeweiligen Kapitelinhalte erworben werden sollen. Die Aufgaben innerhalb der Kapitel knüpfen an die angestrebten Kompetenzen an.

In jedem Band gibt es Illustrationen zu den Themen Heilerziehungspflege und Heilpädagogik, entworfen von dem Karikaturisten Phil Hubbe. Sie begegnen den Lehrinhalten in den exklusiv für diese Reihe entwickelten Karikaturen ernsthaft-konzentriert, stehen aber auch für die humorvollen Aspekte beider Berufe.

Phil Hubbe arbeitet als professioneller Zeichner u. a. für Tageszeitungen, Werbeagenturen und Online-Plattformen. 1985 erkrankte er an Multipler Sklerose und befasst sich in seinen Karikaturen seitdem mit dem Thema Behinderung. Seit 2004 veröffentlicht er „Behinderte Cartoons“.

Wir wünschen Ihnen mit den Bänden unserer Reihe viel Freude und Erfolg.

Heinrich Greving und Dieter Niehoff

Vorwort der Autorin

Dieses Lehrbuch richtet sich an alle Fachkräfte, die in den verschiedenen Einrichtungen der Behindertenhilfe arbeiten und im Besonderen an die Studierenden der Heilerziehungspflege.

Nach über zehn Jahren Lehrtätigkeit an einem Berufskolleg, den Erfahrungen aus der Krankenpflegeschule sowie vor allem der Kommunikation mit mehr als 600 Schülern und Schülerinnen der Heilerziehungspflege in unzähligen Unterrichtsstunden entstand die grundlegende Idee, ein Lehrbuch für die Pflege in der Heilerziehungspflege zu schreiben. Aus anfänglichen Manuskripten, die ich für den Unterricht verfasst hatte, ist schließlich dieses Lehrbuch entstanden. Bereichernd und inspirierend sind und waren auch die vielen Praxisbesuche, während derer ich einen Einblick in die Arbeitswelt der Heilerziehungspflegerinnen und -pfleger bekommen konnte. Dafür möchte ich mich besonders bei den Bewohnerinnen und Bewohnern der Heime und Außenwohngruppen, den Beschäftigten in den Werkstätten und den Kindern in den heilpädagogischen Kindergärten und Förderschulen bedanken. Die Verbindung zwischen Schule und Praxis stellen oft die Fachkräfte für Praxisanleitung vor Ort dar, denen an dieser Stelle ebenfalls gedankt werden soll. In konstruktiven Gesprächen wurde viel über die Ausbildung im Allgemeinen und Speziellen diskutiert.

Das Buch gliedert sich in zwei Teile: Teil I „Grundlagen der Pflege“ und Teil II „Ausgewählte Komponenten der Pflegepraxis“. Teil I behandelt theoretische Inhalte. Hier werden Themen wie Pflegedefinitionen, Pflegeplanung und Pflegetheorien kurz vorgestellt und erläutert. Teil II informiert über Lebensaktivitäten, z. B. Kommunikation, Körperpflege oder Bewegung. Kapitel zur allgemeinen Arzneimittellehre, zur Hygiene und zu komplementären Pflegemethoden schließen sich an. Am Ende eines jeden Kapitels stehen Aufgaben, die die Studierenden allein oder in Gruppen lösen können. Die Aufgaben orientieren sich am möglichen Arbeitsalltag der Studierenden und schließen den Bereich der Selbsterfahrung mit ein. Dabei werden die ausgewählten Komponenten durch einige anatomisch-physiologische Darstellungen und kurze Inhalte ergänzt, um damit die Relevanz pflegerischer Interventionen für die Studierenden zu untermauern. Das sogenannte EVA-Prinzip, das eigenverantwortliche Arbeiten, wird mit vielen neuen Aufgaben ermöglicht.

„Pflege“ in der Heilerziehungspflege bedeutet „Lebensbegleitung“. Pflegen bezieht sich nicht nur darauf, den Körper zu pflegen oder die richtigen Medikamente zu geben, Pflegen bedeutet eine tagtägliche Begleitung in allen Lebensbereichen. Diese Begleitung schließt ein, Menschen mit Behinderung anzuleiten, zu kontrollieren und/oder die Pflege durchzuführen. Die Studierenden der Heilerziehungspflege müssen sich mithilfe von Schule und Praxis in die Lage versetzen, auf vielfältige Bedürfnisse von Menschen mit Behinderungen unterschiedlichen Alters eingehen zu können. Die Arbeitsfelder in der Heilerziehungspflege sind somit vielfältig und decken auch eine große Altersspanne ab. Von den Heilerziehungspflegern und Heilerziehungspflegerinnen wird in manchen Bereichen ein umfangreiches Pflegewissen erwartet, das auch mit einer erfolgreich abgeschlossenen Ausbildung nicht erreicht werden kann. Hier unterscheidet sich die Ausbildung im Bereich Heilerziehungspflege stark von der Ausbildung im klassischen Kranken- und Altenpflegebereich.

Auch werden sich die Aufgabenbereiche der Berufsgruppen, die als professionell Pflegende in den Einrichtungen der Behindertenpflege arbeiten, von Zeit zu Zeit verändern.

Als Teil eines multiprofessionellen Teams sind Heilerziehungspflegerinnen und -pfleger jedoch an der optimalen Versorgung der Menschen mit Behinderung beteiligt. Eine berufsbegleitende Fortbildung ist daher stets notwendig.

Ohne die vielen Fragen im Unterricht, die Anregungen zu Projekten und die Berichte aus der Praxis wäre dieses Buch nicht möglich gewesen. Dafür möchte ich mich herzlich bei meinen ehemaligen Studierenden bedanken. Ich hoffe, dass dieses Buch auf viele Fragen aus dem Berufsalltag eine Antwort geben kann.

Brigitte Rohls

Brigitte Rohls, Jahrgang 1957, Krankenpflegeausbildung am St. Marien-Hospital Borken, Examen 1978; bis 1989 Berufstätigkeit in der stationären und ambulanten Krankenpflege; 1989–1996 Unterrichtstätigkeit an Kranken- und Altenpflegeschulen; 1993 Abitur am Abendgymnasium; 1993–1998 berufsbegleitendes Studium der Medizinpädagogik an der Martin-Luther-Universität in Halle/Saale, 1998 Diplom in Pflege des gesunden und kranken Menschen, Hygiene und Gesundheitsförderung; 1996–2022 Tätigkeit an der Liebfrauenschule Coesfeld, vorwiegend in der Fachschule für Heilerziehungspflege. Besuch mehrerer Fort- und Weiterbildungen zu den Themenbereichen Stationsleitung, komplementäre Pflegemethoden, Bobath-Konzept, Kinästhetik und Aromatherapie. Brigitte Rohls ist verheiratet, Mutter zweier Töchter und Großmutter. Als Rentnerin gibt sie Kurse für Laien und Pflegekräfte zu komplementären Pflegemethoden, insbesondere zur Aromapflege.

Inhaltsverzeichnis

I Grundlagen der Pflege

1 Pflege definieren

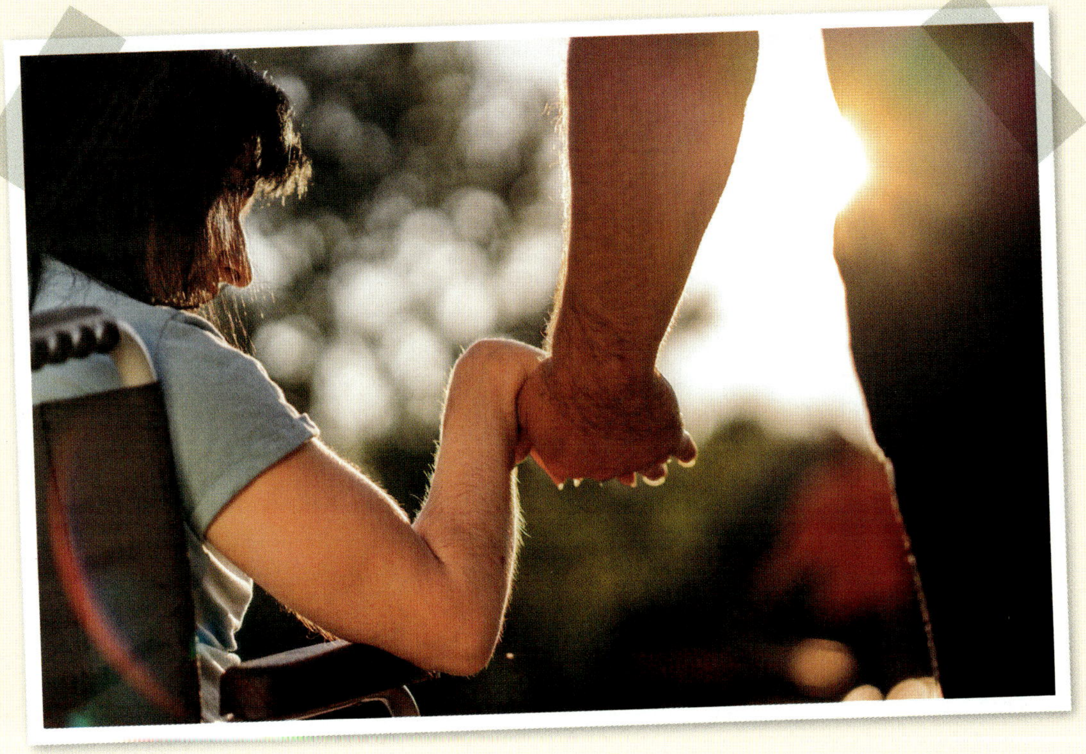

Angestrebte Kompetenzen

Fachkompetenz (Wissen und Fertigkeiten):

- Merkmale von Selbst-, Laien- und professioneller Pflege kennen.
- Grund- und Behandlungspflege anhand von Beispielen differenziert darstellen können.
- Expertenstandards im Überblick kennen und deren Bedeutung für die Arbeit in der Heilerziehungspflege reflektieren.

Personale Kompetenz (Sozialkompetenz und Selbstständigkeit):

- Die Bedeutung pflegerischer Arbeit für das eigene Berufsfeld argumentativ vertreten können.

Umgangssprachlich wird der Begriff „pflegen" täglich verwendet. Blumen, Autos, Wohnungen, Kleider und viele andere Gegenstände, mit denen der Mensch sich umgibt, müssen „gepflegt" werden. „Pflegen" meint in diesem Zusammenhang die entsprechende Versorgung von Sachgütern mit ganz individueller Gewichtung zur Erhaltung von Zustand und Zweck.

→ AUFGABEN

1. Recherchieren Sie im Internet nach Definitionen des Begriffs „Pflege". Was wird unter „Pflege" in der Alten- und Krankenpflege bzw. der Heilerziehungspflege verstanden? Stellen Sie die Definitionen einander gegenüber und finden Sie Gemeinsamkeiten.
2. Formulieren Sie eine eigene Definition von Pflege. Fragen Sie Menschen in Ihrem persönlichen Umfeld nach deren Definition von Pflege und geben Sie diese differenziert nach Ausbildung und Alter der Befragten wieder.

Gepflegt zu werden ist wohl die intimste Form der Unterstützung auf physischer und emotionaler Ebene, die ein Mensch von einem anderen Menschen annehmen kann.

Seitdem die Menschheit besteht, gibt es auch Pflege: Menschen sorgen sich um das Wohlergehen und die Entwicklung ihrer Mitmenschen. Dazu gehört es, sich und andere gegen Leid und Schmerzen zu schützen, Schäden an Leib und Seele zu verhüten und ggf. zu heilen bzw. sich um Heilung zu bemühen. Aber auch die Förderung und der Erhalt der eigenen Gesundheit gehört als Selbstpflege in diesen Zusammenhang.

1.1 Selbstpflege

BEISPIEL

Pia studiert Heilpädagogik an der FH und ist Mutter einer dreijährigen Tochter. Sie ist alleinerziehend und lebt mit ihrer Tochter bei ihren Eltern in einer Einliegerwohnung. Jeden Montag besucht sie die Chorprobe des Frauenchors „O-Ton".

Selbstpflege ist die Bereitschaft, Verantwortung für die eigene körperliche und seelische Gesundheit zu übernehmen. Dies bedeutet, dass die zu Pflegende und die Pflegerin – wie in dem oben stehenden Beispiel – ein und dieselbe Person sind. Der Mensch versorgt sich selbst, befriedigt seine Bedürfnisse und Wünsche im Rahmen seiner Möglichkeiten selbstständig und im Einklang mit seiner Umwelt. Selbstpflege wird in der Regel durch die Menschen aus der unmittelbaren Umgebung vorgelebt und gelehrt.

Merkmale der Selbstpflege sind:

- **Zielgerichtetheit**
  Jeder Mensch hat mit seiner Selbstpflege ein Ziel vor Augen. Ziel ist ein gesundes und sinnvolles Leben.

- **Individualität**
  Jeder Mensch hat individuelle Vorstellungen von Selbstpflege.
- **Prozesshaftigkeit**
  Selbstpflege kann dazu beitragen, dass ein gesundes und sinnvolles Leben gelebt und das persönliche Wohlbefinden erhalten, gesteigert oder wiederhergestellt wird.
- **Kontinuität**
  Jeder Mensch sollte fortdauernd Selbstpflege betreiben, da er ansonsten Gefahr läuft, krank zu werden.
- **Interaktivität**
  Selbstpflege kann nur in einer Wechselbeziehung mit der Umwelt stattfinden, da jeder Mensch sein Umfeld beeinflusst und von ihm beeinflusst wird.

1.2 Laienpflege

BEISPIEL

Herr und Frau Schmidt sind seit fast 60 Jahren zusammen. Das kinderlose Ehepaar lebt in einer geräumigen Wohnung und hat sich bislang gut allein versorgen können. Frau Schmidt ist aber zunehmend dement und hat in der letzten Zeit öfter vergessen, die Herdplatten auszuschalten. Die Küche betrachtet sie als ihren Bereich, denn sie hat lange als Köchin in einem Restaurant gearbeitet. Herr Schmidt hat schon den ein oder anderen Küchenbrand verhindert. Er übernimmt zunehmend die Organisation des Haushaltes. Würde Frau Schmidt allein leben, müsste sie in ein Pflegeheim und ihre gewohnte Umgebung verlassen.

Jeder Mensch verfügt über ein gewisses pflegerisches Grundwissen und pflegerische Fähigkeiten, und zwar im Hinblick auf sich selbst sowie auf andere Personen. In der Regel sind es die Eltern, die ihr Kind dazu erziehen, sich zunehmend selbst zu pflegen und später auch eigenständig zu versorgen. Wenn ein Mensch aus unterschiedlichen Gründen (noch) nicht über derartige Kompetenzen verfügt, gibt es Menschen, die in diesem Fall die Selbstpflege übernehmen. Es wird sogenannte Laienpflege verrichtet. Laienpflege findet innerhalb eines kleinen sozialen Netzwerkes statt. Ohne die Laienpflege wäre die menschliche Entwicklung kaum möglich. Denkt man an den Säugling, der ohne die Versorgung durch seine Eltern sterben würde, wird deutlich, wie wichtig sie ist. Laienpflege hat eine lange Tradition und orientiert sich an den Wertvorstellungen und dem Wissen der jeweiligen Gesellschaft.

Merkmale der Laienpflege sind:

- Laienpflege orientiert sich an den Pflegebedürfnissen eines anderen Menschen. Welche Pflegebedürfnisse vorliegen, wird von der pflegebedürftigen Person entschieden, es sei denn, sie ist nicht in der Lage, die Situation richtig einzuschätzen. Bei Menschen mit geistiger Behinderung kann es notwendig sein, dass die pflegende Person entscheidet, welche Pflegebedürfnisse vorliegen.

- Laienpflege beruht auf Gegenseitigkeit und wird in der Regel nicht bezahlt. Pflegende Angehörige haben nach dem Pflegeversicherungsgesetz einen Anspruch auf finanzielle Unterstützung. Durch die Laienpflege kann es der pflegebedürftigen Person ermöglicht werden, in ihrer gewohnten Umgebung zu bleiben.
- Die Rollen sind auswechselbar. So pflegen die Eltern beispielsweise das Kind, bis es alt genug ist, dies selbst zu tun. Dieses Kind kann Jahre später als Erwachsener in die Situation kommen, seine pflegebedürftigen Eltern pflegen zu müssen.
- Es besteht eine persönliche Beziehung zwischen der pflegenden Person und dem Menschen mit Unterstützungsbedarf. Pflegen können z. B. Familienangehörige, Menschen aus der Nachbarschaft, dem persönlichen oder beruflichen Umfeld. Die Beziehung beschränkt sich also nicht nur auf die Pflegetätigkeit. Laienpflege ist immer mit einem gewissen Grad an Zuneigung verbunden.
- Für die Laienpflege sind mindestens zwei Personen notwendig. Mitunter gibt es aber durchaus mehrere Menschen in einem sozialen Netzwerk, die sich gegenseitig pflegen.

1.3 Professionelle Pflege

BEISPIEL

Mike, ein junger Maurer, lebt mit seiner Frau und zwei Kindern in einer Neubausiedlung. Im September erleidet er einen folgenschweren Arbeitsunfall. Auf der Großbaustelle trifft der Ausleger des Baukrans ihn so stark am Kopf, dass er daraufhin vom Hals abwärts gelähmt ist. Nach monatelangen Aufenthalten in Krankenhäusern und Rehabilitationskliniken kommt er wieder nach Hause. Seine Frau kümmert sich, so gut sie kann, um ihn. Da er jedoch aufgrund von Atemproblemen assistiert beatmet wird, ist sie mit der alleinigen Versorgung ihres Mannes überfordert. Sie muss sich ja auch um die Kinder, den Haushalt und ihre Teilzeitstelle kümmern. Deshalb kommt mehrmals am Tag eine Krankenschwester ins Haus, um die Ehefrau bei den speziellen Pflegemaßnahmen zu unterstützen.

Professionelle Pflege bedeutet, dass Pflegedienstleistungen beruflich, also professionell, ausgeübt werden. Sie kann erforderlich werden, wenn

- die Einschränkung zu groß wird,
- die Laienpflege nicht mehr ausreicht oder nicht (mehr) zur Verfügung steht,
- Fachwissen fehlt,
- spezielle Hilfsmittel fehlen,
- spezielle Pflegehandlungen erforderlich sind.

Kennzeichen professioneller Pflege sind:

- Sie fußt auf einer praktischen und theoretischen Berufsausbildung, die staatlich geregelt und anerkannt ist.
- Sie arbeitet auf der Basis wissenschaftlicher Erkenntnisse und klarer Richtlinien.

- Pflegetätigkeiten werden eigenständig geplant, durchgeführt und reflektiert. Pflegende kooperieren bei Bedarf mit den anderen Berufsgruppen des Gesundheitswesens.
- Pflege stellt eine Dienstleistung dar, die bezahlt wird.

→ AUFGABEN

1. Diskutieren Sie in der Klasse, inwieweit das Beispiel von Pia mit Selbstpflege zusammenhängt.
2. Finden Sie zu den ABEDLs® aus dem Kapitel 3.3
   a) essen und trinken,
   b) sich pflegen,
   c) sich bewegen

   passende Maßnahmen, um etwas für Ihre Selbstpflege zu tun.
3. Überlegen Sie, woran die Merkmale der Laienpflege im Beispiel von Ehepaar Schmidt erkennbar sind. Finden Sie andere Beispiele für Laienpflege.
4. Stellen Sie mit den Informationen aus dem Beispiel „Mike“ die Selbstpflege, die Laienpflege und die professionelle Pflege gegenüber. Welche konkreten Pflegemaßnahmen sind jeweils erforderlich?
5. Wer übt professionelle Pflege aus? Denken Sie bei der Beantwortung dieser Frage an die Merkmale professioneller Pflege. Informieren Sie sich auch darüber, wo und von wem professionelle Pflege ausgeübt wird. Stellen Sie aus den Informationen eine Wandzeitung her. Hilfreich können hier Informationen der jeweiligen Berufsverbände sein, z. B. im Internet unter: www.dbfk.de (Deutscher Berufsverband für Pflegeberufe), www.berufsverband-hep.de (Berufsverband Heilerziehungspflege in Deutschland e. V.).
6. Informieren Sie sich über das Wohn- und Teilhabegesetz in der aktuellen Fassung und das Pflegeversicherungsgesetz mit Blick auf die Position des Heilerziehungpflegers bzw. der Heilerziehungspflegerin als Pflegefachkraft. Suchen Sie die entsprechenden Informationen im Internet.
7. Es gibt den Begriff des Selbstpflegedefizits. Stellen Sie mithilfe der Biografie eines Ihnen bekannten Bewohners oder einer Ihnen bekannten Bewohnerin das Leben von der Geburt bis zum Tod dar. Welche Rolle spielten im Leben der von Ihnen beschriebenen Person Laienpflege, Selbstpflege und professionelle Pflege?

1.4 Grund- und Behandlungspflege

Unter Behandlungspflege versteht man ärztlich verordnete Maßnahmen, die an professionelle Pflegekräfte delegiert werden können. Zur Grundpflege gehört die pflegerische Unterstützung bei den gewöhnlichen und regelmäßig wiederkehrenden Verrichtungen des täglichen Lebens. Die Durchführungsverantwortung für alle Pflegemaßnahmen bleibt immer bei der Pflegefachkraft.

→ AUFGABEN

1. Beschreiben Sie 24 Stunden im Leben von Mike, dem jungen Maurer, der nach seinem schweren Unfall pflegebedürftig ist. Stellen Sie anschließend die möglichen Maßnahmen aus dem Bereich der Grundpflege und der Behandlungspflege differenziert dar.
2. Fragen Sie Ihre Führungskraft, Ihren Praxisanleiter bzw. Ihre Praxisanleiterin sowie Kolleginnen und Kollegen nach Definitionen zur Behandlungspflege und Grundpflege.

1.5 Expertenstandards

Die Bedeutung der nationalen Expertenstandards und ihre Wichtigkeit ist vielen Pflegekräften bewusst. Allerdings fehlt oftmals die Bereitschaft, diese Standards im beruflichen Alltag auch umzusetzen. So stellten sich viele in der Pflege tätige Menschen die Frage, ob man sich an nationalen Expertenstandards orientieren solle.

Vor dem Hintergrund bestehender Mängel und zur Optimierung professioneller Pflege wurde 1999 in der Gesundheitsministerkonferenz (GMK) eine große Qualitätsoffensive beschlossen.

Diese sollte dazu beitragen, folgende Ziele zu erreichen:

- Einführung von Qualitätsmanagement
- konsequente Patientenorientierung
- ärztliche Leitlinien und Pflegestandards zur Qualitätsentwicklung

Um diese Voraussetzungen umzusetzen, wurde 1999 das Deutsche Netzwerk für Qualitätsentwicklung in der Pflege (DNQP) in Kooperation mit dem deutschen Pflegerat (DPR) als Pilotprojekt gegründet, finanziell unterstützt vom Bundesministerium für Gesundheit.

Das DNQP hat bisher folgende elf Expertenstandards erarbeitet und veröffentlicht:

1. „Dekubitusprophylaxe in der Pflege"
2. „Entlassungsmanagement in der Pflege"
3. „Schmerzmanagement in der Pflege"
4. „Sturzprophylaxe in der Pflege"
5. „Förderung der Harnkontinenz in der Pflege"
6. „Pflege von Menschen mit chronischen Wunden"
7. „Ernährungsmanagement zur Sicherstellung und Förderung der oralen Ernährung in der Pflege"
8. „Erhaltung und Förderung der Hautintegrität in der Pflege"
9. „Förderung der physiologischen Geburt"
10. „Beziehungsgestaltung in der Pflege von Menschen mit Demenz"
11. „Förderung der Mundgesundheit in der Pflege"

MERKEN

„Ziele von Expertenstandards:
- Übergreifendes Ziel ist die Förderung der Pflegequalität
- Darstellung eines professionell abgestimmten Leistungsniveaus
- Kriterien zur Erfolgskontrolle sind eingeschlossen
- Aktiver Theorie-Praxis-Transfer
- Beitrag zur Professionalisierung"

(Quelle: Schmidt, 2020, S. 4)

Evidenzbasierte Pflege (EbN, engl. = evidence-based nursing: auf Beweismaterial gestützte Pflege) ist eine Richtung in der Pflegewissenschaft, die ausdrücklich verlangt, dass bei einer Pflegehandlung patientenorientierte Entscheidungen nach Möglichkeit auf der Grundlage von empirisch nachgewiesener Wirksamkeit getroffen werden sollen. Die Entscheidungen der Pflegenden sollen also sachbezogen erfolgen und auf Erfahrungen und wissenschaftlichen Erkenntnissen beruhen.

Grundlegende Struktur von Expertenstandards

- Strukturkriterien S1–S6 (räumliche, technische, sachliche Möglichkeiten)
- Prozesskriterien P1–P6 (Qualität der Durchführung)
- Ergebniskriterien E1–E6 (Befragung, Pflegevisite)

Aufbau eines Expertenstandards:

S1: Risikoerhebung, Screening, Assessment P1 E1
S2: Voraussetzungen in der Einrichtung, Verfahrensregel P2 E2
S3: Planung von Maßnahmen P3 E3
S4: Durchführung von Maßnahmen P4 E4
S5: Information, Anleitung, Schulung und Beratung P5 E5
S6: Evaluation P6 E6

DEFINITION

Assessment und Assessmentinstrumente
Beim Assessment handelt es sich um eine Messmethode, mit der die Probleme und gleichzeitig die Ressourcen eines zu pflegenden Menschen ermittelt werden. Assessmentinstrumente sind Werkzeuge für die systematische Informationssammlung bei der Pflegeanamnese und somit Hilfsmittel zur pflegerischen Diagnostik. Eingesetzt werden meistens Skalen, Checklisten und Fragebögen in unterschiedlicher Länge.

Bedeutung und Auswirkungen von Expertenstandards

- Expertenstandards haben eine hohe juristische Wertigkeit:
  - Die Standards beinhalten den allgemein anerkannten, aktuellen Stand der Pflegeforschung.
  - Nationale Standards gelten deshalb als ein vorweggenommenes Sachverständigengutachten.
  - Es entsteht eine strafrechtliche und zivilrechtliche Wertigkeit.
  - Bei Nichtbeachtung oder Nichtumsetzung wird Fahrlässigkeit und ein Verschulden unterstellt.
- Die Durchführungsverantwortung für den Standards entsprechende Pflegehandlungen liegt bei der Pflegefachkraft.
- Die Einrichtungsleitung trägt die Organisationsverantwortung, und damit die Hauptverantwortung.

(vgl. Schmidt, 2020, S. 4 ff.)

→ AUFGABEN

1. Recherchieren Sie im Internet zu den entsprechenden Pflegethemen die Expertenstandards, z. B. unter www.dnqp.de.
2. Überprüfen Sie die Relevanz der Expertenstandards für Ihren Arbeitsbereich.
3. Diskutieren Sie Ihre Ergebnisse in der Lerngruppe.

2 Pflege planen und dokumentieren

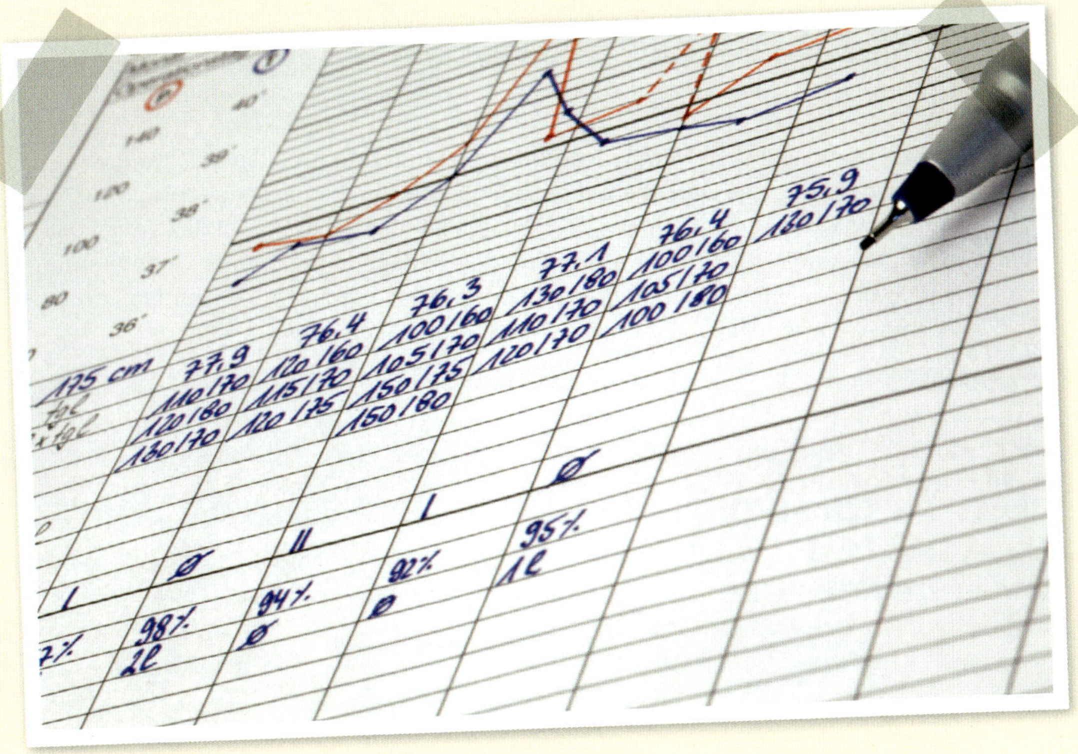

Angestrebte Kompetenzen

Fachkompetenz (Wissen und Fertigkeiten):

- Die Pflegeprozessmethode kennen und anwenden können.
- Die Bedeutung von Pflegestandards kennen und sinnvoll in den Pflegeplan einordnen.
- Durchgeführte Pflegemaßnahmen sachlich und kompetent dokumentieren können.

Personale Kompetenz (Sozialkompetenz und Selbstständigkeit):

- Problemlösungsprozess mit dem Beziehungsprozess in Zusammenhang bringen können.

Qualität im Allgemeinen stellt einen „Wert“ dar, sie sagt etwas über die „Beschaffenheit“ eines Produktes aus. Dass erbrachte Pflegeleistungen einen „Wert“ darstellen, spiegelt sich u. a. in Diskussionen zur Qualitätssicherung in der Pflege wider.

Die rechtlichen Grundlagen zur Qualitätssicherung in der Pflege sind seit der Gesundheitsreform von 1988 in mehreren Paragrafen verankert (§ 132 und § 137 SGB V, § 80 SGB XI und Pflegequalitätssicherungsgesetz). Wichtige Instrumente der Qualitätssicherung in der Pflege sind der Pflegeprozess und die Dokumentation der Pflege.

→ AUFGABE

Informieren Sie sich in Ihrer Einrichtung bzw. an Ihrem Arbeitsplatz, inwieweit die Optimierung des Dokumentationsaufwandes durch die sogenannte „Strukturierte Informationssammlung (SIS)“ voranschreitet. Hilfreich ist dazu das Positionspapier des DBfK Entbürokratisierung der Pflegedokumentation – unterstützende Hinweise für die strukturierte Informationssammlung (SIS) zur Einführung des Strukturmodells (DBfK, Berlin, 2015, s. dazu auch www.ein-step.de).

2.1 Pflegeprozess

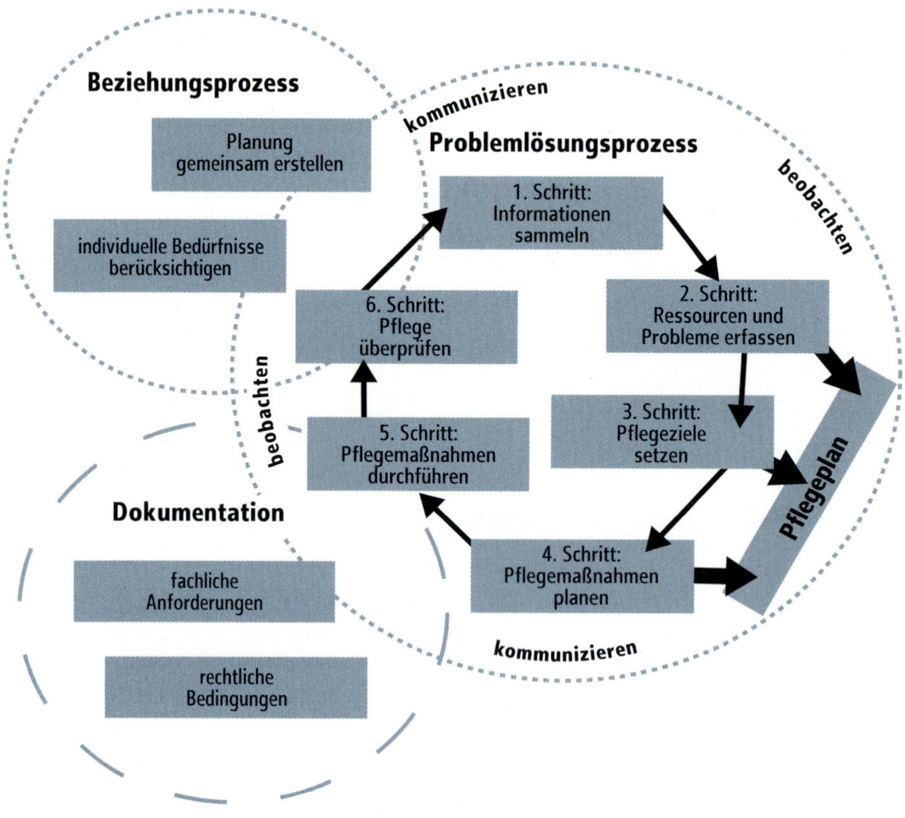

(vgl. Rüller, 2003, S. 30)

Der Problemlösungsprozess ist ein organisatorisches Element in sechs Schritten. Handlungsanweisungen für die praktische Pflege ergeben sich aus dem Pflegeplan, vom zweiten bis zum vierten Schritt. Der Beziehungsprozess macht aus dem Problemlösungsprozess den Pflegeprozess. Die Dokumentation dient zum einen als Nachweis pflegerischer und ärztlicher Tätigkeiten und zum anderen als Datenquelle für alle am Pflege- und Behandlungsablauf Beteiligten.

Für viele Menschen gehört methodisches Handeln zum Alltag. Besonders klar wird dieser Prozess, wenn etwas Neues begonnen wird.

BEISPIEL

Die 18-jährige Mara sucht einen Ausbildungsplatz. Zuerst beschafft sie sich Informationen über Firmen und Schulen. Sie klärt ihre persönlichen Mittel und Probleme ab. Sie setzt sich ein Ziel. Dann plant Mara entsprechende Maßnahmen und führt diese durch, z. B. das Schreiben von Bewerbungen, Fotos machen usw. Zum Schluss bewertet sie das Ergebnis und zieht ein Resümee. Sind ihre Bemühungen gescheitert oder hat sie sich in ihrer Einschätzung des Berufs geirrt, so kann es passieren, dass sie bei der Informationssammlung wieder von Neuem beginnt.

In der Pflege wird dieses methodische Vorgehen **Pflegeprozess** genannt, denn professionell Pflegende planen Pflege. Der Pflegeprozess ist die systematische, an den ganzheitlichen Bedürfnissen des Menschen orientierte und laufend angepasste Pflege. Er besteht aus einer Reihe voneinander abhängiger Überlegungs-, Entscheidungs- und Handlungsschritte, die auf ein Ziel ausgerichtet sind, in diesem Zusammenhang spricht man auch von einem **Problemlösungsprozess**. Als Regelkreis gestaltet, enthält er Formen von Beurteilungen und Neuanpassungen.

Begleitet wird der Problemlösungsprozess vom **Beziehungsprozess**, da alle Planungs- und Arbeitsabläufe möglichst gemeinsam mit der pflegebedürftigen Person geplant und durchgeführt werden sollen. Für den Aufbau einer vertrauensvollen Beziehung ist Kommunikation erforderlich. Der Beziehungsprozess wird von der pflegebedürftigen Person *und* von der Pflegefachkraft durch vielfältige Faktoren beeinflusst und geprägt. Diese und andere Faktoren entscheiden, ob sich eine partnerschaftliche und vertrauensvolle Beziehung entwickelt oder ob das Verhältnis von Distanz und Misstrauen geprägt wird.

Für den Aufbau einer vertrauensvollen Beziehung ist es von großer Bedeutung, sich über folgende Aspekte Gedanken zu machen:

- Beziehung zu sich selbst und zu anderen Menschen
- Ausmaß der Kontaktfreudigkeit und der Fähigkeit, auf andere zuzugehen
- Offenheit, Ehrlichkeit, Toleranz und Wertschätzung gegenüber anderen Menschen
- Lebenserfahrung und Alter
- Berufserfahrung der Pflegeperson, Vertrauenswürdigkeit, Ausstrahlung menschlicher Wärme, Pflegeverständnis
- Sympathie
- Antipathie

Im Folgenden werden die sechs Schritte des Pflegeprozesses im Einzelnen erläutert.

1. Schritt – Informationen sammeln

Mit dem ersten Schritt des Pflegeprozesses werden pflegerisch relevante Informationen gesammelt und dokumentiert. Die Informationen ergeben sich aus:

- den direkten Daten, die durch Beobachtung äußerlich erkennbarer Merkmale des Aussehens und/oder des Verhaltens der pflegebedürftigen Person entstehen. Auch spontan erlebte Aussagen des pflegebedürftigen Menschen oder seiner Bezugspersonen sind direkte Daten.
- den indirekten Daten, die von Aussagen dritter Personen wie Erzieherinnen und Erziehern, Ärztinnen und Ärzten oder anderen Menschen stammen oder aus Dokumentationen, Gutachten etc. entnommen werden.
- den objektiven Daten, die messbar und nachvollziehbar sind. Messbar sind z. B. das Körpergewicht und die Körpergröße, die Vitalwerte wie beispielsweise Puls und Blutdruck.
- den subjektiven Daten, die Auskunft über die Selbsteinschätzungen und Gefühle des pflegebedürftigen Menschen geben, z. B. Trauer, Freude, Hoffnung, Schmerz.

Die Informationssammlung ist mit dem Erstgespräch, der sogenannten **Pflegeanamnese** verbunden, geht aber während des ganzen Pflegeprozesses weiter. Ständig können neue Informationen die Pflege beeinflussen.

Das Erstgespräch soll von Wertschätzung, nicht wertendem Verstehen und Echtheit getragen sein, wobei folgende Faktoren zu berücksichtigen sind:

- sich Zeit nehmen und passende Räumlichkeiten wählen
- aktiv und aufmerksam zuhören und das auch durch entsprechende Körperhaltung deutlich machen (Blickkontakt und gleiche Höhe aller Gesprächspartnerinnen und Gesprächspartner)
- Formen der Höflichkeit wahren und die pflegebedürftige Person mit Namen ansprechen
- offene Fragen stellen, die nicht nur mit Ja oder Nein beantwortet werden können, sondern Freiraum für eine Antwort lassen
- das Gegenüber ausreden lassen
- Ich-Botschaften einsetzen („Ich habe bemerkt, dass ...“)
- Wertung der persönlichen, familiären Situation des Gegenübers unterlassen

TIPP

Während oder auch nach dem Erstgespräch ist es angebracht, auf die neue Umgebung, veränderte Tagesabläufe und dergleichen einzugehen. Während des Gesprächs werden häufig „Checklisten“ benutzt, die eine Auflistung von „Lebensaktivitäten“ beinhalten. Es ist unbedingt darauf zu achten, dass diese nicht wie Einkaufslisten abgehakt werden!

→ AUFGABE

Suchen Sie sich einen Partner oder eine Partnerin in der Klasse und spielen Sie in einem Rollenspiel die Situation eines Erstgespräches nach. Achten Sie auf die oben genannten Faktoren, die für das Gespräch wichtig sind. Eine dritte Person sollte die Situation still beobachten und Ihnen im Anschluss eine Rückmeldung geben.

2. Schritt – Ressourcen und Probleme erfassen

Aus den erhaltenen Informationen des ersten Schrittes können Ressourcen und Probleme abgeleitet werden. Ressourcen und Pflegeprobleme werden in den Pflegeplan eingetragen. Erst durch die Beachtung der Ressourcen wird aus abnehmender Pflege aktivierende Pflege. Es geht darum, die vorhandenen Ressourcen beizubehalten und zu fördern.

TIPP

Unterstützen Sie so viel wie nötig, so wenig wie möglich, ohne Über- oder Unterforderung!

Ressourcen

- **Äußere Kraftquellen:**
  - eigene Fähigkeiten, auch wenn sie noch so klein und unbedeutend erscheinen, z. B.: Der Bewohner Bernd H. wäscht sich selbst das Gesicht; Frau Freitag isst das klein geschnittene Brot selbstständig.
  - Hobbys und Vorlieben, z. B.: Der Bewohner Heinrich B. interessiert sich für Tiere oder er hört gerne Musik.
  - andere Menschen, z. B.: Angehörige oder Personen aus dem beruflichen Umfeld.
  - der Umgang mit Hilfsmitteln, die der pflegebedürftigen Person eine gewisse Eigenständigkeit gewährleisten können, z. B. Trinkhilfe, Rollator oder Hörgerät.
- **Innere Kraftquellen:**
  - Motivation, d. h. die Bereitschaft, Hilfe anzunehmen
  - Akzeptanz der derzeitigen Einschränkung
  - Sinn, Hoffnung, Lebensmut
  - Humor und Kreativität

→ AUFGABEN

1. Diskutieren Sie, ob folgende Aussagen eine Ressource beschreiben.
   a) Der Bewohner Herr Meyer wird jeden Morgen von seinem Bezugsbetreuer sorgfältig geduscht.
   b) Die neue Bewohnerin Maria L. kann nur die Farben Rot und Blau unterscheiden.
   c) Bewohner Klaus wird von der Heilerziehungspflegerin Lena einmal in der Woche zum Reiten begleitet.
   d) Die Pflegekraft kümmert sich während der Mahlzeiten rührend um den Pflegeempfänger Michael G. und reicht ihm das gesamte Essen an.
2. Finden Sie weitere Beispiele für Ressourcen aus Ihrer täglichen Praxis.

Pflegeprobleme

Ein Pflegeproblem liegt vor, wenn in einem Lebensbereich des pflegebedürftigen Menschen, wie z. B. der Körperpflege, der Bewegung oder der Nahrungsaufnahme, eine Beeinträchtigung vorhanden ist. Diese Beeinträchtigung schränkt ihn in seiner Unabhängigkeit ein, eine eigenständige Kompensation ist aber nicht möglich. Pflege setzt da an, wo der pflegebedürftige Mensch Unterstützung braucht.

Es können folgende fünf Problemarten unterschieden werden:

1. **Aktuelle, tatsächliche Pflegeprobleme**
   Sie sind beobachtbar bzw. messbar und werden von der pflegebedürftigen Person bestätigt. Sie sind offensichtlich und nachvollziehbar, wie z. B. Schmerzen oder Atemnot. Diese Pflegeprobleme können durch pflegerische Maßnahmen beseitigt, kompensiert oder gelindert werden.
2. **Potenzielle, wahrscheinliche Pflegeprobleme**
   Es liegen Bedingungen bzw. Risikofaktoren vor, die nach pflegerischem Wissen und nach Pflegeerfahrungen ohne pflegerische Interventionen wahrscheinlich zur Entstehung eines bestimmten Pflegeproblems führen. Diese können durch vorbeugende Maßnahmen (= Prophylaxe) vonseiten des Pflegepersonals verhindert, z. T. aber auch nur frühzeitig erkannt werden (z. B. Dekubitusgefahr).
3. **Verdeckte, vermutete Pflegeprobleme**
   Diese Probleme finden sich häufig im zwischenmenschlichen und emotionalen Bereich. Sie werden von den Betroffenen nicht immer geäußert, können durch besondere Aufmerksamkeit, genaues Zuhören, taktvolles Fragen u. Ä. erkannt und bewusst gemacht werden (z. B. Partnerschaftsprobleme, Suizidgefahr).
4. **Generelle Pflegeprobleme**
   Diese treten typischerweise bei bestimmten Erkrankungen bzw. in bestimmten Situationen und unter bestimmten Bedingungen auf. Sie können durch Pflegewissen und Erfahrung eingeschätzt, kompensiert oder behoben werden. Oft handelt es sich um potenzielle Probleme, die durch pflegerische Prophylaxe verhindert werden können. Hier können gut Pflegestandards eingesetzt werden. Zum Beispiel besteht bei Bettlägerigkeit für alle Menschen eine gewisse Gesundheitsgefährdung.
5. **Individuelle Pflegeprobleme**
   Individuelle Probleme resultieren aus dem persönlichen Krankheitserleben und existieren speziell für *diesen* Menschen. Beispiel: Der Bewohner Martin M. mit einer geistigen Behinderung akzeptiert den Blasenkatheter nicht und versucht, diesen zu ziehen. Hierdurch gefährdet er seine Gesundheit.

MERKEN

Pflegeprobleme, die eine vitale Bedrohung darstellen, haben Priorität!

Bei der Formulierung der Pflegeprobleme ist Folgendes zu beachten:

- Formulieren Sie kurz und knapp (keine „Romane“, nur das Wesentliche).
- Beschreiben Sie das Problem genau und detailliert (Art und Weise).
- Formulieren Sie objektiv und ohne Werturteil.

BEISPIEL

Bewohnerin Maria L. mit geistiger Behinderung
Lebensbereich: Körperpflege
Pflegeproblem: unzureichende Mundpflege

Im Beispiel wird nicht deutlich, inwieweit die Bewohnerin in diesem Bereich die Unterstützung durch das Pflegepersonal benötigt. Ist die Bewohnerin nicht in der Lage, sich eigenständig die Zähne zu putzen? Braucht sie „nur“ eine regelmäßige Erinnerung oder muss sie angeleitet werden? Aussagekräftiger wäre folgende Formulierung: „Pflegeproblem: Die Bewohnerin Maria L. vergisst die regelmäßige Zahnpflege“.

In diesem Beispiel wird ein potenzielles Pflegeproblem beschrieben. Die Bewohnerin hat zunächst kein Problem damit, sich nicht regelmäßig die Zähne zu putzen. Die Fachkraft kann aber vorausschauend abschätzen, dass die mangelhafte Zahnpflege zu einem akuten Pflegeproblem für die Bewohnerin führen kann, nämlich Zahnschmerzen. Durch gezielte prophylaktische Maßnahmen kann die Pflegekraft dem entgegenwirken. Die Ressourcen der Bewohnerin könnten in diesem Beispiel die manuellen Fähigkeiten für die Zahnpflege sein, aber auch ihre Bereitschaft, sich immer wieder an die Zahnpflege erinnern zu lassen.

→ AUFGABE

Konstruieren Sie ein einfaches Fallbeispiel. Arbeiten Sie unterschiedliche Ressourcen und Pflegeprobleme heraus und diskutieren Sie in den Kleingruppen Ihre Ergebnisse.

3. Schritt – Pflegeziele setzen

Pflegeziele können den zu erreichenden Zustand und auch das veränderte Verhalten des pflegebedürftigen Menschen beschreiben. Die Zielsetzung orientiert sich sowohl am Pflegebedarf als auch an den Ressourcen des jeweiligen Menschen. Das Pflegeziel muss konkret, realistisch und erreichbar formuliert werden, damit es für die Pflegefachkraft überprüfbar bleibt.

Pflegeziele können in Fern- und Nahziele unterteilt werden:

- **Fernziele** beschreiben das gewünschte Endergebnis, werden weit gesteckt und grob formuliert. Sie müssen durch Nahziele konkretisiert werden.
- **Nahziele** beschreiben Teilergebnisse, die in absehbarer Zeit erreicht werden sollen. So werden auch kleine Fortschritte und Erfolge sichtbar. Sie sind überprüfbar.

Wie die folgende Tabelle zeigt, können Pflegeziele verschiedene **Absichten** verfolgen:

Pflegeziel	Beispiel	Kommentar
Erhaltungsziele Hier gilt es, die individuellen Fähigkeiten zu erhalten und durch vorbeugende Maßnahmen weitere Pflegeprobleme zu vermeiden.	Putzt sich weiterhin eigenständig die Zähne.	Auch unter Zeitdruck sollen die individuellen Fähigkeiten der pflegebedürftigen Person erhalten bleiben.
Rehabilitationsziele Bei den Rehabilitationszielen geht es um die Weiterentwicklung vorhandener Ressourcen. Es bedeutet, über Nahziele zum Fernziel zu gelangen.	Kann unter Anleitung das Frühstück zubereiten.	Eine Zustandsverbesserung könnte bedeuten, dass die Bewohnerin Elisabeth H. das Frühstück selbstständig zubereitet.
Bewältigungsziele Die Bewältigungsziele können durch einen Entwicklungsprozess der pflegebedürftigen Person eine bestmögliche Verarbeitung, Anpassung oder Annahme der veränderten Situation bewirken.	Kommt zur Erkenntnis, dass sie trotz des Anus praeter (= künstlicher Darmausgang) ein annähernd normales Leben führen kann.	Hier ist die intensive Begleitung der betroffenen Person von großer Bedeutung.

Anforderungen an ein Pflegeziel sind:

- Es soll immer genau und detailliert formuliert sein.

BEISPIEL

Wäscht sich bis (Datum) das Gesicht eigenständig.

- Es soll realistisch und erreichbar formuliert sein. Die Aussage kann als Fernziel angestrebt werden. In der Praxis werden zusätzlich Nahziele festgesetzt, die leichter überprüfbar sind.

BEISPIEL

Wäscht sich eigenständig den ganzen Körper.

- Es soll eine Zeitangabe enthalten, wann das Ziel erreicht sein soll, damit es überprüft werden kann.

BEISPIEL

Nimmt bis (Datum) 2 kg an Gewicht ab.

- Es soll kurz und bündig formuliert sein.

BEISPIEL

Mögliches Nahziel beim potenziellen Pflegeproblem der Dekubitusgefahr: intakte Haut.

- Es sollen keine Pflegemaßnahmen beschrieben werden.

BEISPIEL

Informationen über Dauer und Grund der Bettruhe wären eine formulierte Pflegemaßnahme, das Pflegeziel dazu: Akzeptiert die Bettruhe.

- Es soll durch die Formulierung deutlich werden, was erreicht werden soll, und nicht, was nicht erreicht werden soll. Verwendet wird also eine positive Formulierung.

BEISPIEL

Die Formulierung „intakte Haut" ist der Formulierung „kein Dekubitus" vorzuziehen.

→ AUFGABE

Arbeiten Sie weiter an „Ihrem" Fallbeispiel und formulieren Sie zu den Pflegeproblemen Nah- und Fernziele mit unterschiedlichen Intentionen. Denken Sie an die Anforderungen an ein Pflegeziel. Und vergessen Sie nicht die Ressourcen der pflegebedürftigen Person.

4. Schritt – Pflegemaßnahmen planen

Die Planung der Pflegemaßnahmen orientiert sich sowohl an den Problemen und Ressourcen der pflegebedürftigen Person als auch an den festgelegten Pflegezielen. Der Pflegemaßnahmenplan wird von der Pflegefachkraft aufgestellt, im Team besprochen und dort ggf. korrigiert. Die Planung wird eventuell von der pflegebedürftigen Person unterstützt. Der aufgestellte Pflegeplan ist für alle Pflegekräfte verbindlich und stellt eine konkrete Handlungsanweisung dar.

Die Maßnahmen sollten möglichst genau, so kurz wie möglich und so ausführlich wie nötig beschrieben werden. Wichtig ist, dass diese Beschreibung verständlich ist. Zu beschreiben sind die Ressourcen der pflegebedürftigen Person, nicht aber eine medizinische Therapie.

Bei der Formulierung der geplanten Pflegemaßnahmen muss Folgendes ersichtlich werden:

- **Was** soll getan werden? (die Art der Maßnahme, z. B. 30°-Seitenlagerung)
- **Wann** soll es getan werden? **Wie oft** soll es getan werden? (Häufigkeit und zeitliche Abstände der Durchführung, z. B. im zweistündlichen Wechsel über 24 Stunden)
- **Wie? Welche Hilfsmittel** sind notwendig? (Hier kann auch ein Pflegestandard, z. B. zur Dekubitusprophylaxe, angewendet werden.)
- **Wer** soll was tun? (Frage an die erforderliche Qualifikation. Wie viele Personen sind erforderlich?)
- **Wo** soll es getan werden?

→ AUFGABE

Planen Sie Pflegemaßnahmen für die Person aus Ihrem Fallbeispiel. Achten Sie darauf, dass die oben genannten Kriterien erfüllt sind.

TIPP

Unter bestimmten Voraussetzungen können Pflegestandards (s. Kapitel 2.2) die Dokumentation der Pflegemaßnahmen erleichtern, da sie den Schreibaufwand erheblich reduzieren.

5. Schritt – Pflegemaßnahmen durchführen

Die Durchführung der Pflege stellt den Kern des Pflegeprozesses dar. Hier erfolgt die Anwendung der vorausgegangenen Planungsschritte im Sinne einer ganzheitlich orientierten Pflege. Leitfaden ist der für alle verbindliche Pflegeplan, aber auch die aktuelle Bedürftigkeit der pflegebedürftigen Person. Abweichungen sind jederzeit möglich. Abschließend werden alle Pflegetätigkeiten einschließlich der Beobachtungen dokumentiert.

→ AUFGABE

Führen Sie im Rahmen eines Rollenspiels eine oder mehrere geplante Pflegemaßnahmen vor der Klasse durch (z. B. Hilfe beim Zähneputzen, Hilfe bei der Nahrungsaufnahme). Diskutieren Sie in einem nachgestellten Team einer Wohngruppe die geplante und durchgeführte Pflegemaßnahme.

6. Schritt – Pflege überprüfen

Anhand der dokumentierten Tätigkeiten, die im Pflegebericht, in Überwachungsblättern, Durchführungskontrollblättern oder auf Wundverlaufsbögen festgehalten werden, kann die Wirkung der Pflege nachvollzogen und beurteilt werden.

MERKEN

Der **Pflegebericht**, ein wichtiges Instrument zur Evaluation, sollte einfach, klar und anschaulich geschrieben sein. Er beinhaltet keine Ansammlung von medizinischen Daten.

Besonderheiten und Abweichungen vom Pflegeplan sowie die Wirkung der Pflege werden im Pflegebericht dokumentiert. Zur Überprüfung der Pflege ist das festgelegte Pflegeziel maßgebend, denn es beschreibt den angestrebten Zustand der pflegebedürftigen Person. Wurde das Pflegeziel erreicht, werden die Maßnahmen beibehalten, solange die Risikofaktoren bestehen (z. B. prophylaktische Maßnahmen), bzw. abgesetzt, wenn das Problem nicht mehr besteht.

Mitunter ist eine Neuformulierung des Pflegeproblems notwendig, die Pflegeziele und -maßnahmen müssen in diesem Fall entsprechend überdacht und angepasst werden. Eine Neuanpassung der Pflegeplanung ist ebenfalls erforderlich, wenn das gesetzte Pflegeziel nicht erreicht wurde.

Die Bewertung der Pflege fällt in den Aufgabenbereich der Pflegefachkraft und stellt ein wichtiges Instrument zur Erfolgskontrolle der Pflegeleistungen dar. Sie sollte kontinuierlich während der Durchführung der Pflegemaßnahmen, am Ende des Pflegeprozesses und am Ende der Pflegebeziehung stattfinden.

In manchen Fällen wird ein Pflegeziel nicht erreicht bzw. es fehlt die Akzeptanz der pflegebedüftigen Person in Bezug auf die erbrachten Pflegeleistungen. Folgende Fragen können in diesem Fall Klärung bringen und sollten im Pflegeteam diskutiert werden:

- War das Pflegeziel unrealistisch? Bei der Formulierung von Pflegezielen ist auf die differenzierte Darstellung von Nah- und Fernzielen zu achten. Außerdem müssen die geplanten Maßnahmen zum Ziel passen.
- Wurden die falschen Pflegemaßnahmen durchgeführt? Haben sich alle Teammitglieder an die geplanten Pflegemaßnahmen gehalten?
- War das Ausmaß der Pflegemaßnahmen zu gering? Mit der Planung der Pflegemaßnahmen muss deutlich werden, wie oft sie durchgeführt werden sollen.
- Haben krankheitsbedingte Veränderungen den Pflegebedarf verändert? Hier kann der aussagekräftige Pflegebericht nützlich sein.
- Wurde das Pflegeproblem nicht richtig erkannt? Vor allem die verdeckten Probleme der pflegebedürftigen Menschen sind mitunter schwer zu erkennen. Hier ist eine gute Beobachtungsgabe erforderlich.
- Wurde der individuelle Zustand der pflegebedürftigen Person ausreichend berücksichtigt oder hat er sich verändert? Fehlen noch Informationen oder sind noch neue dazugekommen?

Entsprechend der gefundenen Antworten müssen Ressourcen und Probleme, Ziele und/oder Pflegemaßnahmen neu festgelegt werden. Zeitpunkt und Häufigkeit der Erfolgskontrollen werden sowohl durch die formulierten Pflegeziele als auch durch die Pflegebedürftigkeit bestimmt. Sie sollten fortlaufend von der verantwortlichen Pflegefachkraft, aber auch im Team durchgeführt werden.

2.2 Pflegestandards

Standards in der Pflege sind gültige und annehmbare Definitionen der Pflegequalität. Sie stellen festgelegte und allgemeingültige Maßstäbe und Normen für angemessenes pflegerisches Handeln dar, mit deren Hilfe eine bestimmte Pflegequalität festgelegt und überprüft werden kann. Standards können nach ihrem Aufbau unterschieden werden:

- **Handlungsabfolge mit entsprechender Zielsetzung**
  Dieser Standard ist für Handlungen geeignet, die immer wieder in derselben Reihenfolge ablaufen, z. B. die Aufnahme eines neuen Bewohners. Es sollte trotzdem genügend Freiraum vorhanden sein, um auf individuelle Besonderheiten eingehen zu können.

- **Einzelstandards**
  Einzelstandards werden nach den Kriterien des Pflegeprozesses für bestimmte Pflegemaßnahmen, z. B. Körperpflege einer immobilen Bewohnerin, erstellt. Mithilfe eines Einzelstandards kann man einen Pflegeplan auf der Basis der vorher ermittelten Probleme der jeweiligen Person mit Unterstützungsbedarf erstellen. Somit ist die Anpassung an die individuellen Bedürfnisse dieser Person möglich.

- **Standardpflegepläne**
  In Anlehnung an Krankheits- bzw. Behinderungsbilder, die gehäuft auftreten, werden typische Pflegeprobleme, Ziele und Maßnahmen dargestellt und eventuell bestimmte pflegerische Grundprinzipien erläutert. Auch diese Standardpflegepläne müssen individuell angepasst werden.

Jeder Pflegestandard, ob Handlungsabfolge, Einzelstandard oder gesamter Pflegeplan, sollte folgende drei Komponenten enthalten:

1. **Strukturen** beschreiben die Voraussetzungen, unter denen die Pflege zu erbringen ist, z. B. Organisationsform, Materialien, Personalbedarf, Kompetenzabgrenzung, räumliche Erfordernisse, Zeit usw.
2. **Prozesse** beschreiben Art und Umfang pflegerischen Handelns. Hier werden die eigentlichen Pflegemaßnahmen beschrieben, die notwendig sind, damit die für eine pflegebedürftige Person festgelegten Ziele erreicht werden.
3. **Ergebnisse** beschreiben die angestrebte Veränderung im Verhalten und im Gesundheitszustand der pflegebedürftigen Person. Es werden generelle Pflegeziele festgelegt, anhand derer das Pflegeergebnis im Ist-Soll-Vergleich bewertet werden kann.

Pflegestandards sollen **spezifisch** sein, d. h., sie müssen der Struktur der jeweiligen Pflegeeinrichtung angepasst und möglichst von den Pflegekräften selbst erarbeitet worden sein. Es ist günstig, eine **einheitliche Form** zu wählen. Außerdem sollten sie so gestaltet sein, dass sie **übersichtlich, gut lesbar, kurz und präzise, leicht verständlich und fachlich korrekt** sind. Es ist erforderlich, die Pflegestandards regelmäßig zu überprüfen, um sie den aktuellen Erfordernissen anzupassen. Sie sind so aufzubewahren, dass sie für die Pflegekräfte jederzeit zugänglich sind.

TIPPS

Hinweise zur benutzerfreundlichen Erstellung von Pflegestandards:
- Je kürzer der Text, umso eher wird er gelesen.
- Je klarer die Aussage, umso eher wird sie verstanden.
- Je übersichtlicher die Gestaltung der Pflegestandards und die Zuordnung zur Grund- und Behandlungspflege, umso schneller werden die Zusammenhänge erkannt.
- Je handlicher und bequemer die Handhabung, umso häufiger der Zugriff.
- Je professioneller die Aufmachung, umso glaubwürdiger und attraktiver der Standard.

→ AUFGABEN

1. Suchen Sie nach weiteren Beispielen unterschiedlicher Pflegestandards. Überprüfen Sie alle Beispiele hinsichtlich der oben genannten Kriterien.
2. Erstellen Sie in einer Kleingruppe einen Standard zur Aufnahme eines neuen Bewohners oder einer neuen Bewohnerin. Stellen Sie Ihre Ergebnisse im Plenum vor.

2.3 Pflegedokumentation

Unter Pflegedokumentation wird eine kontinuierliche, nachvollziehbare, schriftliche Erfassung und Beschreibung des Pflegeprozesses verstanden. Die Art und Weise, ob und wie Pflege dokumentiert wird, sagt viel darüber aus, was von der geleisteten Pflege zu halten ist.

TIPPS

Regeln zur Pflegedokumentation:

- Verwenden Sie eine pflegerische/medizinische **Fachterminologie**.
- Benutzen Sie allgemein übliche **pflegerisch/medizinische Abkürzungen** (keine hausinternen Abkürzungen).
- Nicht dokumentierte Anordnungen und Leistungen gelten als nicht ergangen bzw. als nicht erbracht.
- Schreiben Sie mit **dokumentenechten Kugelschreibern**, verwenden Sie keinen Bleistift oder Tipp-Ex, radieren Sie nicht. Fehler müssen so verbessert werden, dass der Text noch sichtbar bleibt.
- Die (Pflege-)Dokumentation ist eine **Urkunde**. Bewusst falsche Aufzeichnungen und nachträgliche Veränderungen stellen strafrechtlich gesehen den Tatbestand der **Urkundenfälschung** dar.
- Dokumentieren Sie nicht die Tätigkeiten Ihrer Kolleginnen und Kollegen. Sämtliche an der Betreuung eines pflegebedürftigen Menschen beteiligten Berufsgruppen nehmen ihre Eintragungen selbst vor.
- Der Arzt oder die Ärztin muss die Anordnungen selbst eintragen und abzeichnen. Bei telefonischen Anordnungen muss die Unterschrift des Arztes oder der Ärztin nachgeholt werden. Um Verständnisfehler zu vermeiden, wiederholen Sie die Anordnung am Telefon.
- Formulieren Sie **knapp und präzise**. Schreiben Sie keine „Romane“.
- Unterlassen Sie Bewertungen und Interpretationen bei subjektiven Aussagen des Menschen mit Unterstützungsbedarf oder deren Begleitung. Zitieren Sie ggf. die Aussagen.
- Es muss **lückenlos** und **logisch nachvollziehbar** dokumentiert werden.
- Versehen Sie Ihre Eintragungen mit **Datum und Handzeichen**.
- Dokumentieren Sie **zeit- und ortsnah**. Vermeiden Sie große Zeitspannen zwischen Handlung und Dokumentation.
- Achten Sie im Umgang mit der Dokumentation auf die Regeln des **Datenschutzes**, insbesondere auf die neue Datenschutz-Grundverordnung (DSGVO). Schützen Sie die Unterlagen vor dem unbefugten Zugriff fremder Personen.

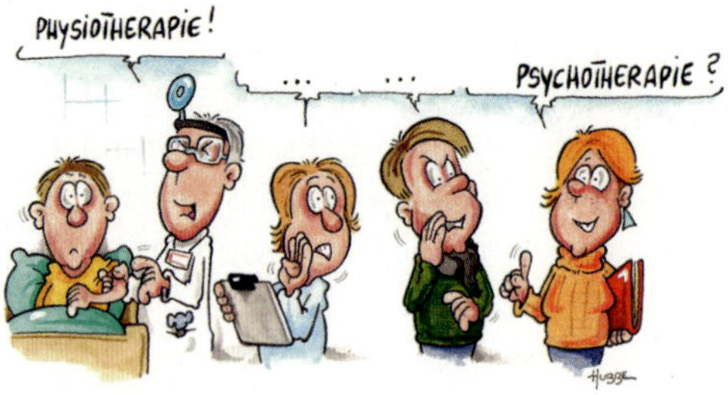

Bei der Dokumentation der Pflege muss Folgendes klar erkennbar sein:

Inhalt	Beispiele
Was?	Lagerung
Wer?	Unterschriftenkürzel: Ro
Wie?	30°-Seitenlagerung
Wann/wie oft?	zweistündlich nach Plan
Wo?	im Bett
Warum/wozu?	hier eventuell Standard einfügen, z. B. DEKU für Dekubitusprophylaxe
Mit welcher Wirkung?	im Pflegebericht nachzulesen
An wem wird Pflege erbracht?	Informationen zum Bewohner/zur Bewohnerin, auch im Stammblatt

Bestandteile des Dokumentationssystems können sein:

- Erhebungsteil
  - Stammdaten, Pflegeanamnese und Informationssammlung
- Planungsteil
  - Pflegeprobleme und Ressourcen, Pflegeziele, Pflegemaßnahmen
- Berichtsteil
  - Pflegebericht und Tätigkeitsnachweise
  - zusätzliche Leistungsnachweise zur Abrechnung der verschiedensten Leistungsträger
- ärztliches Verordnungsblatt
  - Medikation, Bedarfsmedikation, Injektionen
  - alle sonstigen ärztlichen Anordnungen

Je nach System stehen weitere Formulare zur Verfügung, z. B. Bilanzierungs-, Überwachungs- und Risikoskalen zur Einschätzung der Dekubitusgefahr.

→ AUFGABE

Erkundigen Sie sich im Internet oder auf Fachmessen wie der REHACARE, einer Fachmesse für Rehabilitation und Pflege, bei den entsprechenden Firmen nach Dokumentationssystemen für unterschiedliche Pflegeeinrichtungen. Fassen Sie die wichtigsten Informationen zusammen.

3 Pflegetheorien und Pflegemodelle

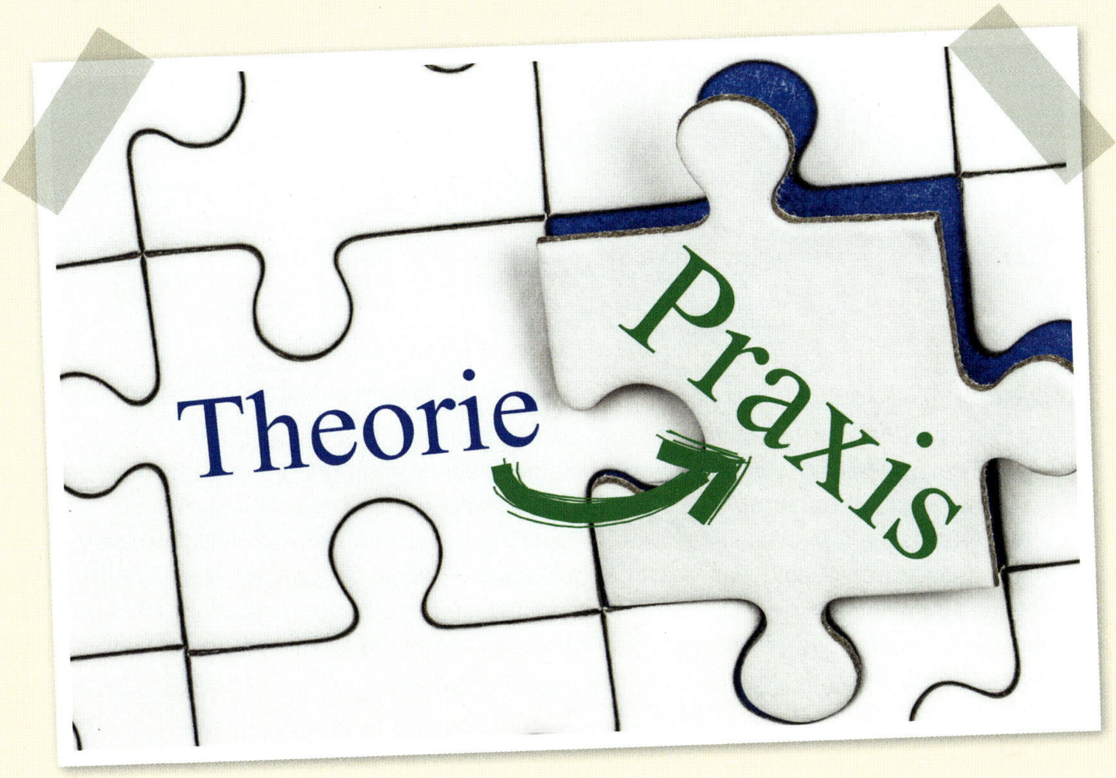

Angestrebte Kompetenzen

Fachkompetenz (Wissen und Fertigkeiten):

- Merkmale von Pflegetheorien und Pflegemodellen kennen und verstehen.
- Konzept des ABEDL®-Modells an Beispielen aus der Praxis verdeutlichen können.

Personale Kompetenz (Sozialkompetenz und Selbstständigkeit):

- Die ABEDL® als Strukturhilfe in der Informationssammlung des Pflegeprozesses anwenden können.

3.1 Pflegetheorie

Bedürfnispyramide

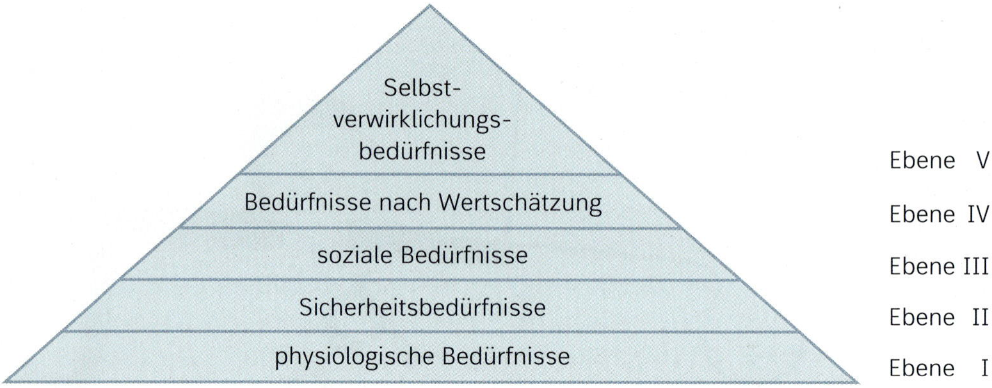
Selbst-
verwirklichungs-
bedürfnisse
Bedürfnisse nach Wertschätzung
soziale Bedürfnisse
Sicherheitsbedürfnisse
physiologische Bedürfnisse
Ebene V
Ebene IV
Ebene III
Ebene II
Ebene I

Die Bedürfnispyramide nach Abraham A. Maslow

Der geistige Vater der Bedürfnispyramide, die den meisten heute gängigen Pflegetheorien zugrunde liegt, war Abraham A. Maslow (1908–1970). Er war Professor für Psychologie an der Harvard University und Präsident der Amerikanischen Psychologischen Gesellschaft. Mithilfe seiner Bedürfnispyramide macht Maslow deutlich, wie sehr Menschsein davon beeinflusst wird, ob und in welcher Weise Bedürfnisse wahrgenommen und befriedigt werden. Ebenso deutlich zeigt seine „Hierarchie der Bedürfnisse", dass sich „höhere" Bedürfnisse nur dann einstellen können, wenn die darunterliegenden – wenigstens weitgehend – befriedigt werden.

Maslow sieht den Menschen als ganzheitliches Wesen, das aus seinen individuellen Bedürfnissen heraus handelt, wobei eine aufsteigende Tendenz von niederen zu höheren Bedürfnissen im Wesen eines jeden Menschen liegt (vgl. Maslow, 1981, S. 46 ff. und 1985, S. 156 f.).

Bedürfnisse zählen zu den Antriebsprozessen, die sich auf die Ausführung einer bestimmten Handlung hin auswirken. In einem psychologischen Wörterbuch wird Bedürfnis folgendermaßen definiert:

> „Ein B. kann als Zustand oder Erleben eines Mangels, verbunden mit dem Wunsch ihn zu beheben, definiert werden. Dabei dürften in der wiss. Literatur meist Bedürfnisse (= B.) gemeint sein, die ein Lebewesen zu seiner Erhaltung und Entfaltung braucht, und nicht Ad-hoc-Entscheidungen im Supermarkt."
> *(Quelle: Metz-Göckel, 2014, S. 256)*

Der Mensch hat nicht nur physiologische, sondern auch psychische Bedürfnisse. Diese Bedürfnisse können als Defizite angesehen werden, auf die der Mensch und/oder sein Umfeld mit Befriedigung reagieren muss, damit es nicht zur Krankheit oder subjektivem Unwohlsein kommt. Die Bedürfnisse sind in einer hierarchischen und entwicklungsgemäßen Weise aufeinander bezogen. Sie sind in einer festgelegten Reihenfolge nach Stärke und Vorrangigkeit geordnet. Sicherheit stellt dabei durchaus ein lebenswichtigeres Bedürfnis dar als z. B. Liebe, wobei Hunger gewöhnlich stärker ist als die beiden erstgenannten Bedürfnisse. Auf dem Weg zur Selbstverwirklichung stellen die von Maslow beschriebenen Grundbedürfnisse die Stufen dar, die beschritten werden müssen, um das zu erreichen, nach dem alle Menschen streben: die Selbstverwirklichung. Auf dem Weg dorthin kann keine Stufe übersprungen oder ersetzt werden.

→ AUFGABE

Erarbeiten Sie in Kleingruppen eine „Bedürfnispyramide" für Bewohnerinnen und Bewohner einer Wohngruppe und eine für Studierende der Heilerziehungspflege, angelehnt an die Bedürfnispyramide nach Maslow. Stellen Sie beide in Form einer Collage dar und diskutieren Sie im Anschluss mögliche Unterschiede.

Zusammenhang von Pflegetheorien und Pflegepraxis

Pflegetheorien sind verständliche und zusammenhängende Begriffsbildungen, die sich auf die Pflegepraxis beziehen und zum Ziel haben, Pflege zu beschreiben, zu erklären, vorauszusagen oder vorzuschreiben. Pflegetheorien werden entwickelt, um zentrale Fragen der Pflege zu beantworten.

BEISPIEL

Zur Krankenbeobachtung gehört die Beobachtung der Haut, insbesondere von bettlägerigen Menschen. Ehe es zu einer Theorie über die Hautpflege kommen kann, werden Beobachtungen durchgeführt – meist von mehreren Beobachterinnen und Beobachtern über einen längeren Zeitraum mit einer bestimmten Zielsetzung. Die einzelnen Beobachtungen werden zunächst gesammelt, nach bestimmten Gesichtspunkten geordnet (systematisiert) und beschrieben. Dabei werden Gesetzmäßigkeiten festgestellt, die zueinander in Beziehung gebracht und miteinander verglichen werden.
Als Ergebnis einer solchen Beobachtungskette kann z. B. Folgendes herausgestellt werden: „Feuchtwarme Haut, die unter Druck steht, bildet Druckgeschwüre bei ungünstigem Allgemeinzustand des bettlägerigen Menschen." Hier wurden folgende Gesetzmäßigkeiten zueinander in Beziehung gebracht: „Feuchtigkeit, Wärme, Druck und ungünstiger Allgemeinzustand ergeben Zellschädigungen."
Daraus wird folgende Konsequenz gezogen: „Um Zellschädigungen zu vermeiden, muss die Haut vor Feuchtigkeit in Verbindung mit Wärme und Druck geschützt werden. Dies kann durch sachgerechte Pflege erreicht werden." Jetzt kann eine weitere Beobachtungskette zum Thema „sachgerechte Hautpflege bei hautgefährdeten Personen" in einer Untersuchung folgen. Auch jetzt wird zunächst eine Theorienbildung vorgenommen, sie beginnt mit einer Hypothese (Behauptung): „Häufiger Lagewechsel des bettlägerigen Menschen vermeidet Druck und Wärmestau. Gezielte und sachgerechte Hautpflege schützt vor Feuchtigkeit und Verunreinigung." Sobald feststeht, wie häufig der Lagewechsel durchgeführt und mit welchen Mitteln die Haut gepflegt werden muss, kommt die Praxis zum Zuge.

Pflegetheorien müssen sich wie andere Theorien auch stets an der Praxisrealität orientieren, sonst werden sie verworfen, d. h., die aus der Theorie gewonnenen Erkenntnisse müssen in den entsprechenden Praxissituationen anwendbar sein. Vor diesem Hintergrund haben die Pflegetheoretikerinnen und -theoretiker bestimmte Pflegemodelle entwickelt, die unsere Vorstellung von Pflege (nicht mehr nur Krankenpflege) grundlegend beeinflusst haben. Allen Pflegemodellen ist eines wichtig:

MERKE

Pflege ist stets auf den ganzen Menschen ausgerichtet, auch wenn er krank ist, eine Behinderung hat oder im Sterben liegt.

3.2 Pflegemodell

Der Begriff „Modell" ist allgemein bekannt: Im Unterricht wird mit konkreten (z. B. anatomischen) und mit abstrakten (z. B. didaktischen) Modellen gearbeitet. Ein Modell ist also eine auf das Wesentliche beschränkte, vereinfachte Darstellung. Es kann die Struktur einer Theorie gedanklich, grafisch und gegenständlich darstellen.

DEFINITION

Pflegemodelle
Pflegemodelle sind Gedankenmodelle, die versuchen, die Natur des Pflegens zu erklären. Ein Pflegemodell muss immer vier wichtige Konzepte beschreiben:

1. Mensch und Gesellschaft
2. Pflege
3. Gesundheit
4. Umwelt

Da die oben genannten vier Konzepte in Wechselwirkung miteinander stehen und kulturell unterschiedlich besetzt sein können, gibt es kein allgemeingültiges Pflegemodell. Aus diesem Grund ist es wichtig, bei der Umsetzung der Pflegemodelle aus dem angloamerikanischen Bereich auf die Pflege in Deutschland kritisch zu bleiben.

Wert und Gültigkeit eines Pflegemodells müssen in der Praxis erprobt werden und sich dort bewähren, wenn sie nicht verworfen werden sollen. Daher werden für ein Pflegemodell folgende vier Forderungen erhoben:

1. Es soll systematisch aufgebaut sein und keine willkürliche Zusammenstellung von Beobachtungen und Meinungen darstellen.
2. Es soll auf wissenschaftlichen Grundlagen basieren, z. B. auf der Grundlage der Medizin, der Psychologie oder der Soziologie.
3. Die Thesen eines Pflegemodells sollen nicht passiv aus anderen Wissensbereichen übernommen, sondern vielmehr aktiv für ihre Nutzbarkeit in der Pflege verändert werden. Sie müssen sich logisch auseinander entwickeln.
4. Ein Pflegemodell sollte nicht nur ein theoretisches Gedankengebäude sein, sondern es muss auf seine praktische Verwendbarkeit und Gültigkeit überprüft werden (können).

3.3 ABEDL®-Modell

Um den Rahmen dieses Buches nicht zu sprengen, wird an dieser Stelle ausschließlich das Pflegemodell von Monika Krohwinkel kurz vorgestellt. Es ist das bisher einzige deutsche Pflegemodell. Über alle anderen Pflegemodelle (aus dem angloamerikanischen Raum), die Bedürfnismodelle (z. B. Roper, Orem), die Interaktionsmodelle (z. B. Peplau, Orlando) oder die Ergebnismodelle (z. B. Rogers, Levine) finden sich Informationen in der entsprechenden Fachliteratur.

Monika Krohwinkel ist eine deutsche Pflegewissenschaftlerin. 1984 veröffentlichte sie erstmals ihr konzeptionelles Modell der „Aktivitäten und der existentiellen Erfahrungen des Lebens“. Dieses Modell wurde in einer 1991 abgeschlossenen Studie erprobt und weiterentwickelt. Monika Krohwinkels Studie war die erste von einer Pflegenden durchgeführte wissenschaftliche Studie im Auftrag des Bundesministeriums für Gesundheit in Deutschland.

Sie befasste sich mit der ganzheitlich-rehabilitierenden Prozesspflege am Beispiel von Apoplexiekranken (Apoplexie = Schlaganfall, Gehirnschlag). Das Modell der „Aktivitäten und existenziellen Erfahrungen des Lebens“ (AEDL) ist ein Bedürfnismodell. Seit 1999 ergänzt der Faktor „Beziehungen“ die Aktivitäten und existenziellen Erfahrungen des Lebens; er findet sich in der Abkürzung **ABEDL®** wieder. Die Bedürfnisse und Fähigkeiten werden in 13 ABEDL eingeteilt.

MERKEN

Die wechselseitigen Beziehungen zwischen dem zu pflegenden Menschen, der Pflegeperson und den Bezugspersonen werden mit den Aktivitäten und den existenziellen Erfahrungen gleichgestellt.

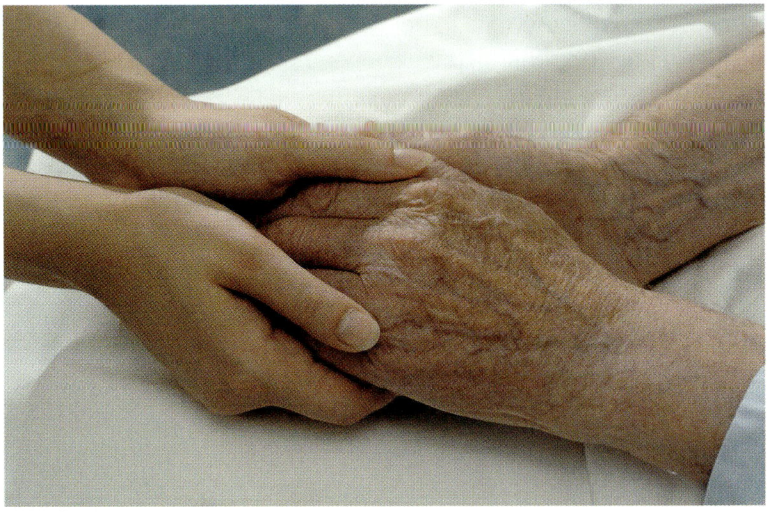

Aktivitäten, Beziehungen und existenzielle Erfahrungen des Lebens (ABEDL®) nach Krohwinkel:

1. kommunizieren können
2. sich bewegen können
3. vitale Funktionen des Lebens aufrechterhalten können
4. sich pflegen können
5. essen und trinken können
6. ausscheiden können
7. sich kleiden können
8. ruhen und schlafen können
9. sich beschäftigen, lernen und entwickeln können
10. sich als Mann oder Frau fühlen und verhalten können
11. für eine sichere Umgebung sorgen können
12. soziale Bereiche des Lebens sichern können
13. Den 13. Punkt der ABEDL® „mit existenziellen Erfahrungen des Lebens umgehen" unterteilt Krohwinkel in
    - existenzgefährdende Erfahrungen (Abhängigkeit, Sorge, Angst, Schmerzen, Sterben usw.),
    - existenzfördernde Erfahrungen (Unabhängigkeit erreichen, Zuversicht, Vertrauen, Sicherheit usw.),
    - Erfahrungen, welche die Existenz fördern oder gefährden (Kultur/Biografie).

(vgl. Arets u. a., 1996, S. 161)

→ AUFGABEN

1. Beschaffen Sie sich weitere Literatur über Pflegemodelle, z. B. im Internet oder in Fachbüchereien. Vergleichen Sie die Pflegemodelle von Krohwinkel und Roper.
2. Schauen Sie sich auch andere Pflegemodelle an, z. B. die von Orem und Henderson. Diskutieren Sie in der Gruppe den Alltagsbezug der Pflegemodelle für die Heilerziehungspflege.
3. Erstellen Sie eine Fallgeschichte, mit der Sie die Pflegeprozessplanung üben können. Fertigen Sie als Einstieg in die Informationssammlung eine Tabelle an, in die Sie in der Senkrechten alle ABEDLs® aufführen und in der Waagerechten die verschiedenen Arten der Informationssammlung eintragen. Die Daten, die bei der Informationssammlung ermittelt werden, sind die direkt ermittelten, die indirekt ermittelten, die objektiven und die subjektiven Daten.

II Ausgewählte Komponenten der Pflegepraxis

1 Kommunizieren

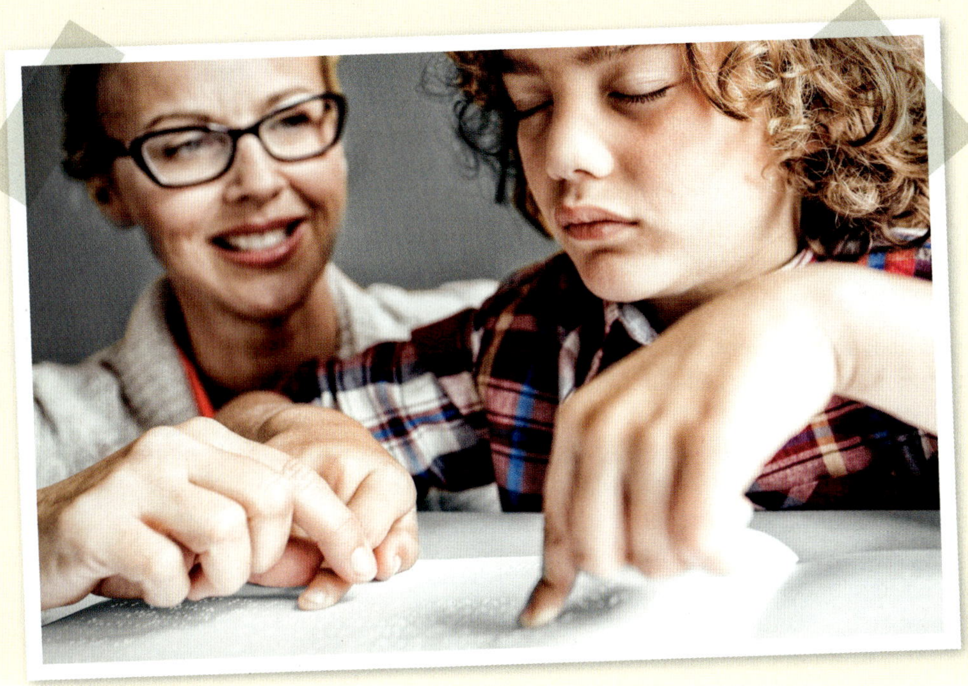

Angestrebte Kompetenzen

Fachkompetenz (Wissen und Fertigkeiten):
- Hörbehinderungen erläutern und für deren Auswirkungen Handlungspläne entwickeln können.
- Hörgeräte kennen und den Umgang damit erläutern können.
- Den Alltag von Menschen mit Sehbeeinträchtigungen professionell begleiten und gestalten können.

Personale Kompetenz (Sozialkompetenz und Selbstständigkeit):
- Den Alltag von Menschen mit Hörbehinderungen professionell begleiten können.
- Sich mit den Bedürfnissen sehbeeinträchtigter Menschen vertraut machen und Lösungsvorschläge erarbeiten können.

Der Begriff „Kommunikation“ leitet sich von dem lateinischen Wort „communicatio“ ab, was so viel wie Verbindung, Mitteilung bedeutet.

Der Mensch als soziales Wesen ist auf seine kommunikativen Fähigkeiten angewiesen, um in der Gesellschaft zurechtzukommen. Kommunikation findet sowohl verbal als auch nonverbal, z. B. durch Mimik und Gestik, Symbole (Buchstaben, Zahlen, Bilder), Gerüche und Zeichen, statt. Die nonverbale ergänzt dabei die verbale Verständigung.

Das Gehör dient der Aufnahme von Schallreizen; das Gleichgewichtsorgan registriert Körperlage und -bewegung im Raum.

1.1 Umgang mit hörbehinderten Menschen

Das Gehör dient der Aufnahme von Schallreizen; das Gleichgewichtsorgan registriert Körperlage und -bewegung im Raum.

Was bedeutet es, wenn die verbale Kommunikationsfähigkeit durch eine Hörbehinderung beeinträchtigt ist? Die Verständigung, d. h. der Austausch von Gedanken und Informationen zwischen zwei oder mehreren Personen, findet unter erschwerten Bedingungen statt. Außerdem ist die Wahrnehmung der Umwelt eingeschränkt. Geräusche werden nicht oder nur ungenau wahrgenommen und können nicht zugeordnet werden.

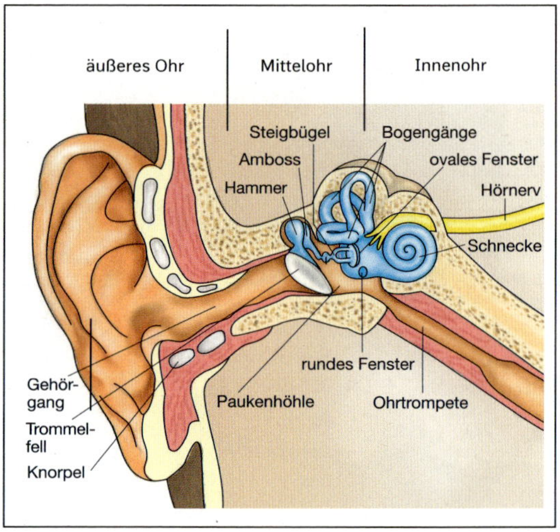

Aufbau des Ohres

Eine Hörbehinderung ist eine äußerlich kaum auffallende Behinderung, erkennbar wird sie erst in der Kommunikation mit Hörenden oder durch die Verwendung von Gebärden in der Kommunikation von Menschen mit Hörbehinderung untereinander. Andere Behinderungen, wie beispielsweise Blindheit, sind sofort erkennbar und rufen in der Regel Mitleid und Rücksichtnahme hervor. Blinde Menschen können sprachlich kommunizieren, was bedeutet, dass Menschen ohne Behinderung sich ihnen gegenüber nicht so hilflos fühlen. Menschen mit Hörbehinderung fehlen diese Möglichkeiten, weswegen sie häufig langsamer reagieren. Von normal Hörenden werden sie deshalb oft zu Unrecht als geistig behindert eingestuft. Ihre intellektuellen Fähigkeiten sind durch die Hörbehinderung allerdings nicht zwangsläufig beeinträchtigt. Menschen mit Hörbehinderung können ihre Gefühle und Bedürfnisse nicht immer eindeutig mitteilen, abstrakte

Gesprächsthemen können nur schwer verständlich gemacht werden. Die Gefahr der sozialen Isolation, auch in Gesellschaft, ist sehr groß.

MERKEN

Hörbehinderung ist ein Oberbegriff für die unterschiedlichen Formen von Hörstörungen. Man unterscheidet gehörlose, (spät) ertaubte und schwerhörige Menschen.

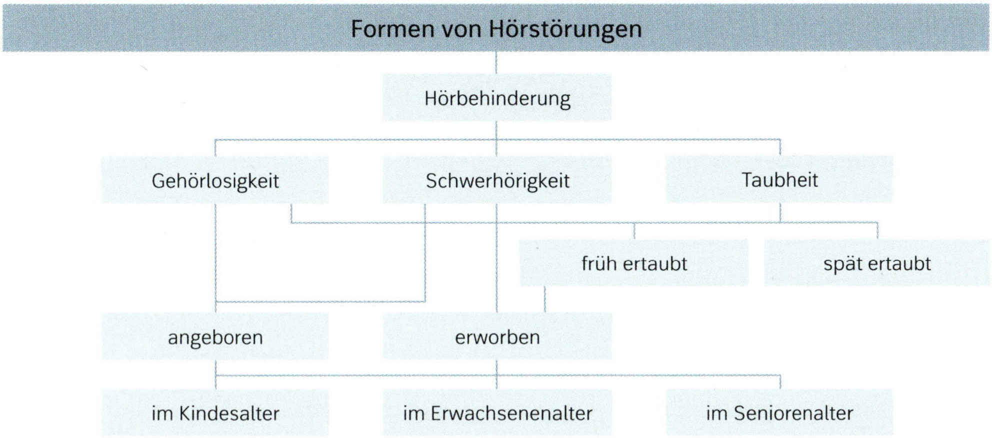

Gehörlose Menschen

Als gehörlos werden diejenigen Menschen bezeichnet, die ohne Gehör oder mit einem nur geringen Restgehör geboren wurden oder das Gehör noch vor dem Spracherwerb verloren haben. Die Betroffenen können die Lautsprache akustisch nicht wahrnehmen und sie deshalb auch nicht wie hörende Menschen auf natürlichem Wege erlernen. Die Aussprache ist durch die fehlende Selbstkontrolle anders und oft schwer verständlich. Gehörlose Menschen erhalten ihre Informationen im Wesentlichen über optische Signale und sprechen in der Regel in Gebärdensprache.

(Spät) ertaubte Menschen

Hier ist entscheidend, dass der Hörverlust erst nach dem Spracherwerb eingetreten ist. Die betroffenen Menschen konnten eine altersgemäße Sprachkompetenz erwerben. (Spät) ertaubte Menschen beherrschen die Gebärdensprache oftmals nicht oder nur in geringem Umfang. Je später der Zeitpunkt der Ertaubung liegt, desto stärker ist in der Regel die lautsprachliche Orientierung. Das bedeutet, dass spät ertaubte Menschen die gesprochene Sprache vom Mund absehen. Dies erfordert eine sehr hohe Konzentration, die nur befristet möglich ist.

Schwerhörige Menschen

Betroffene stellen ihre Hörminderung nur selten an sich selbst fest. Alters- oder Lärmschwerhörigkeit entsteht durch eine irreversible Zerstörung der Hörzellen. Diese kann schon im Kindes- und/oder Jugendalter beginnen, z. B. durch laute Spielzeuge,

Rockkonzerte oder andere Dauer-Lärmquellen. Schwerhörige Menschen verfügen über ein verwertbares Hörvermögen, mit dem sie – unterstützt durch individuell angepasste Hörgeräte – Sprache in begrenztem Umfang über das Gehör wahrnehmen können. Die Hörfähigkeit ist jedoch sehr unterschiedlich. Entscheidend sind das Eintrittsalter, der Grad des Hörverlustes, die Förderung neuer Kommunikationswege sowie die Akzeptanz der Hörstörungen und die persönlichen Fähigkeiten, damit umzugehen.

Schwerhörigkeit ist dabei nicht gleich Schwerhörigkeit, vielmehr ist jeder Hörverlust individuell. In jedem Lebensalter, vom Säugling bis zum alten Menschen, kann es zu Hörproblemen kommen, sei es durch einen Unfall, einen Hörsturz oder eine Infektion. Der Weg zum besseren Hören führt über die Praxis für Hals-Nasen-Ohren-Heilkunde zum Hörgeräteakustiker bzw. zur Hörgeräteakustikerin, soweit das Tragen von Hörsystemen erforderlich ist.

Umgang mit dem Hörgerät

Hörgeräte sind grundsätzlich Schallverstärker. Man unterscheidet zwei Typen:

„Zwei Bau- und Trageformen für Hörgeräte haben sich etabliert: Im Ohr und hinter dem Ohr. Entsprechend werden sie auch Hinter-dem-Ohr (HdO) oder Im-Ohr (IO)-Geräte genannt und genau so getragen.

1. [...] **Im-Ohr-Hörgeräte**: Die Im-Ohr-Hörgeräte verbergen sich weitgehend unauffällig im Gehörgang. Die komplette Technik befindet sich in dem kleinen Gehäuse, das individuell für jeden Kunden gefertigt wird. Der Schall wird hier durch die Ohrmuschel aufgefangen und von den kleinen Mikrofonen der IO-Geräte aufgefangen. Nach der Schall-Modifizierung durch die Hörsysteme gelangen die Signale auf kürzestem Weg zum Trommelfell.

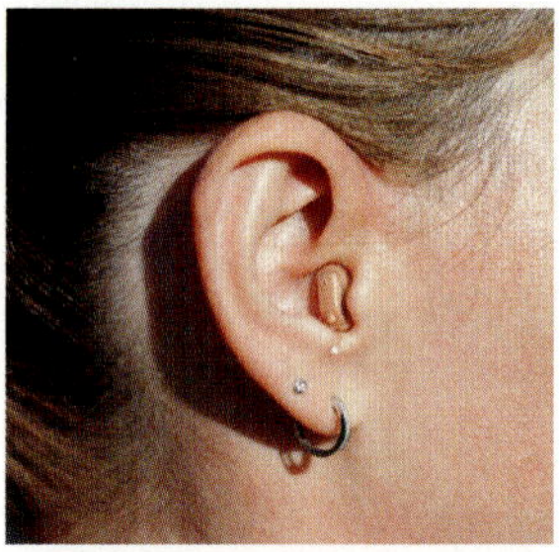

2. **Hinter-dem Ohr-Systeme [...]**: Nicht weniger elegant und bequem lassen sich die Hinter-dem-Ohr-Systeme tragen, von denen lediglich ein transparenter Schallschlauch ins Ohr geführt wird. Am Schallschlauch unterscheiden sich die verschiedenen HdO-Systeme."

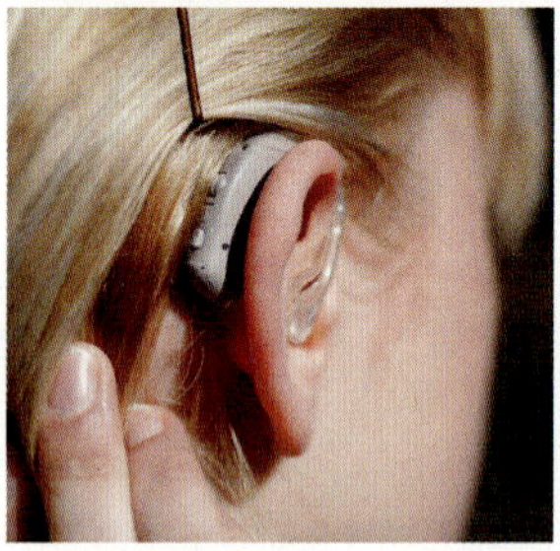

(Quelle: Fördergemeinschaft Gutes Hören, 2023, o. S.)

Hörgeräte sind mit Lautstärkeregler, Mikrofon, Verbindungsschlauch, Batterieschublade sowie Ein- und Ausschalter ausgestattet. Der Schallschlauch beim HdO-Gerät sollte alle vier Monate ausgewechselt werden. Er unterliegt äußeren Einflüssen, die den Kunststoff angreifen.

Bei Bedarf kann das Hörgerät nach Empfehlung des Hörgeräteakustikers bzw. der Hörgeräteakustikerin mit speziellen Reinigungsmitteln gereinigt werden. Hörgeräte sind empfindliche Instrumente. Sie dürfen nicht mit Wasser in Berührung kommen, eine größere Wärmestrahlung, wie etwa beim Fönen der Haare, ist zu vermeiden. Das Hörgerät ist vor starken Stößen und Strahlen zu schützen.

Sollten die Hörgeräte nicht richtig funktionieren, so kann das verschiedene Gründe haben. In der folgenden Tabelle sind einige Fehler aufgeführt, die der Betroffene bzw. Pflegende selbst beheben kann. Sollte es zu weiteren Störungen kommen, so ist der Hörgeräteakustiker bzw. die Hörgeräteakustikerin vor Ort behilflich.

Störungen beim Im-Ohr-Hörsystem

Fehler	Grund	Behebung
Gerät pfeift	• Gerät ist nicht richtig eingesetzt • Geräte für das rechte und das linke Ohr wurden vertauscht und sitzen daher nicht • Gerät ist zu laut eingestellt • Gehörgang hat sich geweitet	• Gerät neu einsetzen • Geräte neu einsetzen/ Geräte tauschen • Gerät leiser stellen • neue Im-Ohr-Schale anfertigen lassen
Gerät arbeitet nicht	• Gerät ist ausgeschaltet • Batterie ist leer • Batterie ist falsch eingelegt • Schallaustrittsöffnung des Gerätes ist verstopft	• Gerät einschalten • neue Batterie einlegen • Batterie richtig einsetzen • Öffnung reinigen
Gerät ist zu leise	• Batterie ist verbraucht • Schallaustrittsöffnung ist verschmutzt • Hörvermögen hat nachgelassen	• neue Batterie einlegen • Öffnung reinigen • HNO-Praxis zur Kontrolle aufsuchen

Störungen beim Hinter-dem-Ohr-Hörsystem

Fehler	Grund	Behebung
Gerät pfeift	• Schallschlauch defekt • Ohrplastik ist nicht richtig eingesetzt • Ohrplastiken für das rechte und das linke Ohr wurden vertauscht und sitzen daher nicht richtig • Gerät ist zu laut eingestellt • Gehörgang hat sich geweitet	• Schlauch erneuern lassen • Ohrplastik neu einsetzen • Ohrplastiken neu einsetzen/ Ohrplastiken tauschen • Gerät leiser stellen • neue Ohrplastik anfertigen lassen
Gerät arbeitet nicht	• Gerät ist ausgeschaltet • Batterie ist leer • Batterie ist falsch eingelegt • Ohrplastik ist verstopft	• Gerät einschalten • neue Batterie einlegen • Batterie richtig einsetzen • Öffnung reinigen

Fehler	Grund	Behebung
Gerät ist zu leise	• Batterie ist verbraucht • Schallaustrittsöffnung ist verschmutzt • Hörvermögen hat nachgelassen • Schallschlauch ist verdreht	• neue Batterie einlegen • Öffnung reinigen • HNO-Praxis zur Kontrolle aufsuchen • Ohrplastik neu einsetzen und dabei auf richtige Führung des Schallschlauches achten

„Tipps für schwerhörige und gut hörende Menschen im Umgang miteinander

Folgende Tipps möchten Ihnen helfen, die gegenseitige Verunsicherung zu mindern und trotz Hörminderung zu einer guten Kommunikation zu kommen.

Ihr Gesicht muss dem Hörgeschädigten zugewandt sein. Das Sprachbild ist in Sprechrichtung nach vorne sehr viel klarer als zur Seite oder mit abgewandtem Kopf.

Außerdem ist so das Mundbild gut sichtbar und hilft beim Absehen vom Mund. Eine gute Raumbeleuchtung unterstützt das Lippen-Absehen. Geben Sie dem Hörgeschädigten Zeit, sich auf Ihr Mundbild einzustellen.

Sprechen Sie bitte stets langsam und deutlich. Sprechen Sie gleichmäßig und nicht mit Bonbons, Essen, Zigarette oder anderem im Mund.

Unnatürliches und übertriebenes Sprechen macht die Sprache undeutlich und erschwert das Absehen vom Mund.

Auf keinen Fall sollten Sie überlaut sprechen oder gar schreien. Bei Nutzung von Hörgeräten ist die Lautstärke bereits so eingestellt wie für den Hörgeschädigten notwendig. Eine Aussprache in normaler Lautstärke genügt. Die Hand verschluckt zum Verständnis wichtige Laute und verhindert das Mund-Absehen.

Sprechen Sie langsam und deutlich!

Halten Sie beim Sprechen nicht die Hand vor den Mund!

Unterstützen Sie das Gesagte durch natürliche Gesten, Gebärden, Mimik und Körpersprache.

Für Hörgeschädigte ist jedes Gespräch, jedes Verstehen besonders anstrengend. Deshalb haben Sie Verständnis, dass Hörgeschädigte öfter mal eine ‚Hörpause' brauchen und sich dann in dieser Pause auch vom Smalltalk fernhalten.

Bilden Sie möglichst kurze, nicht zu komplizierte Sätze. Verwenden Sie jedoch keine bruchstückhaften Sätze.

Wird ein bestimmtes Wort nicht verstanden, so schreiben Sie es auf. Vor allem Eigennamen, Adressen, Uhrzeiten etc. sollten aufgeschrieben werden, damit es keine Missverständnisse gibt.

Bleiben Sie auch bei mehrmaligem Nichtverstehen freundlich und geduldig. Das Verstehen bei einer Hörschädigung ist keine Willenssache, sondern schlicht nur eingeschränkt möglich. Wenn Ihr Gegenüber Ihre Ungeduld spürt, täuscht er aus Verunsicherung vor, verstanden zu haben (Versteckttaktik). Das führt zu einer einseitigen Kommunikation. Seien Sie bereit, öfter oder mit anderen Worten zu wiederholen.

Durch Rückfragen können Sie prüfen, ob alles richtig verstanden wurde.

Wird in einer Gesellschaft gelacht, so erzählen Sie dem Hörgeschädigten die Pointe. Dadurch vermeiden Sie, dass er sich ausgeschlossen fühlt.

Lachen Sie den hörgeschädigten Gesprächspartner nicht aus, wenn er falsche Antworten gibt. Erzählen Sie ruhig und locker, was Sie als komisch empfunden haben.

Haben Sie Verständnis dafür, dass Hörgeschädigte, wenn sie an eine Türe klopfen, nicht abwarten können, bis von innen „Herein!" gerufen wird. Das hören sie durch die Türe nicht. Es bleibt ihnen nichts anderes übrig, als die Türe vorsichtig zu öffnen und sich durch Blickkontakt zu vergewissern, ob sie willkommen sind.

Soweit möglich, helfen Sie in einer Gesprächsrunde, eine Sprechdisziplin einzuhalten. Die Gesprächspartner sollten nicht durcheinanderreden oder sich ins Wort fallen. Sie sollten sich nach Möglichkeit dem Hörgeschädigten zuwenden.

So kurios es erscheinen mag: In formellen Treffen kann ein ‚Sprechstab' (Mikrofon ...) Wunder wirken. Und wird oft auch von den übrigen Teilnehmern als gute Hilfe bei der Ordnung einer Diskussion empfunden."

(Quelle: Schauffler/Böttges, 2017, S. 13–17)

→ AUFGABEN

1. Um die Bedeutung des Hörens nur annähernd erkennen zu können, können Sie einmal einen Fernsehabend mit Watte in den Ohren verbringen.
2. Erarbeiten Sie Möglichkeiten der Kommunikation für gehörlose Menschen.
3. Erkundigen Sie sich bei einem Hörgeräteakustiker bzw. einer Hörgeräteakustikerin über aktuelle Hörgeräte und stellen Sie Ihre Ergebnisse der Klasse vor.

1.2 Umgang mit sehbehinderten Menschen

Viele Menschen erleben das Sehen als die wichtigste Verbindung zur Welt, die durch nichts zu ersetzen ist. Was aber bedeutet „Sehbehinderung"? Nicht jeder Mensch, der eine Brille oder Kontaktlinsen trägt, gehört zum Kreis der Sehbehinderten. Von einer Sehbehinderung betroffen sind alle, die trotz Brille oder Kontaktlinsen weit weniger sehen als normal sehende Menschen.

MERKEN

Die Sehfähigkeit wird nach dem bei uns in Deutschland geltenden Sozialrecht nach Prozenten eingestuft. Wer beispielsweise einen Gegenstand erst aus 10 m erkennt, den ein Normalsehender aus 100 m wahrnimmt, sieht nicht 100 %, sondern nur noch 10 % (= Visus 0,1).

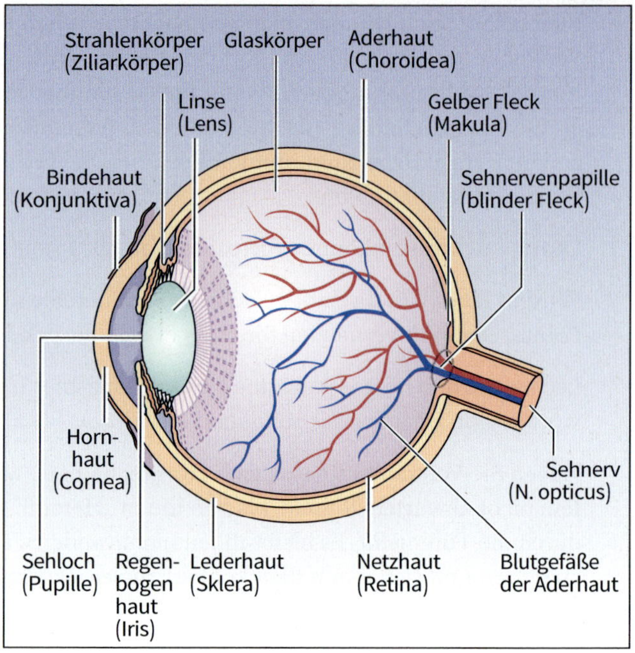

Aufbau des Auges

Jeder Mensch mit einer Sehbehinderung erlebt die Einschränkungen anders. Eine besondere Rolle spielt dabei der Zeitpunkt, zu dem die Beeinträchtigung eingetreten ist. Die meisten Menschen mit einer Sehbehinderung haben Jahrzehnte als Sehende ihr Leben gestaltet und mussten sich erst im Alter oder nach einem Unfall bzw. infolge einer Krankheit auf die neue Situation einstellen. Das ist eine andere Lebenslage als die eines Geburtsblinden, der niemals optische Eindrücke hatte. Noch schwieriger ist es für die Menschen, deren Sehvermögen allmählich nachlässt. Oft nehmen diese Menschen die langsam eintretende, aber meist fortschreitende Sehstörung nicht als Behinderung wahr. Aufgrund von Krankheiten, beispielsweise einer Makuladegeneration, kann es z. B. zu einer Tunnelsicht oder zu Gesichtsfeldausfällen kommen. Umfassende Informationen zu Augenerkrankungen bietet der Deutsche Blinden-und Sehbehindertenverband e. V. (www.dbsv.org).

TIPP

Welche Ursachen auch dazu geführt haben, alle – Betroffene, Eltern, Familie – stehen zunächst vor einem scheinbar unlösbaren Problem. Wichtig ist es, dass die Betroffenen Kontakt zu einem Blinden- und Sehbehindertenverein aufnehmen. Seit dem 1. Juni 1999 erhalten blinde Menschen und Menschen mit Sehbehinderung unter einer bundesweiten Rufnummer 01805-666456 Rat und Hilfe.

Begleitung von blinden Menschen und Menschen mit Sehbeeinträchtigung

Um die persönliche Freiheit des blinden Menschen zu respektieren, sollte man ihn vorher fragen, ob man ihm helfen könne, bevor man etwas für ihn tut.

TIPPS

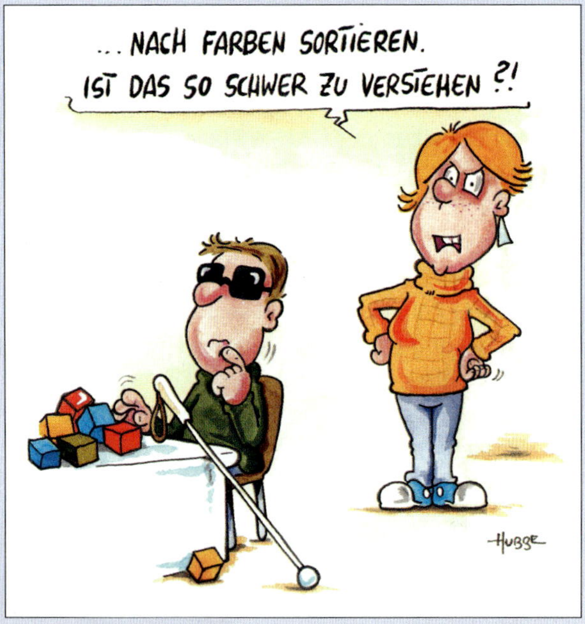
... NACH FARBEN SORTIEREN.
IST DAS SO SCHWER ZU VERSTEHEN ?!
HUBGE

- So „normal“ wie möglich miteinander umzugehen, ist immer richtig.
- Sprechen Sie einen blinden Menschen oder einen Menschen mit Sehbehinderung direkt an und nicht die Begleitperson, wenn Sie ihm etwas sagen möchten.
- Sprechen Sie einen blinden Menschen oder einen Menschen mit Sehbehinderung immer mit dem Namen an. Denken Sie auch daran Ihren Namen zu nennen, um Verwechslungen auszuschließen.
- Weisen Sie darauf hin, wenn die Unterhaltung unterbrochen wird oder wenn Sie den Raum verlassen.
- Achten Sie darauf, dass blinde Menschen nicht belauscht werden, außerdem sollten in ihrer Gegenwart keine heimlichen Blicke oder Gesten ausgetauscht werden.
- Beim Überqueren der Straße kann Hilfe erwünscht sein, fragen Sie aber vorher, bevor Sie blinde Menschen oder Menschen mit Sehbehinderung über die Straße „zerren“.
- Beim Gehen ziehen es blinde Menschen vor, den Arm ihrer Begleitperson unterzufassen, sie wollen nicht gezogen oder geschoben werden. Treppen oder Stufen sollten angekündigt werden. Für einen blinden Menschen ist es wichtig, ob es hinauf oder hinab geht. Unter Umständen reicht es, ihm die Hand auf das Treppengeländer zu legen, damit er allein die Treppe hinauf- oder hinabsteigen kann.
- Fassen Sie einen blinden Menschen niemals ohne Vorankündigung an.
- Damit sie sich nicht verletzen, ist es für blinde Menschen besser, wenn die Türen geschlossen sind. Auch finden sie dann leichter die Klinke.
- Verändern Sie im persönlichen Umfeld (eigene Wohnung/Zimmer) des blinden Menschen nicht ohne dessen Wissen die Anordnung der Möbel oder des Geschirrs.
- Falls ein blinder Mensch sich setzen möchte, führen Sie ihn an den Stuhl oder Sessel heran, legen seine Hand auf die Lehne oder Sitzfläche und teilen ihm dadurch mit, wie die Sitzgelegenheit platziert ist.
- Beim Essen teilen Sie dem blinden Menschen mit, wo sich welche Speise befindet. Es kann hilfreich sein, das Ziffernblatt der Uhr als Orientierungshilfe zu nehmen.
- Wo ist da und wo ist dort? Sie helfen einem Menschen mit Sehbehinderung am besten, indem Sie genaue Auskünfte geben.
- Post ist Vertrauenssache. Sie sollten erst den Absender nennen und abwarten, ob Sie den Inhalt vorlesen sollen.
- Beim Kontakt mit dem Führhund achten Sie auf genügend Abstand, damit das Führhundgespann problemlos passieren kann. Fassen Sie den Führhund nur an, wenn es erwünscht ist. Lenken Sie den Führhund nicht ab, locken und füttern Sie ihn nicht.

Hilfsmittel für blinde Menschen und Menschen mit Sehbeeinträchtigung

- Der Deutsche Blindenverband und seine Landesvereine setzen sich dafür ein, dass noch mehr Verkehrsampeln die Grünphase mit Piepton begleiten.
- Der Blindenführhund ist ein treuer Begleiter des blinden Menschen.
- Hörbibliotheken mit DAISY-Playern (DAISY ist ein Standard für navigierbare, zugängliche Multimedia-Dokumente.)
- Training in lebenspraktischen Fertigkeiten und Kommunikationsfertigkeiten
- Die Punktschrift des blinden Louis Braille aus dem Jahre 1825 ermöglicht blinden Menschen das selbstständige Lesen durch Ertasten der erhabenen Punkte. Sie basiert auf einem Punktsystem von sechs Punkten, die in das Papier eingedrückt werden.
- Ein Tast- und Orientierungsstock – der sogenannte Langstock – ist als Verkehrsschutzzeichen anerkannt,
- Verkehrsschutzzeichen sind auch das weiße Führgeschirr des Blindenführhundes sowie die gelbe Armbinde mit den drei schwarzen Punkten.
- Es gibt für viele Bereiche noch weitere Hilfsmittel, z. B. Spielkarten mit Punktmarkierungen oder sprechende Personenwaagen und Uhren. Für blinde und stark sehbehinderte Menschen ist es wichtig, sich einem Blindenverein anzuvertrauen und/oder Hilfsmittelzentralen um Auskunft zu bitten.

Weitere Informationen sind über den Deutschen Blinden- und Sehbehindertenverband e. V. (DBSV) erhältlich.

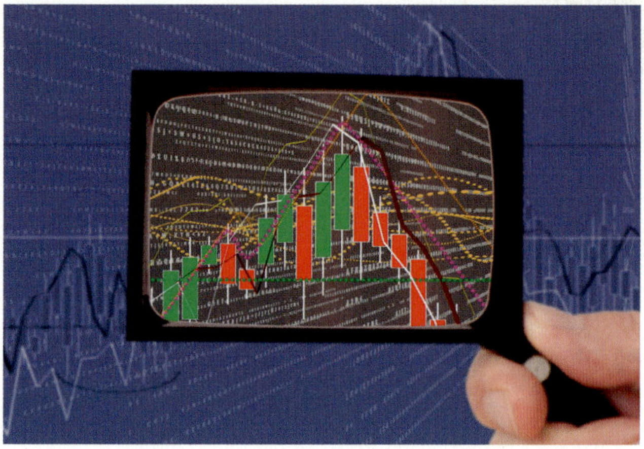

Hilfe für Menschen mit Sehbeeinträchtigung

→ AUFGABEN

1. Lassen Sie sich von einem Partner oder einer Partnerin durch die Schule oder durch die Stadt führen: mit verbundenen Augen, mit eingeschränktem Gesichtsfeld und/oder mit einer (verschmutzten) Brille, die nicht Ihrer Sehstärke entspricht.
2. Worin liegen die Unterschiede zwischen Weit-, Kurz- und Alterssichtigkeit? Recherchieren Sie online.
3. Eruieren Sie, wie blinde Menschen Geldscheine und Münzen unterscheiden können.

2 Den Körper pflegen

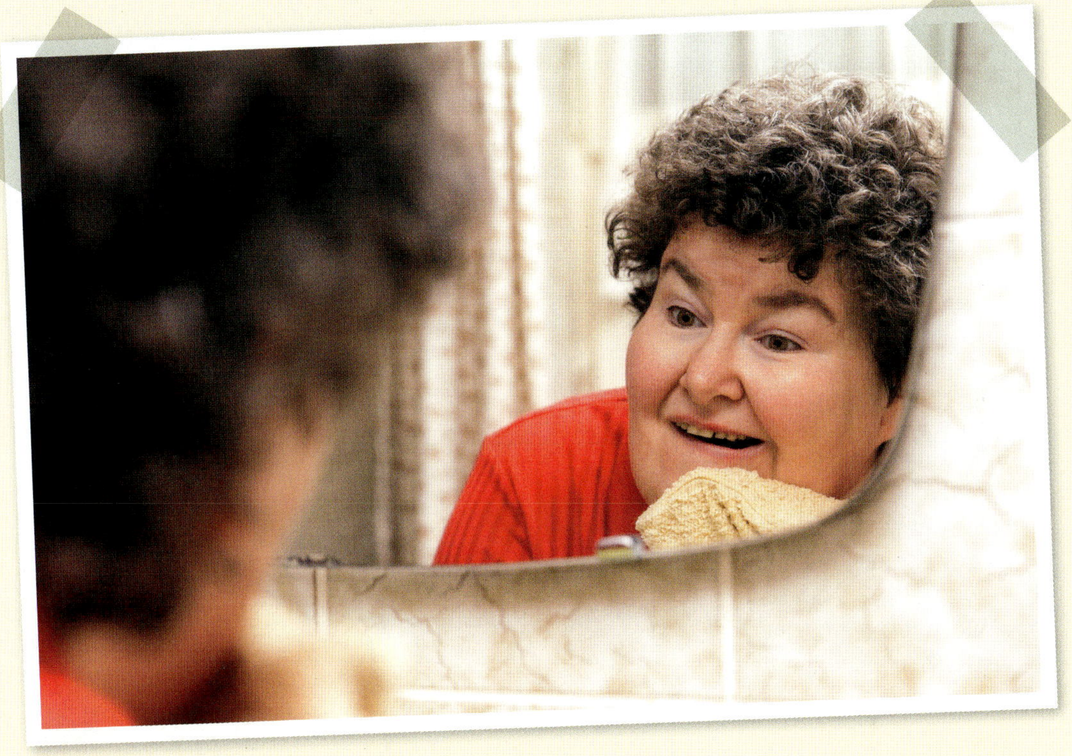

Angestrebte Kompetenzen

Fachkompetenz (Wissen und Fertigkeiten):

- Die Haut als größtes Organ des Menschen kennen und deren Bedeutung für die Körperpflege erläutern können.
- Die Details der Körperpflege kennen und umsetzen können
- Relevante Informationen zur Körper- und Mundpflege über den Klienten korrekt sammeln.
- Handlungspläne zur Zahn- und Mundpflege entwickeln und anwenden können.

Personale Kompetenz (Sozialkompetenz und Selbstständigkeit):

- Gewohnheiten und Bedürfnisse des zu pflegenden Menschen bei der Körper- und Mundpflege ausreichend berücksichtigen.
- In der Gestaltung von ausgewählten Körperpflegesituationen die Ressourcen der pflegebedürftigen Person erkennen und einplanen.
- Eigenes Handeln in Körperpflegesituationen reflektieren und bewerten.

2.1 Beobachtung der Haut

Es geht um die Haut,

mit der man heil davonkommen möchte,
die man jemandem über den Kopf zieht,
in der man sich nicht wohl fühlt,
unter die es jemandem geht,
aus der jemand fahren möchte,
aus der keiner heraus kann,
die jeder zu retten sucht,
die man zu Markte trägt.

Es geht um den Menschen,

als ‚alte Haut',
als ‚ehrliche Haut',
als ‚anständige Haut',
als ‚brave Haut',
als ‚treue Haut',
als ‚gute Haut',
als ‚dünne Haut',
als ‚nackte Haut'.

(Quelle: Brigitte Rohls)

Aufbau der Haut

Die Haut ist mit einer Oberfläche von 1,5 bis 2 m^2 eines der größten Organe des Menschen, mit einem Gewicht von 3,5 bis 10 kg ein recht schweres und zugleich mit einer mittleren Stärke von nur 1,3 mm eines der zartesten menschlichen Organe. Die Haut kann nicht nur in die drei Schichten Oberhaut, Lederhaut und Unterhaut unterschieden werden, sondern auch in die Leistenhaut und Felderhaut.

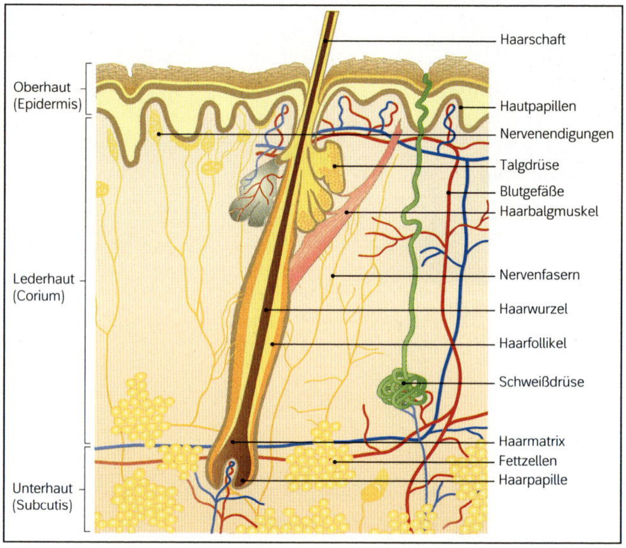

Querschnitt durch die Haut

Die **Leistenhaut** findet man auf der Innenseite von Hand und Fingern sowie Fußsohlen und Zehen. Das Leistenmuster ist genetisch festgelegt und von Mensch zu Mensch unterschiedlich. Es dient zur Personenidentifizierung, ist frei von Haaren und enthält keine Duft- und Talgdrüsen, sondern ausschließlich Schweißdrüsen.

Die **Felderhaut** bedeckt den größten Teil des Körpers. Wie der Name bereits ausdrückt, ist die Oberhaut in kleine Felder eingeteilt; dort finden sich Haare, Schweiß- und Talgdrüsen.

Die **Oberhaut** (Epidermis) bildet die äußere Schutzschicht gegenüber der Umwelt. Weil sie ständig verschlissen wird, muss sie immer wieder erneuert werden. Zu diesem Zweck entstehen in ihrer untersten Basalzellschicht (Stratum basale) unaufhörlich neue Zellen. Sie wandern stetig zur Oberfläche hin, reifen und verändern sich dabei. Nachdem sie die Stachelzellschicht (Stratum spinosum), die Körnerzellschicht (Stratum granulosum) sowie die an stärker verhornten Stellen, z. B. an Handtellern und Fußsohlen, vorhandene Glanzschicht (Stratum lucidum) durchlaufen haben, gelangen sie als kernlos gewordene, abgestorbene Hornzellen in die äußere Hornschicht (Stratum corneum). Hier bilden sie, dicht an dicht gepackt und mehrfach übereinandergeschichtet, die eigentliche Oberfläche des Körpers. Letztendlich werden die Hornzellen als feinste Schuppen abgestoßen, was normalerweise völlig unbemerkt geschieht, und kontinuierlich durch neue ersetzt. Das Abstoßen wird von einer Art „Zeitzünder" in den Zellen bestimmt, von dem jedoch niemand weiß, wo er sitzt und wie er funktioniert. Vom Entstehen bis zum Abstoßen dieser Zellen vergehen 28 bis 30 Tage – der Mensch bekommt also eher eine neue Haut als ein neues Kleidungsstück.

Die Oberhaut ist zudem Sitz hochspezialisierter Zellen, u. a. der Melanozyten, die das Pigment Melanin zum Braunwerden produzieren, sowie der Langerhans-Zellen, die als Außenposten des Immunsystems sowohl Fremdstoffe unschädlich machen als auch durch Botenstoffe andere Abwehrkräfte alarmieren.

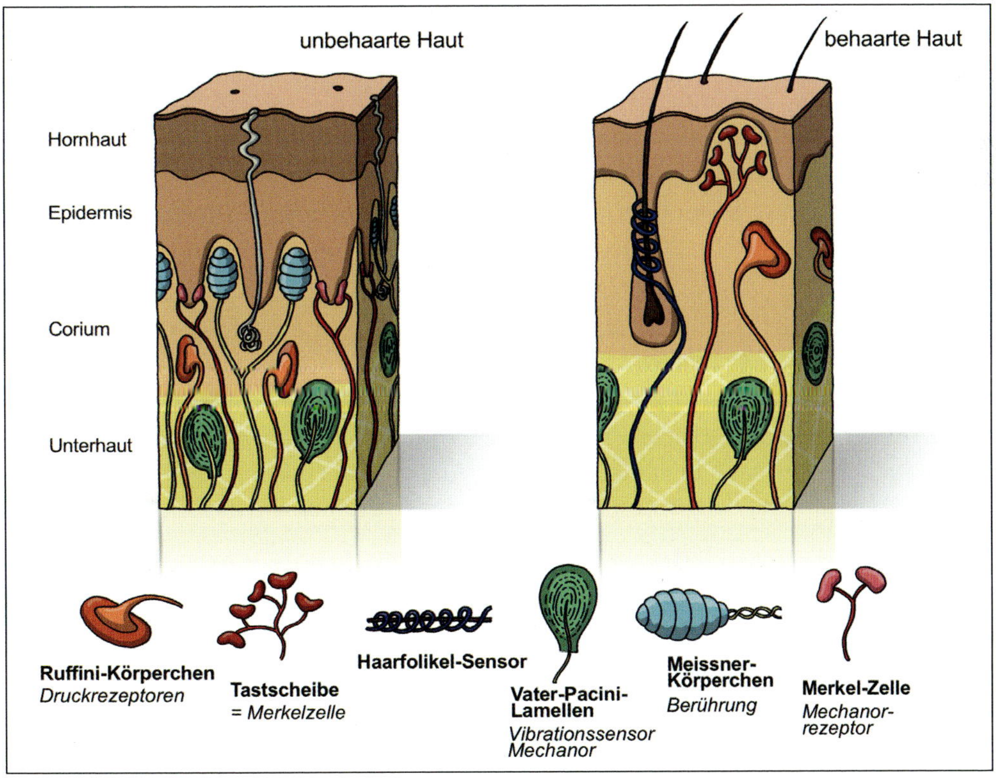

Unbehaarte und behaarte Haut

Die **Lederhaut** (Corium oder Dermis) besteht aus einer oberen Schicht mit lockerem Bindegewebe und aus einer unteren Schicht mit festem Bindegewebe, an dem die sogenannten kollagenen Fasern den weitaus größten Anteil haben. Sie bilden relativ dicke, wellig verlaufende Bündel und diese wiederum ein Geflecht, das ähnlich einem Scherengitter aufgebaut ist. Zusätzlich gibt es elastische Fasern. Diese verleihen der Haut Elastizität und Dehnbarkeit und geben ihr zudem festen Halt.

→ AUFGABE

1. Fertigen Sie eine Tabelle an und stellen Sie die Hautsinne (Hautrezeptoren) mit Blick auf Funktionen und Lokalisation dar.

Die Lederhaut hat eine vielfach größere Oberfläche als ihre äußerste Hülle. Denn sie verläuft nicht gleichmäßig glatt, sondern von ihr ragen viele Zapfen (Papillen) nach oben in die Oberhaut. Dafür gibt es zwei gute Gründe: Zum einen werden beide Schichten der Haut dadurch ineinander verzahnt und besser zusammengehalten. Zum anderen ergibt sich daraus eine größere Kontaktfläche für den Austausch von Substanzen, denn die Oberhaut muss von unten her ernährt und entsorgt werden. Diese enge Verbindung ist in der Jugend sehr stark ausgeprägt, nimmt aber mit zunehmendem Alter ab. Dies führt dann zu Faltenbildung und Austrocknung, da die Oberhaut nicht mehr ausreichend mit Nährstoffen versorgt wird.

Von unterschiedlich verteilten Netzwerken aus Arterien und Venen durchzogen, fließt durch die Lederhaut etwa ein Viertel des gesamten Blutes, um Sauerstoff, Nähr- und Baustoffe heranzuschaffen und Abfallprodukte des Stoffwechsels abzutransportieren, wobei Lymphgefäße behilflich sind. Dazwischen verlaufen Nerven, die entweder frei enden (freie Nervenendigungen) oder zu Sinneskörperchen (Rezeptoren) führen. Sie nehmen Schmerz, Druck und Berührung, Kälte und Wärme wahr und geben die Nachricht darüber weiter (s. auch die oben stehende Aufgabe zu den Hautrezeptoren).

Die freien Nervenendungen sind blind endende Nervenfasern, die als Mechanorezeptoren Hautkontakte registrieren, die aber nicht genau lokalisierbar sind. Sie nehmen auch Temperatur- und Schmerzreize sowie Juckreiz wahr. Hier befinden sich auch die Schweiß- und Talgdrüsen, die zwar aus Anlagen in der Oberschicht entstehen, sich aber in der Lederhaut festsetzen. Haare und Schweißdrüsengänge ziehen durch die Schichten der Lederhaut. Bedeutsam ist auch eine andere Funktion: Die Lederhaut bildet gemeinsam mit dem Unterhautzellgewebe den größten Wasserspeicher des Körpers.

TIPP

Die Temperatursensoren werden nicht nur durch Temperaturreize aktiviert, sondern auch von Pflanzenbestandteilen gereizt. „Falsche“ Kälte kann durch Menthol in der Pfefferminze und „falsche“ Hitze durch Capsaicin, das z. B. in Chilischoten, enthalten ist, hervorgerufen werden. Der Kältereiz durch Pfefferminze kann bei bestimmten Kopfschmerzarten und bei Übelkeit Linderung bringen.

Das **Unterhautzellgewebe** (Subkutis) besteht aus lockerem Bindegewebe mit eingelagerten Fettzellen. Wie diese verteilt sind, ist vom Geschlecht und von Hormonen abhängig. Darüber hinaus dient das Unterhautzellgewebe als Speicher für Nährstoffe und Wasser, als Druckpolster und als Kälteschutz. Mit großen Faserbündeln befestigt es die Haut an ihrer Unterlage aus Muskeln oder Knochen – diese Schicht ist gewissermaßen das Bindeglied zwischen dem Körper und seiner äußeren Hülle. Mit zunehmendem Alter findet ein Fettschwund statt, der eine Schlaffheit sowie Faltenbildung und ein zunehmendes Kältegefühl bewirkt.

Der **Säureschutzmantel**, auch Hydro-Lipid-Mantel genannt, überzieht die Hautoberfläche, macht sie geschmeidig und schützt sie vor schädlichen Einflüssen. Er besteht überwiegend aus den Ausscheidungen der Talg- und Schweißdrüsen. Auch die Stoffwechselprodukte von Mikroorganismen, die auf der Haut leben, sind Bestandteile des Säureschutzmantels. Eine übermäßige Produktion von Bakterien und Pilzen wird durch einen intakten Säureschutzmantel gehemmt. Der pH-Wert der Haut liegt je nach Hautstelle bei 4,6 bis 6,0. Der pH-Wert zeigt die Säurekonzentration in wässrigen Lösungen an und bestimmt damit die Stärke der sauren bzw. basischen Wirkung einer Lösung.

DEFINITION

pH-Wert
Der Begriff pH leitet sich von pondus Hydrogenii oder potentia Hydrogenii ab (lat. pondus = Gewicht, potentia = Kraft, hydrogenium = Wasserstoff). Im Allgemeinen wird der pH-Wert zwischen 0 und 14 angegeben. Der Mittelwert von pH 7 wird als neutral bezeichnet, wobei der Haut-pH-Wert zwischen 4,6 und 6 liegt.

Die Funktionen der Haut sind eng an den pH-Wert gebunden, er stärkt die Widerstandskraft gegenüber schädigenden Einflüssen von außen. Beispiele für unterschiedliche pH Werte: Magensaft 1–3, also stark sauer; destilliertes Wasser und Blut 7; Dünndarmsaft 8, also eher basisch; Seife 9; Waschmittel 10.

Der **Hauttalg** gelangt über die Haarfollikel an die Hautoberfläche, wo er sich gleichmäßig verteilt. Es werden täglich ca. 1 bis 2 g Talg produziert. Der Talg bewahrt die Haut vor dem Austrocknen. Mit zunehmendem Alter nimmt die Talgproduktion jedoch ab, die Haut trocknet schneller aus und wird dadurch verletzlicher. Der Talg ist das ideale Pflegemittel für die Haut ohne allergisierende Zusätze.

Als äußere Körperhülle und damit als Grenzschicht zur Umwelt nimmt die Haut viele lebenswichtige Funktionen wahr:

Passive Funktionen	Aktive Funktionen
• Schutz vor Kälte, Hitze, Strahlung • Schutz vor Druck, Stoß, Reibung • Schutz vor der Einwirkung chemischer Substanzen • Schutz gegen das Eindringen von Keimen, hauptsächlich durch Ausbildung des Säureschutzmantels	• Abwehr von in die Haut eingedrungenen Mikroorganismen • Resorption bestimmter Wirkstoffe z. B. TTS, s. Kapitel 9 • Ausscheiden von Schweiß, Kühlfunktion, zusammen mit den Talgdrüsen Produktion des Hydrolipidfilms • Kreislauf- und Thermoregulation durch die Hautdurchblutung • Druck-, Vibrations-, Tast-, Schmerz- und Temperatursinnesorgan

Beobachtung der Haut und Hautanhangsgebilde

Die normale Haut ist elastisch, glatt, intakt, warm und trocken. Im Rahmen der täglichen Körperpflege kann die Pflegekraft ohne besonderen Mehraufwand die Haut des Menschen mit Unterstützungsbedarf beobachten und Veränderungen feststellen und dokumentieren. Entsprechend ihrer Beobachtungen kann sie notwendige Schritte einleiten, z. B. einen notwendigen Arztbesuch, und auch Pflegeprodukte auswählen, die individuell auf den pflegebedürftigen Menschen abgestimmt sind.

Hautfarbe

Veränderungen der Hautfarbe können wichtige Hinweise auf Krankheiten geben. Auch kann eine veränderte Hautfarbe die persönliche Befindlichkeit eines Menschen deutlich machen.

Veränderungen	Physiologische Ursachen	Pathologische Ursachen
Rötung durch Gefäßweitstellung	• Sport • Hitze • Anstrengung • Aufregung	• Fieber • Verbrennung ersten Grades • Sonnenbrand • Entzündung • Hypertonie (Bluthochdruck)
Blässe durch Gefäßengstellung, Mangeldurchblutung	• Schreck • Angst • Veranlagung • Kälte	• Blutung • Hypotonie (niedriger Blutdruck) • arterielle Durchblutungsstörungen • Anämie
Ikterus Gelbfärbung der Haut infolge Ablagerung des Gallenfarbstoffes Bilirubin, zuerst in den Skleren (Lederhaut des Auges), später am ganzen Körper sichtbar	• bei Neugeborenen (Neugeborenen-gelbsucht)	• Leberkrankheiten, z. B. Leberzirrhose, Hepatitis • Hämolyse (Zerstörung der Erythozyten)

Veränderungen	Physiologische Ursachen	Pathologische Ursachen
Zyanose Bläuliche Verfärbung der Haut als Zeichen mangelnder Sauerstoffsättigung des Blutes, oft zuerst an den Akren (Fingernägeln und Nasenspitze) sichtbar	• bei sehr kälteempfindlichen Menschen, z. B. nach längerem Baden im kalten Wasser	• Herzinsuffizienz • angeborene Herzfehler • respiratorische Insuffizienz

Hautspannung

Die Hautspannung (Hautturgor) ist abhängig vom Flüssigkeitsgehalt der Haut. Die Hautspannung vermindert sich bei Flüssigkeitsverlust und/oder mangelnder Flüssigkeitszufuhr, es kommt zur Austrocknung (Exsikkose). Die Haut ist schlaff, was an der „stehenden Hautfalte“ zu erkennen ist: Wird die Haut zu einer Hautfalte angehoben, verstreicht sie erst nach einigen Sekunden wieder. Eine vermehrte Spannung der Haut kann durch Ödeme entstehen, bei denen sich Flüssigkeit im Gewebe ansammelt. Wenn die Haut eingedrückt wird, bleibt für kurze Zeit eine Delle zurück.

Verletzungen und Erkrankungen der Haut

Wunden müssen je nach Entstehung und Ausmaß entsprechend versorgt werden. Eventuell notwendige Verbandwechsel müssen nach der Körperpflege durchgeführt werden. An dieser Stelle sei auf die Verbrennungsgefahr durch Wärmequellen wie Wärmflasche und Heizdecke hingewiesen. Menschen mit Empfindungsstörungen sollten sehr vorsichtig damit umgehen.

Kratzspuren sind zu beobachten und zu dokumentieren. Sie können die Folge von Juckreiz sein, aber auch Anzeichen autoaggressiven Verhaltens. Juckreiz ist definiert als Empfindung, die reflexartiges Kratzen hervorruft. Juckreiz ist eine der quälendsten Hautempfindungen und tritt bei sehr vielen Hauterkrankungen als Symptom auf. Die Pflegekraft sollte aber auch andere Ursachen, z. B. einen Insektenstich, eine Allergie oder Körperungeziefer, in Betracht ziehen. Trockene Haut, die unzureichend gepflegt wird, kann ebenfalls Juckreiz verursachen. Hautkrebs zählt zu den Erkrankungen, deren Häufigkeit drastisch zugenommen hat.

→ AUFGABEN

1. Informieren Sie sich im Internet über Hautkrebs. Laden Sie sich z. B. die Broschüre „Hautkrebs erkennen“ unter www.krebshilfe.de herunter und beantworten mit ihrer Hilfe folgende Fragen:
   a) Wie kommt es zur Bräunung der Haut?
   b) Wie wirkt die UV-Strahlung auf der Haut?
   c) Wodurch unterscheiden sich die vier Hauttypen?
   d) Wie entsteht Hautkrebs?
   e) Wie ist eine Früherkennung von Hautkrebs möglich?

f) Was sagt die ABCD-Regel aus?
g) Stellen Sie die wichtigsten Fakten zu Basalzellkrebs, Stachelzellkrebs und malignem Melanom zusammen.

2. Stellen Sie Ihre Ergebnisse im Plenum vor.

Schweiß und Körpergeruch

Schweiß (griech. hydros = Schweiß), das dünnflüssige Sekret der ca. 2 Millionen Schweißdrüsen in der Haut, ist klar, farblos, geruchsneutral und besteht zu 99 % aus Wasser (Kochsalzgehalt etwa 0,4 %).

Es werden zwei Formen von Schweißdrüsen unterschieden: Die **apokrinen Drüsen**, die sich in den Achselhöhlen, im Genitalbereich und an den Brustwarzen befinden. Sie werden auch als Duftdrüsen bezeichnet, da sie für den Körpergeruch verantwortlich sind. Sie reagieren vor allem auf starke Emotionen wie Angst und Aufregung. Sie beginnen ihre Arbeit mit der Pubertät. Im Bereich der Duftdrüsen fehlt der Säureschutzmantel, weswegen sie leicht von Hautbakterien infiziert werden können (Schweißdrüsenabszess). Die **ekkrinen Drüsen** befinden sich an der gesamten Hautoberfläche, außer im Lippenrot, und dienen als Wärmeregulator. Besonders dicht sind sie auf Fußsohlen, Handinnenflächen, Achseln und Stirn verteilt. Das Schwitzen stellt für den Menschen den wichtigsten physiologischen Mechanismus zur Wärmeabgabe dar.

Bei Menschen, die stark schwitzen, sollte auf Folgendes geachtet werden:

- Bei der Kleidung ist es ratsam, statt synthetischen Fasern Baumwolle, Leinen oder andere natürliche Materialien zu tragen. Weite Kleidung ist eng anliegender Garderobe vorzuziehen.
- Die Füße schwitzen weniger in Leder- als in Kunststoffschuhen.
- Der Schweiß auf der Haut verdunstet durch die Körperwärme, dadurch kühlt der Körper ab. Der Mensch muss vor Zugluft geschützt werden.
- Der ansonsten geruchlose Schweiß wird auf der Haut durch die dort lebenden Bakterien zersetzt und führt zu mehr oder weniger starkem Körpergeruch. Für die Betroffenen ist es deshalb sehr angenehm, dass eine entsprechende Körperpflege durchgeführt wird. Salbeitee hilft gegen starkes Schwitzen. Gegen starken Schweiß unter den Achseln helfen z. B. spezielle Deos, die Metallsalze wie Aluminiumchlorid enthalten.
- Bei nur leichter Arbeit schwitzt der Mensch etwa 500 bis 1 000 ml pro Tag aus. Bei stark schwitzenden Menschen kann diese Menge um ein Vielfaches erhöht sein. Deshalb ist es besonders wichtig, auf die Zufuhr einer ausreichenden Menge an Flüssigkeit und Elektrolyten zu achten.
- Um 1 l Flüssigkeit zu verdunsten, verbraucht der Körper ca. 600 kcal. Auf Dauer muss dieser Energieverlust in die Ernährungsbilanz mit eingerechnet werden.

→ AUFGABE

Lassen Sie sich in einer Drogerie die Wirkungsweisen der unterschiedlichen Produkte gegen das Schwitzen erläutern. Versuchen Sie, deren Vor- und Nachteile herauszuarbeiten.

Veränderungen der Schweißsekretion

Veränderungen	Beispiele für physiologische Ursachen	Beispiele für pathologische Ursachen
vermehrte Schweißabsonderung	• hohe Temperaturen • Angst • körperliche Anstrengung • scharf gewürzte Speisen	• Fieber (warmer, grobperliger Schweiß während des Fieberabfalls) • Ohnmacht, Schock (kalter, klebriger, kleinperliger Schweiß; der sogenannte 3K-Schweiß) • Adipositas • Wechseljahre
verminderte Schweißabsonderung	• in feuchtheißem Klima • nach einiger Zeit des sehr starken Schwitzens	• durch Zerstörung der Schweißdrüsen
übel riechende Schweißabsonderungen: (Jeder Mensch hat einen individuellen Körpergeruch, der in der Regel unauffällig ist. Der Schweißgeruch entsteht erst durch bakterielle Zersetzung. Besonders auffällige Körpergerüche können ein Hinweis auf Krankheiten sein.)	• bestimmte Nahrungsmittel wie Knoblauch	• urinöser Geruch bei Nierenerkrankungen • fruchtähnlicher Geruch bei Diabetes mellitus

Haare als Hautanhangsgebilde

Ursprünglich hatte die Behaarung die Aufgabe, vor Kälte und Wärmeverlust zu schützen. Heute hat nur die Kopfbehaarung diese Aufgabe, außerdem stellt das Kopfhaar ein Identifikationsmerkmal und Schönheitsattribut dar. Es werden zwei Haartypen unterschieden: das **Langhaar**, welches die Kopf-, Achsel-, Scham- und beim Mann die Bart- und Brusthaare sind. Die übrige Behaarung wird **Kurz- oder Borstenhaar** genannt, es bedeckt, bis auf Handinnenflächen, Fußsohlen und Lippen, den ganzen Körper. Die Bedeutung der Körperbehaarung wird bei der belebenden und beruhigenden Ganzkörperwaschung deutlich.

Der gesunde Erwachsene verliert täglich zwischen 70 und 100 Haaren. Die Haare wachsen jeden Tag durchschnittlich 0,3 mm (ca. 1 cm pro Monat). Die Lebensdauer eines Kopfhaares beträgt ca. vier bis fünf Jahre, die von Wimpern und Augenbrauen aber nur maximal vier bis sechs Monate. Der Ausfall der Kopfhaare wird durch das normale Wachstum wieder ausgeglichen. Vermehrter Haarausfall kommt in der Regel erst im hohen Alter zustande, beispielsweise die Glatzenbildung beim Mann. Haarausfall kann auch eine Folge von Medikamenteneinnahme, z. B. Zytostatika, sein oder ein Begleitsymptom chronischer Krankheiten sein.

Der (meist unerwünschte) vermehrte Haarwuchs tritt bei 40 % aller Frauen im hohen Alter auf. Man spricht von einem Damenbart, der sich an der Oberlippe und am Kinn bemerkbar macht.

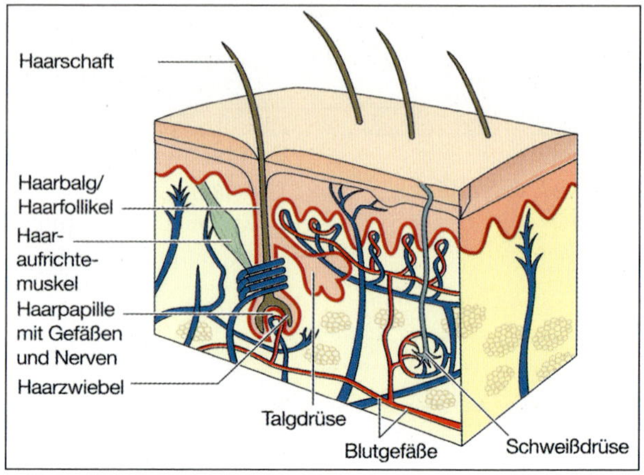

Hautquerschnitt mit Haar

Das Ergrauen der Haare ist eine Alterserscheinung, die durch Pigmentschwund oder durch Sauerstoffeinlagerung in den Haaren hervorgerufen wird. Frühzeitiges Ergrauen kann auf erblicher Veranlagung beruhen oder durch verschiedene Krankheiten hervorgerufen werden.

Es werden drei verschiedene **Haartypen** unterschieden:

1. Normales Haar ist weich fallend, voll und matt glänzend.
2. Fettiges Haar entsteht bei erhöhter Talgproduktion, die durch Veranlagung, Stress, Ernährungs- oder Pflegefehler ausgelöst werden kann. Das Haar ist schon wenige Stunden nach der Haarwäsche wieder fettig.
3. Trockenes Haar ist eine Folge verminderter Talgproduktion. Dieses kann durch Veranlagung, Schilddrüsenunterfunktion oder infolge von Allgemeinerkrankungen entstehen.

Nägel als Hautanhangsgebilde

Wie die Haare so sind auch die Nägel Horngebilde der Epidermis. Sie geben an den Spitzen der Finger und Zehen beim Greifen Halt und Festigkeit und dienen beim Tasten als Widerlager. Die Nägel wachsen unterschiedlich schnell. Der Daumen- und Großzehnagel wächst mit ca. 0,1 mm/Tag am schnellsten. Der gesunde Fingernagel ist etwas länger als breit, am Fuß sind auch quadratische Formen normal. Der Nagel ist elastisch und rötlich gefärbt. Veränderungen der Farbe, Form und Struktur können Hinweise auf Erkrankungen sein.

- **Formveränderungen**
  - Löffelnägel: Nägel mit muldenförmiger Eindellung bei Eisenmangel
  - Uhrglasnägel: Nagel vergrößert und übermäßig nach außen gewölbt bei Lungenfunktionsstörungen, in Kombination mit Trommelschlegelfingern bei Herzfehlern
  - Querrillen, möglich bei Infektionskrankheiten; bei Zytostatikatherapie oder anderen toxischen Einwirkungen
  - abgekaute Nägel bei Nervosität und Angst

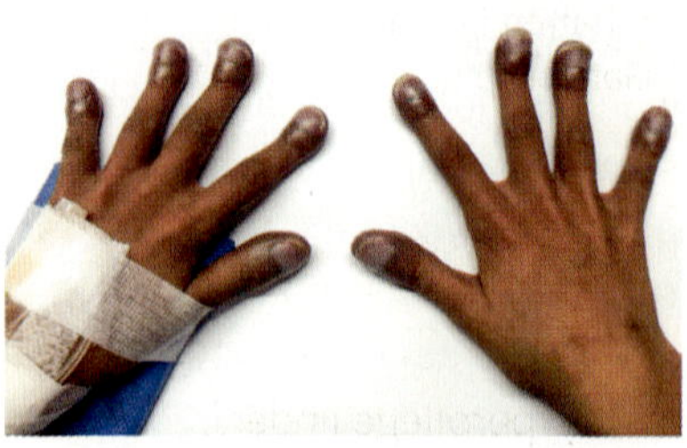

Uhrglasnägel

- **Farbveränderungen**
  - gelbgrau bei Pilzbefall der Nägel
  - gelblich bei Erkrankungen der Leber mit Ikterus
  - blauschwarze Flecken unter dem Nagel bei Hämatom durch Stoßverletzung des Nagelbettes oder bei Melanom
  - bräunlich bei starken Raucherinnen und Rauchern

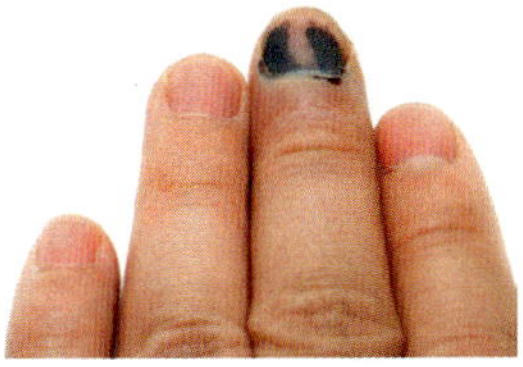

Blauschwarze Flecken

- **Strukturveränderungen**
  - spröde und brüchig bei Eisen- oder Kalziummangel oder bei Störungen der Schilddrüsenfunktion
  - Nagel ist zu dick, rauh bei Pilzbefall des Nagels
  - eingewachsener Nagel: Seitlicher Nagelrand drückt auf den Nagelfalz bei falsch geschnittenen Nägeln. Bei Belastungen der Zehennägel durch die Schuhe
  - Panaritium (Nagelbettentzündung): eitrige Entzündung im Nagelfalz unter dem Nagel nach Verletzungen bei der Maniküre

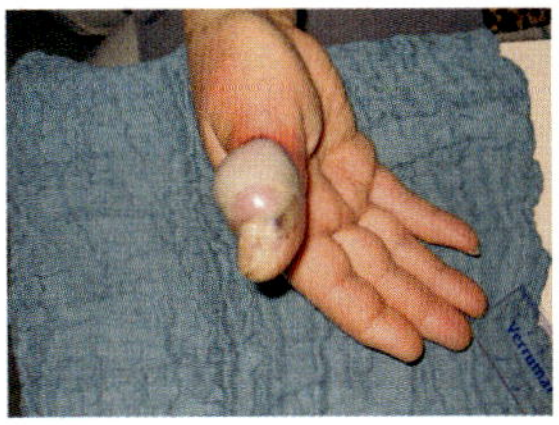

Panaritium (Nagelbettentzündung)

2.2 Körperpflege und Kleidung

Körperpflege bei Menschen mit Unterstützungsbedarf

Die täglich wiederkehrende Körperpflege wird für viele Menschen im Laufe ihres Lebens zur festen Gewohnheit. Die Gewohnheiten werden mehr oder weniger beeinflusst von Alter, Geschlecht, Kultur, Religion und Mode.

Wie die Körperpflege durchgeführt wird, liegt vor allem daran, inwieweit der pflegebedürftige Mensch sich selbst versorgen kann und wie mobil er ist. Ob jemand gebadet oder geduscht wird, ist abhängig vom Pflegeziel, Allgemeinzustand, von Hilfsmitteln und persönlichen Wünschen des jeweiligen Menschen.

MERKEN

Hauptziele der Reinigung und Pflege sind es, die Struktur und Funktion der Haut aufrechtzuerhalten und das Wohlbefinden des Menschen mit Unterstützungsbedarf zu steigern. Jede Ganzkörperwaschung und auch das Übernehmen der Waschung einzelner Körperpartien kann

- im Bett,
- am Waschbecken,
- als Dusche oder Vollbad

stattfinden.

Die Körperpflege findet immer zwischen zwei Menschen statt, sie

- ist kein alltäglicher Vorgang, sondern reagiert auf die besonderen Bedürfnisse,
- bezieht die Reaktionen des Gegenübers mit ein,

- ist eine Form der Interaktion,
- kann nicht neutral durchgeführt werden,
- besteht aus Berührung,
- signalisiert Wertschätzung oder Missachtung, Freundlichkeit oder Ekel.

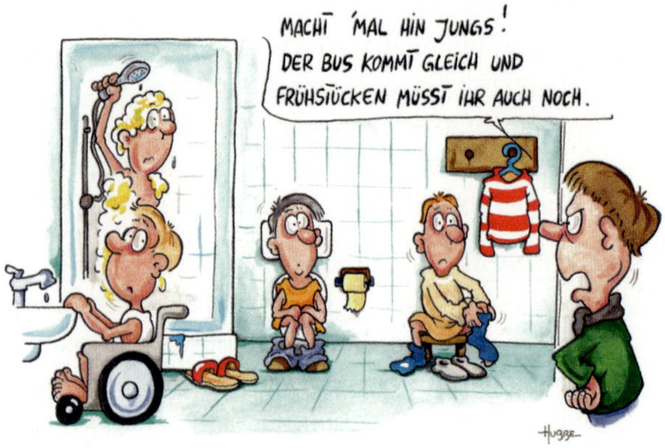
MACHT 'MAL HIN JUNGS!
DER BUS KOMMT GLEICH UND
FRÜHSTÜCKEN MÜSST IHR AUCH NOCH.

Im Rahmen der Körperpflege ist jeder Kontakt eine persönliche Begegnung, die mit Blickkontakt unterstützt werden kann.

Auswahl geeigneter Kleidung

Die Kleidung trägt nicht nur zum Wohlbefinden bei. Die Aufgaben des Pflegepersonals in Bezug auf die Kleidung können vielfältig sein. Dem pflegebedürftigen Menschen muss eventuell beim An- und Ausziehen geholfen werden. Vielleicht braucht er Unterstützung bei der Auswahl der richtigen Kleidung. Vielleicht möchte er aber auch mit einer Person seines Vertrauens Kleidung einkaufen.

→ AUFGABEN

1. Sie kennen den Ausspruch „Kleider machen Leute". Welche Funktionen hat Kleidung neben dem Schutz des Körpers vor äußeren Einflüssen?
2. Welche Bedeutung kann Kleidung für einen Bewohner oder eine Bewohnerin einer Einrichtung für Menschen mit Behinderung haben?
3. Erkundigen Sie sich über die Auswahl behindertengerechter Kleidung in einem Sanitätshaus oder recherchieren Sie im Internet.
4. Formulieren Sie Handlungsanweisungen zum Be- und Entkleiden eines pflegebedürftigen Menschen. Lassen Sie sich nach diesen Anweisungen von einem Klassenkameraden oder einer Klassenkameradin aus- bzw. anziehen (natürlich nur so weit, wie dies im Rahmen des Unterrichts möglich ist).

2.3 Ganzkörperwaschungen

Jede Pflegehandlung lässt sich in die folgenden drei Schritte gliedern:

1. **Vorbereitung**
   - des Menschen mit Pflegebedarf
   - der Pflegefachkraft
   - der Umgebung
   - des Materials
2. **Durchführung**
   - unter Berücksichtigung der Ressourcen und Pflegeprobleme des Menschen mit Pflegebedarf

3. **Nachbereitung**
   - des Menschen mit Pflegebedarf
   - der Pflegefachkraft
   - der Umgebung
   - des Materials

Es gibt verschiedene Ganzkörperwaschungen (GKW), über welche die folgende Tabelle einen Überblick gibt:

Reinigende Ganzkörperwaschung	Ganzkörperwaschungen, die mit den Händen durchgeführt werden	Ganzkörperwaschungen, die durch Zusätze im Waschwasser zur Wirkung kommen
Seifen, Syndets, waschaktive Substanzen immer mit klarem Wasser abwaschen, nicht ins Waschwasser geben	• belebend • beruhigend • bobathorientiert	• schweißreduzierend • fiebersenkend • infektionsreduzierend • geruchsreduzierend

Unterschiedliche Ganzkörperwaschungen können unter Umständen auch kombiniert werden.

Reinigende Ganzkörperwaschung

Vor der Waschung ist es wichtig, sich über den Menschen mit Pflegebedarf zu informieren. Welche Gewohnheiten hat er? Kann er mithelfen? Welchen Hauttyp hat er? Welche Pflegeprodukte sind erforderlich?

Im Folgenden wird der Ablauf der Ganzkörperwaschung eines pflegebedürftigen Menschen beschrieben, der das Bett nicht verlassen kann. Die Reihenfolge kann je nach Bedürfnissen variiert werden und gilt auch für Ganzkörperwaschungen, die am Waschbecken, unter der Dusche oder in der Badewanne durchgeführt werden.

Eine optimale Vorbereitung des Arbeitsplatzes ist die unabdingbare Voraussetzung dafür, dem Menschen mit Pflegebedarf ungeteilte Aufmerksamkeit zu schenken. Nichts ist verletzender, als wenn eine einfühlsam und liebevoll begonnene Pflegehandlung abrupt unterbrochen werden muss. Auf einer möglichst großen, nahe dem Bett befindlichen Abstellfläche sollen alle Utensilien bereitstehen.

Benötigte Materialien, die idealerweise auf einen fahrbaren Pflegewagen gestellt werden:

- Waschschüssel mit individuell temperiertem Wasser
- Handtücher und Waschlappen in ausreichender Menge
- Körperpflegeprodukte
- saubere Bettwäsche
- Wäscheeimer oder -wagen für die Schmutzwäsche
- ggf. saubere Wäsche für den Menschen mit Pflegebedarf, abhängig von der weiteren Tagesplanung

- alle Materialien zur allgemeinen und/oder speziellen Mundpflege
- persönliche Hygieneartikel wie Kamm, Spiegel, Rasierzeug, Deo, Creme, je nach persönlichen Vorlieben und Gewohnheiten, individuell unterschiedlich
- Pflegeartikel für eventuell durchzuführende Prophylaxen, z. B. Dekubitusprophylaxe
- flüssigkeitsdichte Einmalhandschuhe, Desinfektionsmittel, ggf. Uringefäß

Das Fenster ist vor Beginn der Waschung zu schließen, der Raum sollte angenehm temperiert sein. Beim Waschvorgang muss die vom Menschen mit Pflegebedarf gewünschte Wassertemperatur berücksichtigt werden. Die eigenen Hände sollten angewärmt sein.

Beim Waschen sollte der zu pflegende Mensch möglichst in Rückenlage mit erhöhtem Oberkörper liegen, damit er sieht, wer welche Pflegetätigkeiten durchführt. Lagerungshilfen sollten, soweit möglich, entfernt werden, um sie vor Nässe zu schützen. Zum Waschen wird das Bett in Arbeitshöhe gebracht. Während des ganzen Waschvorganges sollte ein Sichtschutz aufgestellt werden, um die Intimsphäre zu wahren. Um den Menschen mit Pflegebedarf nicht unnötig zu entblößen, sollten jeweils nur die Körperstellen aufgedeckt werden, die gerade zu waschen sind. Außerdem schützt es den zu pflegenden Menschen vor Auskühlung. Für den pflegebedürftigen Menschen kann es nach der Nachtruhe besonders angenehm sein, dass vor der Ganzkörperwaschung die Mundpflege durchgeführt wird, was bedeutet, die morgendliche GKW mit der allgemeinen oder speziellen Mundpflege zu beginnen. Die hygienische Händedesinfektion, das situationsgerechte Tragen von flüssigkeitsdichten Einmalhandschuhen sowie die Desinfektion von Gegenständen und Flächen vor, während und nach der Pflege entspricht einer professionellen Arbeitsweise und ist selbstverständlich.

Hinweise für eine erfolgreiche Ganzkörperwaschung:

- Den Menschen mit Pflegebedarf immer nur von einer Pflegekraft waschen. Nie zu zweit waschen! Der Mensch mit Pflegebedarf erhält dadurch unterschiedliche Informationen, die ihn verwirren können. Nur zur Unterstützung der ersten Pflegeperson und zur zusätzlichen Sicherheit des pflegebedürftigen Menschen ist eine zweite Pflegekraft erforderlich.
- Dem Menschen mit Pflegebedarf wird eine gewisse Sicherheit und Orientierung gegeben, wenn immer in derselben Reihenfolge gewaschen wird. Bei besonders beeinträchtigten Personen (Menschen mit starken Sehbehinderungen oder bewusstseinseingetrübte Personen) ist es wichtig, den Körperkontakt während der gesamten Zeit der Ganzkörperwaschung zu halten, um ihnen mehr Orientierung zu geben.
- Die Pflegekraft sollte das optimale Maß finden, den Menschen mit Pflegebedarf so zu waschen, dass genügend Wasser an die Haut gelangt, ohne das Bett „unter Wasser zu setzen". Es wird in großen Zügen gewaschen, wenn nichts anderes geplant ist, zur Körpermitte hin. Die Pflegekraft wäscht immer mit der ganzen Hand, orientiert sich an den „Rundungen" des zu pflegenden Menschen. Zum Schutz des Bettes wird unter das zu waschende Körperteil ein Handtuch gelegt.
- Wenn Seife verwendet wird, müssen die Seifenreste mit klarem Wasser wieder abgewaschen werden, da es sonst durch die Seifenreste zu Juckreiz kommt.

Reihenfolge der Ganzkörperwaschung:

1. Gesicht, Hals, Ohrmuscheln und die Haut hinter den Ohren waschen und trocknen. Die Augen werden ohne Seife von außen nach innen gewaschen.
2. Achseln, Arme und Hände waschen und trocknen. Es wird immer mit der von der Pflegekraft entfernten Extremität begonnen. Für die zu pflegende Person kann es sehr angenehm sein, ihre Hände für ein kurzes Handbad in das Wasser zu halten.
3. Brust und Bauch werden gewaschen. Bei Frauen mit großen Brüsten muss darauf geachtet werden, dass die Haut unter den Brüsten optimal getrocknet wird. Zur Vermeidung von Hautirritationen (Intertrigo, lateinisch = wundgerieben) ist es sinnvoll, ein Leinen- oder Baumwollläppchen unter die Brüste zu legen. Bei der Waschung des Bauches gilt es, den Bauchnabel nicht zu vergessen. Hier lagern sich gern Fussel ab, die vorsichtig entfernt werden müssen. Der Rücken wird, soweit die pflegebedürftige Person gedreht oder aufgesetzt werden kann, gleich anschließend gewaschen. Der vorher entkleidete Mensch mit Pflegebedarf kann nun „oben rum“ wieder angezogen werden. Soll noch eine Creme oder Salbe aufgetragen werden, wird dies vor dem Anziehen der Kleidung durchgeführt.
4. Beide Beine werden nacheinander gewaschen und getrocknet, im Anschluss daran die Füße. Es ist für den pflegebedürftigen Menschen sehr angenehm, die Füße in die Schüssel zu stellen und ein Fußbad zu bekommen. Die Füße und vor allem die Zehenzwischenräume müssen gut getrocknet werden. Bei Menschen, die „kitzelig“ sind, muss das Waschen der Füße mit entsprechender Vorsicht durchgeführt werden.

TIPP

Nach dem Waschen der Füße ist es erforderlich, das Wasser und die Wäsche zu wechseln. Bei vorliegendem Fußpilzbefall sollte auch die Waschschüssel gewechselt werden.

5. Mit „frischen“ Materialien wird der Intimbereich gewaschen. Bei Mann und Frau gleich werden der Bauch abwärts des Nabels sowie die Leisten gewaschen und getrocknet. Bei sehr stark übergewichtigen Menschen kann sich eine sogenannte „Fettschürze“ bilden. Hier ist darauf zu achten, dass die Haut nach dem Waschen optimal getrocknet wird. Um die Haut trocken zu halten, ist es hilfreich, auch hier Leinen- oder Baumwollläppchen einzulegen (Intertrigoprophylaxe). Da im Intimbereich mit Ausscheidungen gerechnet werden muss, ist es erforderlich, flüssigkeitsdichte Einmalhandschuhe zu tragen. Die Einmalhandschuhe schützen nicht nur vor „Keimen“, sondern sichern auch eine fühlbare Trennung zwischen der Hand der Pflegekraft und des Intimbereiches des zu pflegenden Menschen.
6. Im Zusammenhang mit der Ganzkörperwaschung wird nach dem Abtrocknen auch entsprechende Lotion, Creme und/oder Salbe aufgetragen, um die pflegebedürftige Person nicht unnötig zu belasten.

Intimpflege beim Mann

Im Rahmen der Ganzkörperwaschung wird die Intimpflege zum Schluss durchgeführt. Es wäre optimal, wenn dazu auch eine männliche Pflegekraft zur Verfügung stünde. Überlegen Sie, ob der Pflegeempfänger die Intimpflege eventuell selbst durchführen oder in Teilbereichen mithelfen kann.

Der Penis wird gewaschen und abgetrocknet, dabei wird die Vorhaut ganz zurückgezogen und auch die Eichel gesäubert. Danach muss die Vorhaut wieder vorgeschoben werden, um Abschnürungen zu verhindern. Der Hodensack wird von vorne in Richtung Gesäß gewaschen und getrocknet. Um das Gesäß zu reinigen, wird der Bewohner zuerst auf die eine Seite gedreht und nach der Waschung auf die andere Seite gedreht. Abtrocknen nicht vergessen. Verschmutzungen durch Stuhlausscheidungen werden sofort entfernt.

Intimpflege bei der Frau

Auch bei der Frau wäre es optimal, wenn für die Ganzkörperwaschung eine gleichgeschlechtliche Pflegekraft zur Verfügung stünde.

Die Beine werden aufgestellt und gespreizt. Die großen Schamlippen werden gespreizt, gereinigt und abgetupft. Das übrige Genitale wird gereinigt und getrocknet. Der Intimbereich wird immer von vorne, der Symphyse (Schambeinfuge), nach hinten zum After gereinigt, um eine Keimverschleppung zu verhindern. Während der Menstruation muss mehrmals täglich der Intimbereich gewaschen werden. Die Waschung des Gesäßes wird wie beim Mann durchgeführt.

Therapeutische Körperwaschungen

Bei den therapeutischen Körperwaschungen sind die, die mit bestimmten Handbewegungen durchgeführt werden, von denen mit bestimmten Zusätzen zu unterscheiden.

Wirkung durch die Hände

Bei der Körperwaschung, die ohne Zusätze mit gezielten Handbewegungen durchgeführt wird, geht es vordergründig nicht um die Reinigung des Körpers. Die jeweilige Art der Körperwaschung – beruhigend oder belebend – orientiert sich an der Körperbehaarung. Bei dieser Form der therapeutischen Waschung macht man sich folgendes anatomische Detail zunutze: An jeder Haarwurzel sind Nervengeflechte, welche die entsprechende Information – beruhigend oder belebend – aufnehmen und weiterleiten.

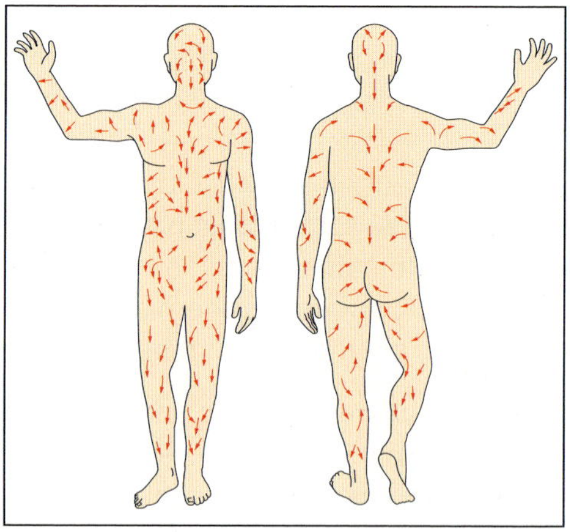

Wuchsrichtung der Haare

Belebende Körperwaschung

Die belebende Körperwaschung erfolgt bei den Personen, deren Kreislauf angeregt werden soll. Dazu zählen

- bewusstlose Menschen,
- somnolente (benommene, schläfrige) Menschen,
- Menschen mit Depressionen und auch
- Menschen mit Diabetes mellitus sowie
- Menschen mit Gefäßleiden.

Die Waschung erfolgt bei den ersten Malen möglichst ohne Waschzusätze. Der Mensch mit Pflegebedarf soll die Möglichkeit bekommen, sich auf die Stimulation einlassen zu können. Die Temperatur des Waschwassers ist bei bis zu 10 °C unter der Körpertemperatur eher niedrig, sie liegt zwischen 23 und 28 °C. Eine kühlere Wassertemperatur fordert die Aufmerksamkeit der Person und erleichtert es ihr, zwischen Körper und Wasser zu unterscheiden. Es sollte ein rauer Waschhandschuh gewählt werden. Ein etwas härterer Waschhandschuh, der sich jedoch der Körperform anpasst, ist bei der belebenden Waschung sehr hilfreich. Der Waschlappen sollte gut nass sein, aber nicht tropfen.

Die Pflegekraft beginnt bei der Waschung möglichst mit dem Oberkörper und wäscht die Person gegen den „Haarstrich“. Erst nach dem Körperstamm sollten Hände und Arme sowie die Füße und Beine gewaschen werden. Dabei ist es sinnvoll, die Hände und danach die Füße direkt in die Waschschüssel zu tauchen. Die Waschrichtung erfolgt immer in einer Richtung, die Hand darf also nicht am Körper zurückgeführt werden, sondern muss neu ansetzen. Die Hand der Pflegekraft passt sich möglichst der Körperform des Menschen mit Pflegebedarf an und vermittelt so z. B. die Information, dass der Arm rund ist.

Eine Strich-für-Strich-Berührung kann dem pflegebedürftigen Menschen eine Hilfe bieten, besser zu erfahren, wie sein Körper aussieht.

MERKEN

Das Gesicht wird mit einem Waschhandschuh separat gewaschen.

Das Abtrocknen des pflegebedürftigen Menschen erfolgt ebenfalls ausschließlich gegen die Haarwuchsrichtung mit einem möglichst etwas rauen Handtuch. Die Ganzkörperwaschung sollte 20 Minuten nicht überschreiten. Zu einem späteren Zeitpunkt kann bei weiteren Wäschen dem Wasser Rosmarinbademilch hinzugefügt werden. Rosmarin wirkt auf den Körper belebend.

TIPP

Wenn Seife oder Waschlotion verwendet werden muss, ist es empfehlenswert, eine dem Menschen mit Pflegebedarf vertraute Seife zu verwenden. Dies setzt nochmals besondere olfaktorische Reize. Der Einsatz von Waschlotion oder Seifen, die dem Menschen mit Pflegebedarf unbekannt sind, sollte möglichst vermieden werden, da ihn dies verunsichern könnte. Seifenzusätze müssen auf jeden Fall mit klarem Wasser abgewaschen werden.

Zur Waschung des Rückens wird der Mensch mit Pflegebedarf aufgerichtet oder zur Seite positioniert. Die Waschung erfolgt dort im Sinne einer Rückeneinreibung an den Schultern beginnend in kreisenden Bewegungen seitlich der Wirbelsäule nach außen, erst rechts, dann links. Das Abtrocknen des Rückens wird in ähnlicher Weise durchgeführt.

Beruhigende Körperwaschung

Die beruhigende Körperwaschung erfolgt primär bei Personen, die sich sozusagen „verloren" haben, also nicht (mehr) wissen, wo sich ihr Körper oder ihre Körperteile befinden. Hier gibt es positive Erfahrungen mit Menschen,

- die unter Morbus Alzheimer,
- Hyperaktivität und
- zentralen Unruhezuständen leiden.

TIPP

Eine besondere Hilfe stellt die beruhigende Körperwaschung auch bei Personen dar, die aufgrund einer schlechten Nachricht (ungünstige ärztliche Diagnose oder Trauerfall) oder einer bevorstehenden Untersuchung oder Operation beunruhigt sind.

Ziel der beruhigenden Waschung ist es, die Unruhe zu reduzieren und Entspannung zu fördern. Ebenso wie bei der belebenden Ganzkörperwaschung sollte die beruhigende von einer Person durchgeführt werden. Das Zimmer muss gut temperiert sein, Störungen sind möglichst zu vermeiden. Während der beruhigenden Ganzkörperwaschung wird möglichst wenig mit der zu pflegenden Person gesprochen. Passende Musik kann im Einzelfall die Wirkung der Waschung unterstützen. Die Wassertemperatur liegt zwischen 37 und 40 °C. Es wird kein Zusatz benötigt. Das Waschen wird mit einem gut ausgewrungenen Waschhandschuh vom Thorax ausgehend begonnen. Es wird in Haarwuchsrichtung gewaschen. Dabei passt sich die Hand der Pflegekraft dem Körper der zu pflegenden Person an. Es wird nur in eine Richtung gewaschen. Die Hand darf nicht am Körper zurückgeführt werden, sondern muss neu ansetzen. Das Abtrocknen erfolgt ebenfalls in Haarwuchsrichtung mit einem weichen (eventuell vorgewärmten) Handtuch.

Besonders beruhigend wirkt hierbei auch ein warmes Fußbad. Die Beine werden auch hierbei in Haarwuchsrichtung gewaschen. Der Rücken wird, nachdem die Person auf die Seite mobilisiert wurde, rechts und links der Wirbelsäule mit ruhigen Strichen gewaschen. Das Abtrocknen erfolgt in ähnlicher Weise.

Es kann passieren, dass Menschen mit Pflegebedarf während der Waschung ruhiger werden und einschlafen. Den eigenen Körper als „Ganzes" wahrnehmen zu können, scheint dabei ein besonders beruhigendes Gefühl zu erzeugen. Zu einem späteren Zeitpunkt kann die Wirkung der beruhigenden Ganzkörperwaschung durch die Anreicherung des Wassers mit Lavendelmilch verstärkt werden.

Basale Stimulation®

Der gesunde Mensch nimmt in seinem Alltag sich selbst, seinen Körper und seine Umwelt mit allen Sinnen wahr. Seine Sinnesorgane ermöglichen ihm das Tasten und Fühlen, Sehen und Hören, Schmecken und Riechen. Sein Gleichgewichtssinn und das Körpergefühl ermöglichen ihm die Orientierung im Raum.

Menschen, die durch Bewusstlosigkeit, Demenz oder die Folgen eines Schlaganfalls (um nur einige zu nennen) unter Wahrnehmungsstörungen leiden, erleben ihren eigenen Körper nur sehr eingeschränkt. Die Kontaktmöglichkeiten mit der Umwelt sind häufig beeinträchtigt, sodass die Betroffenen nicht nur Probleme haben, sich mitzuteilen, sondern oft nicht in der Lage sind, mit anderen Menschen zu kommunizieren. Im Rahmen der Basalen Stimulation® versucht die Pflegekraft, durch gezielte Ansprache (= Stimulation) die grundlegenden (= basalen) Sinne, das Körpergefühl des Menschen mit Pflegebedarf, seine Orientierung und seine Kontaktmöglichkeiten zur Umwelt zu verbessern. Wo verbale Kommunikation nicht möglich ist, wird versucht, Informationen mittels eines gezielten Einsatzes von Sinnesreizen zu vermitteln.

→ AUFGABEN

1. Übertragen Sie die Zeichnung in Ihr Heft. Zeichnen Sie dann die Waschrichtungen der beruhigenden und belebenden Waschung mit unterschiedlichen Farben ein.
2. Probieren Sie unterschiedliche Waschungen im Unterricht gegenseitig aus (natürlich nur, soweit Sie die Nähe zulassen können). Durch das gegenseitige Ausprobieren unterschiedlicher Waschsituationen können Sie erahnen, wie es Menschen mit Pflegebedarf ergehen könnte.

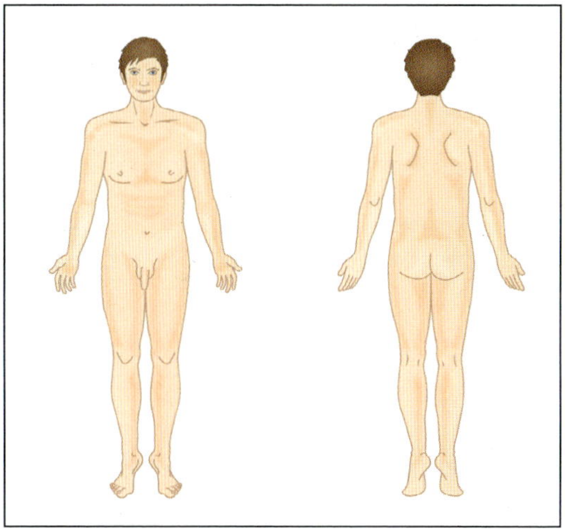

Bobathorientierte Ganzkörperwaschung

In Anlehnung an das Bobath-Konzept, die Aufmerksamkeit auf die gelähmte Körperseite zu lenken, entstand diese Form der Ganzkörperwaschung. Die bobathorientierte Waschung wird primär bei Menschen mit Hemiplegie (Halbseitenlähmung) durchgeführt. Es muss für eine ruhige Atmosphäre gesorgt werden, damit der zu pflegende Mensch sich auf seinen Körper konzentrieren kann. Die Pflegekraft steht an der gelähmten Körperseite. Der Mensch mit Pflegebedarf sollte möglichst mit erhöhtem Oberkörper im Bett liegen oder am Waschbecken sitzen, damit er seinen Körper gut sehen kann.

Die Pflegekraft beginnt die Ganzkörperwaschung am nicht gelähmten Arm und wäscht mit deutlichem Berührungsdruck, ohne abzusetzen, über die Körpermitte zum gelähmten Arm. Sie fordert den Menschen mit Pflegebedarf auf, die Waschung bewusst zu verfolgen und sich das Körpergefühl auf der gelähmten Seite vorzustellen. Jede Waschung wird dreimal wiederholt. Auf Höhe der unteren Rippen findet ein Wechsel statt. Die gelähmte Hand des zu pflegenden Menschen wird geführt, um sich bis zum Genitalbereich zu waschen. Hiernach findet wieder ein Wechsel statt. Die Pflegekraft beginnt an den Zehen des nicht gelähmten Beines und wäscht in einem durchgehend bis zu den Zehen des gelähmten Beines. Bei Fußpilz (auch bei Verdacht) sind die Füße gesondert zu waschen und abzutrocknen.

Der Rücken wird ebenfalls von der wahrnehmungsstarken zur wahrnehmungsschwachen Seite gewaschen. Zuletzt wird das Gesicht mit frischem Wasser gewaschen, auch hier von der gesunden zur kranken Seite. Dazu wird wiederum die hemiplegische Hand des zu pflegenden Menschen geführt. Es ist darauf zu achten, die zu pflegenden Menschen immer zum „Mitfühlen“ aufzufordern.

TIPP

Die bobathorientierte Ganzkörperwaschung kann gut mit der reinigenden Ganzkörperwaschung kombiniert werden.

Wirkung durch Zusätze im Waschwasser

Nachfolgende Waschungen sind nicht für die Badewanne oder die Dusche geeignet. Sie werden entweder am Waschbecken sitzend oder im Bett liegend durchgeführt.

Schweißreduzierende und infektionsreduzierende Körperwaschung

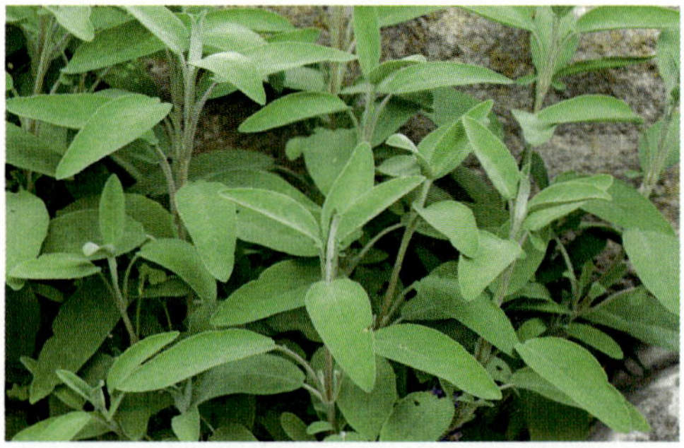

Echter Salbei, lat. Salvia officinalis

Eine überdurchschnittliche Schweißabsonderung kann sehr unangenehm sein, häufig leiden die betroffenen Personen darunter. Eine Körperwaschung mit Salbeitee reguliert die Schweißabsonderung. Salbeitee als Zusatz wird auch bei Menschen verwandt, die infektionsgefährdet sind.

Die Haut ist primär intakt. Es wird beruhigend gewaschen. In 4 l ca. 18 °C kaltes Wasser wird 1 l ca. 95 °C heißer Salbeitee gemischt. Der Tee muss Arzneiteequalität haben und wird nach den Angaben in der Packungsbeilage zubereitet. Die Wassertemperatur liegt bei dieser Mischung (Waschwasser und Tee) bei ca. 27 °C. Es werden für die Waschung keine weiteren Zusätze verwendet. Die Haut wird nur vorsichtig abgetupft, damit der Wirkstoff Salbei auf der Haut bleibt. Bei dieser Waschung steht die Regulierung der Schweißproduktion im Vordergrund, daher wird der Intimbereich ausgespart. Die Haut wird nach der Waschung nicht eingefettet.

Geruchsreduzierende Körperwaschung

Aufgrund von schweren Erkrankungen oder ständigem Kontakt mit Ausscheidungen kommt es oftmals zu unangenehmen Geruchsentwicklungen. Eine Hilfe kann in diesem Fall die geruchsreduzierende Körperwaschung sein. Die Haut des zu pflegenden Menschen darf bei dieser Form der Körperwaschung allerdings keine Verletzungen aufweisen. Es wird beruhigend gewaschen. In 5 l Waschwasser werden 3 El Obstessig (keine Essigessenz!) eingerührt. Weitere Waschzusätze sind nicht erforderlich. Die Wassertemperatur liegt unter der Körpertemperatur. Nach der Waschung wird die Haut nur abgetupft. Die Hautfalten sind gut zu trocknen. Bei Bedarf kann die Haut eingecremt werden.

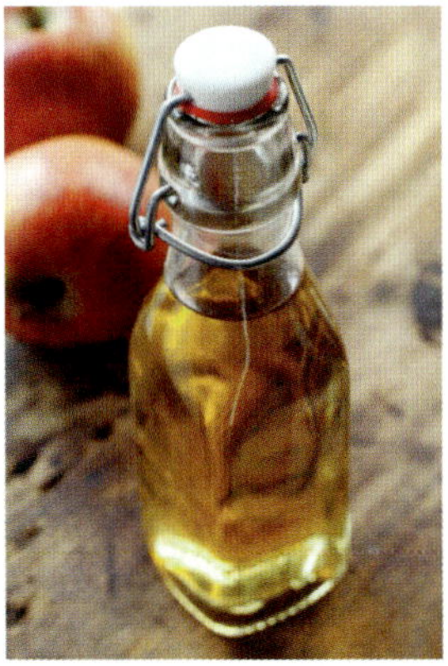

Obstessig

Fiebersenkende Körperwaschung

Menschen mit Fieber gehören ins Bett, nicht unter die Dusche oder in die Badewanne; die Kreislaufbelastung wäre für sie zu hoch. Bei Menschen mit Fieber kann eine fiebersenkende Körperwaschung durchgeführt werden, allerdings sollte in Absprache mit dem behandelnden Arzt oder der Ärztin erst ab einer rektal gemessenen Körpertemperatur von mehr als 39 °C mit fiebersenkenden Maßnahmen begonnen werden. Die aktuell gemessene Körpertemperatur ist ausschlaggebend für die Wassertemperatur. Die Temperatur des Waschwassers darf nicht mehr als 8 bis 10 °C unter der Körpertemperatur liegen.

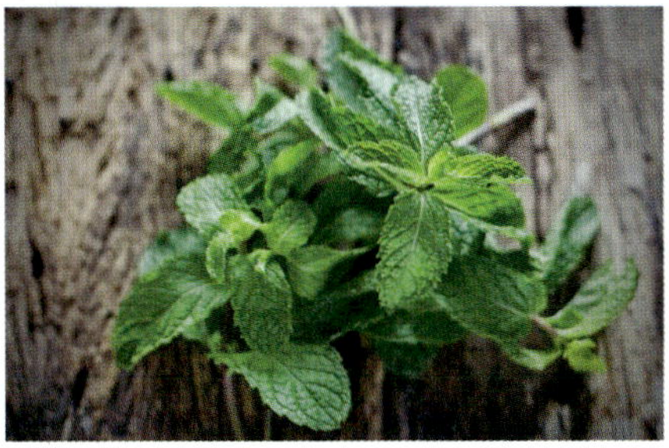

Pfefferminze, lat. Mentha x piperita

Für die Waschung wird 1 l Pfefferminztee mit 4 l Wasser vermischt. Der Tee muss Arzneiteequalität haben und wird nach Packungsbeilage zubereitet. Es wird belebend gewaschen und nicht abgetrocknet.

MERKEN

- Bei den Zusätzen ist auf Arzneiteequalität zu achten. Arzneitee wird als loser Tee oder in Teebeuteln angeboten. Anders als Discounterware oder sogenannte Haustees enthält Arzneitee immer nur die wirkungsvollen Bestandteile der Pflanze und nicht die ganze Pflanze. Bei Pfefferminz und Salbei sind dies beispielsweise nur die Blätter.
- Bei Menschen mit Fieber ist es wichtig, das Fieber nicht zu schnell zu senken, damit es nicht zu Kreislaufproblemen kommt. Bei Menschen mit Epilepsie und Fieber ist der Arzt bzw. die Ärztin bezüglich der fiebersenkenden Maßnahmen und Medikamente zu befragen.

2.4 Dusche und Bad

Duschen

Das Duschen ist für viele Menschen die optimale Möglichkeit, ihren Körper zu reinigen. Das Duschen ist dem Baden vorzuziehen, da ein Duschbad gegenüber dem Wannenbad nur ein Drittel an Wasser verbraucht. Die Reihenfolge der Waschung ist mit der Ganzkörperwaschung im Bett oder am Waschbecken zu vergleichen, sie ist durch den Wasserstrahl weitestgehend vorgegeben.

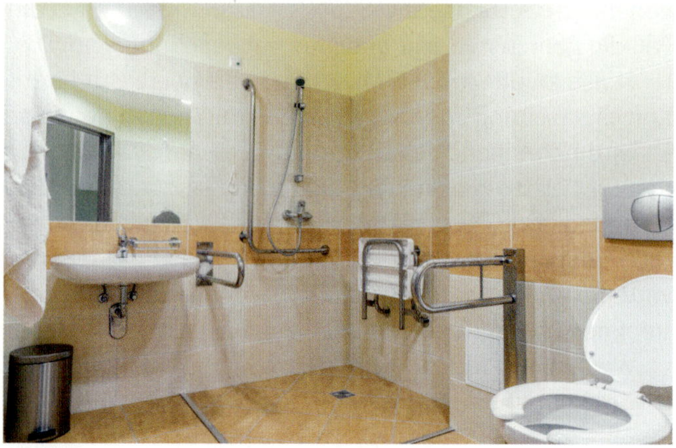

Behindertengerechtes Bad mit klappbarem Duschsitz

Besonders wichtig ist es, dass Menschen mit Unterstützungsbedarf sich in der Dusche nicht verletzen, z. B. ausrutschten. Es gibt verschiedene Hilfsmittel, die das Duschen sicherer gestalten. So sollte eine rutschfeste Unterlage in die Dusche gelegt werden. Für Menschen, die nicht lange stehen können, gibt es unterschiedliche Modelle von Duschstühlen, die z. B. aufgestellt oder an der Wand befestigt werden können. Haltegriffe und Klingel gehören in stationären Pflegeeinrichtungen zur Standardausstattung. Eigenständigen Personen muss, soweit das zu verantworten ist, die Möglichkeit gegeben werden, sich allein zu duschen. Nach dem Duschbad, vor allem wenn sich mehrere Personen die Dusche teilen müssen, ist die Dusche zu desinfizieren (laut Hygienestandard).

Baden

Die Indikationen für ein Bad können unterschiedlich sein:

- Reinigungsbad
- Entspannungsbad
- Therapiebad, z. B. zur Behandlung von Hauterkrankungen nach Anordnung des Arztes oder der Ärztin

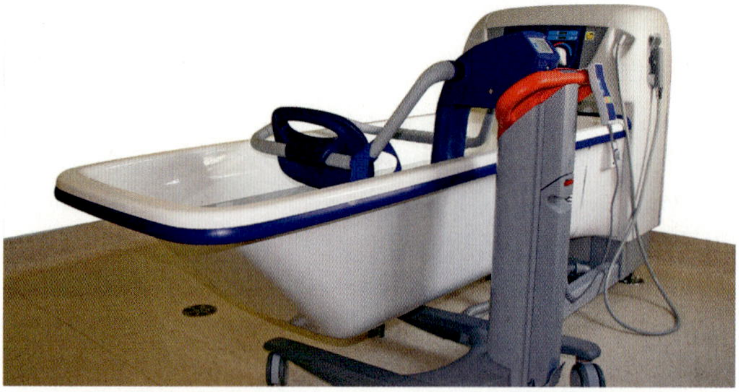

Badewanne mit Lifter

Bei jedem Bad gilt es, folgende Regeln zu beachten:

- Darf der Mensch mit Unterstützungsbedarf baden oder liegen Gründe vor, die ein Bad verbieten? Besonders bei Menschen mit Herz- und Kreislauferkrankungen, mit Epilepsie oder mit einer Bluthochdruckerkrankung ist immer Rücksprache mit dem Arzt bzw. der Ärztin zu halten.
- Beim Umgang mit elektrischen Geräten ist äußerste Vorsicht geboten, damit es nicht zu Stromunfällen kommt.
- Es empfiehlt sich, nicht sofort nach dem Essen zu baden, sondern ca. zwei Stunden zu warten.
- Für einen entsprechenden zeitlichen und räumlichen Freiraum sollte gesorgt werden, damit es nicht zu lästigen Störungen kommt.
- Vor dem Bad sollten alle Materialien vorbereitet sein, auch ist die Person mit „Badewunsch" rechtzeitig zu informieren.
- Wenn eine Person allein baden möchte, sollte dieses individuell ermöglicht werden. Damit sie sich bei Bedarf melden kann, muss eine Klingel in erreichbarer Entfernung angebracht sein.
- Das Badezimmer ist angenehm zu temperieren (ca. 22 °C), ebenso das Wasser (35 bis 38 °C) und eventuell das Wohnheimzimmer. Das Bad kann für den Menschen mit Unterstützungsbedarf anstrengend sein, weswegen er sich danach in seinem Zimmer ausruhen sollte.
- Die Person sollte vor dem Bad die Gelegenheit bekommen, Blase und Darm zu entleeren.
- Schmuck, aber auch Uhr und Hörgeräte sind abzulegen.
- Falls erforderlich, sind Hilfsmittel, wie z. B. ein Lifter, zu benutzen. Die Pflegekraft muss sich, bevor sie den Menschen mit Unterstützungsbedarf badet, im Klaren darüber sein, wie er in die Wanne hinein- und wie er wieder herauskommt. Vor allem nach Ölbädern ist die Haut besonders „glitschig", was den Transfer enorm erschwert.
- Nach dem Bad wird das Wasser abgelassen und der pflegebedürftige Mensch vorsichtig abgeduscht. Nur nach Absprache wird kälteres Wasser verwendet.
- Bei Bedarf wird die Haut nach dem Abtrocknen eingecremt.
- Nach dem Bad muss das Badezimmer aufgeräumt und die Wanne desinfiziert werden.

→ AUFGABE

Erkundigen Sie sich in einer Apotheke Ihrer Wahl oder auch online über unterschiedliche therapeutische Badezusätze.

TIPP

Denken Sie daran, dass therapeutische Badezusätze ärztlich verordnet werden müssen.

2.5 Hautpflege

Zur optimalen Hautpflege gehört es, sich ein Bild vom Hauttyp zu machen und das Alter des Menschen mit Pflegebedarf zu berücksichtigen.

→ AUFGABE

Suchen Sie sich für die folgende Übung einen Partner oder eine Partnerin. Machen Sie sich durch Befragen und durch eigene Beobachtungen ein Bild der Haut Ihres Gegenübers. Berücksichtigen Sie dabei folgende Aspekte:

- Welchem Hauttyp entspricht die Haut am ehesten?
- An welchen Körperstellen ist welcher Hauttyp dominant?
- In welchem Pflegezustand ist die Haut? Fragen Sie nach: Gibt es Vorlieben für bestimmte Pflegemittel? Bestehen Allergien gegen bestimmte Produkte?
- Weist die Haut farbliche oder andersartige Veränderungen auf?
- Was können Sie zur Eigenspannung der Haut (= Turgor) sagen?
- Haben Sie den Eindruck, die Haut ist ausgetrocknet?
- Sind Verletzungen festzustellen?
- Ist die Haut trocken oder feucht? Sind Schweißabsonderungen sichtbar?
- Versuchen Sie den Körpergeruch zu beschreiben.

TIPP

Holen Sie bei Hautproblemen oder Fragen zum Thema „Haut“ professionellen Rat, z. B. in einer Praxis für Dermatologie. Die oben aufgeführten Fragen können so oder ähnlich für Ihren beruflichen Alltag von Bedeutung sein. Denn auch bei pflegebedürftigen Menschen müssen Sie sich ein genaues Bild vom Hautzustand machen, um optimal auf die jeweiligen Bedürfnisse eingehen zu können.

Die Hautbeschaffenheit kann unterschiedlich sein: Niemand hat ausschließlich trockene oder fettige Haut. Die Haut ist nicht am ganzen Körper gleich. Es kann vorkommen, dass der Körperstamm eine sehr fettige Haut aufweist, während die Extremitäten eine eher trockene Haut haben. Besonders trockene Haut ist häufig an den Fersen und Ellbogen zu beobachten.

„Fettige Haut
Sie ist dick, oft schlecht durchblutet und neigt aufgrund ihrer übermäßigen Talgabsonderung (Seborrhoe) zu erweiterten Poren, Mitessern und Pickeln. Durch die starke Unterpolsterung mit Fettgeweben erscheint die Haut außen meist straff und ölig glänzend. Die Schweißproduktion ist in der Regel gesteigert. Aufgrund der ausgeprägten Hydrolipid- und Säureschutzschicht ist ein starkes Wachstum der Mikroorganismen möglich, welches wiederum einen eher basischen pH-Wert der Haut produziert und ein förderliches Milieu für weitere Keime zur Folge hat. Die fettige Haut sollte nicht völlig entfettet werden, da die Talgdrüsen hierdurch zu vermehrter Produktion angeregt würden.

Normale Haut
Sie ist glatt, weich, ihre Poren sind kaum sichtbar. Sie ist zart, straff, rosig, gut durchblutet und zeigt weder fette noch trockene Tendenzen, weder Mitesser noch erweiterte Poren. Im Alter zeigt sich eher die Tendenz zu trockener Haut.
Bei der Reinigung und Pflege sollte vor allem auf die Erhaltung des natürlichen Hydrolipid- und Säureschutzmantels geachtet werden.

Trockene Haut
Die trockene Haut ist empfindlich gegen Witterungseinflüsse, neigt zu Rötungen und geplatzten Äderchen. Sie wirkt pergamentartig, glanzlos, matt und spröde und neigt im Alter schnell zur Faltenbildung. Die notwendige Talgproduktion ist reduziert (Sebostase). Der Hydrolipidfilm enthält weniger Fett und weniger Feuchtigkeit. Der Film reicht nicht aus, um die Haut vor Feuchtigkeitsverdunstung zu schützen. Die trockene Haut sollte durch Reinigungs- und Pflegemittel nicht zusätzlich ausgetrocknet werden."

(Quelle: Lanfermann-Richter/Wöhrmann, 1996, S. 17)

TIPP

Bei der Wahl von Hautpflegemitteln ist unbedingt darauf zu achten, dass die verwendeten Substanzen die Haut nicht schädigen und austrocknen. Sie dürfen nicht allergisierend wirken und der Haut nicht unnötig Fett entziehen. Wichtig ist auch, dass Hautpflegemittel nicht den physiologischen Säureschutzmantel der Haut und deren natürliche Bakterienflora zerstören. Ferner dürfen die Hautporen nicht abgedichtet werden. Dies trifft vor allem auf die Hautareale zu, die besonders hohem Druck ausgesetzt sind und wenig Unterhautfettgewebe aufweisen.

Hautreinigungsmittel

Hautreinigungsmittel	Eigenschaften	Wirkung auf der Haut
Wasser	• Je nach Temperatur löst es die körpereigenen Talgdrüsensekrete • Wasser fungiert als Wärmeleiter, es entzieht oder führt Wärme zu • < 34 °C kühl bzw. kalt, durchblutungsfördernd • bei 34 bis 37 °C verstärkte Durchblutung • ab 37 °C Überwärmung der Haut • Je nach Temperatur löst Wasser den Talg aus der Haut • Je höher die Wassertemperatur, umso mehr Talg wird gelöst	• reinigend: wasserlösliche Schmutzanteile, Staub, Schweiß • austrocknend: körpereigenes Wasser verdunstet • Verlust von Wasserbindungsfähigkeit durch Auswaschen von Eiweißbausteinen • Lösen von Hauttalg
Seifen	• sind primär alkalisch, pH-Wert bis zu 11 • können rückfettende Substanzen enthalten, aber auch andere Stoffe, z. B. Parfümöle (Luxusseifen), Desinfektionsmittel (medizinische Seifen) oder bakterientötende Wirkstoffe bei Deoseifen • können tierische Produkte enthalten, z. B. Sodium tallowate, auf der Grundlage von Rindertalg; können aber durch die Verseifung von Pflanzenölen auch vegan sein.	• reinigen die Haut von nicht wasserlöslichem und grobem Schmutz • trocknen die Haut aus, da körpereigenes Wasser verdunstet, durch Lösen des Hydrolipid-Mantels • Das Eindringen von Alkalisalzen in die Hornhaut führt zum Aufquellen und zu Juckreiz • Die rückfettenden Substanzen reichen meist nicht aus • Bei Parfümseifen ist die Allergiegefahr hoch • Bei der Benutzung von Deoseifen wird die natürliche Hautflora zerstört und die Immunabwehr reduziert
Flüssigseifen	• Seife mit > 80 % Wasseranteil • enthalten z. T. Rückfetter, z. B. Kokos- oder Rizinusöl	• gleiche Wirkungsweise wie Seife, nur meist teurer • Zusatzstoffe können hautreizend sein
Syndets (synthetische Detergentien = waschaktive Substanzen)	• Durch Einsatz von Tensiden wird die Oberflächenspannung herabgesetzt und ein Entfetten der Haut bewirkt • enthalten hydro- und lipophile Anteile • Rückfettende Anteile sind z. B. Paraffin oder Olivenöl • Zusätze regulieren den pH-Wert	• wirken ähnlich wie Seifen: austrocknend, Verdunstung körpereigenen Wassers und Entfernen des Schutzmantels der Haut • Der Anteil der Rückfetter reicht oft nicht aus, um dem Austrocknen der Haut entgegenzuwirken
alkoholische Lösungen	• Gemisch verschiedener Alkohole • Trägersubstanz für Zusatzstoffe	• kühlend, entfettend, austrocknend, desinifizierend

Hautpflegemittel

Hautpflegemittel	Eigenschaften	Wirkung auf der Haut
Puder	• fein verteilte, meist mineralische, feste Stoffe (Zink, Talkum) • geringe Haftung auf der Haut • wirken kühlend, adstringierend, sekretaufnehmend • Auf feuchter Haut kann es zum Scheuereffekt durch Verkrümelung des Puders kommen	• Durch Aufstreuen auf die Haut kommt es zur Vergrößerung der Verdunstungsoberfläche
Salben	• wasserfrei und lipophil • Bestandteile: tierisch/pflanzlich (u. a. Olivenöl, Schweineschmalz), mineralische Öle/Fette (Paraffine), Silikon, Bienenwachs • Trägerstoff für viele Wirkstoffe	• decken die Haut ab und verhindern die Verdunstung und Wärmeabgabe • sind wasserabweisend und nicht abwaschbar • dringen mehr oder weniger tief in die Haut ein
Pasten	• Gemische aus festen (Puder) und fetten Trägersubstanzen • Je nach Grundsubstanz können sie fest oder weich sein	• kühlend, austrocknend, sekretbindend, abdeckend • Weiche Pasten fetten, harte Pasten trocknen aus • nur mit Öl zu entfernen
Wasser-in-Öl-Präparate (lipophile Cremes)	• 30 % Wasseranteil • enthalten Emulgatoren, u. a. Wollwachsalkohol • Bei der sogenannten W/O-Lotion ist das Wasser in die Öltröpfchen eingebracht worden, durch Emulgatoren ist die Mischung stabil W/O-Emulsion 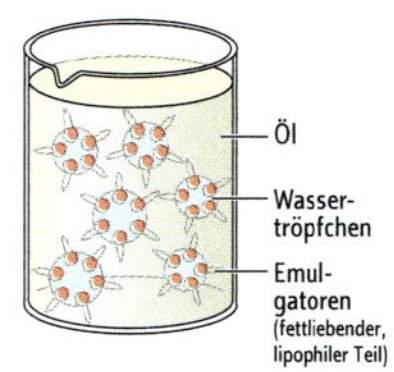	• Der hohe Fettanteil führt der Haut Feuchtigkeit zu und hält die Hautfeuchtigkeit zurück • durch den Wasseranteil Luftdurchlässigkeit und Wärmeaustausch möglich
Öl-in-Wasser-Präparate (hydrophile Cremes)	• ca. 70 % Wasseranteil • enthalten Emulgatoren, u. a. Natriumlaurylsulfat, und wasserbindende Feuchthaltemittel wie Glycerin, Kochsalz, Bienenwachs • Bei der O/W-Lotion sind die Öltröpfchen durch Emulgatoren in Wasser gelöst O/W-Emulsion 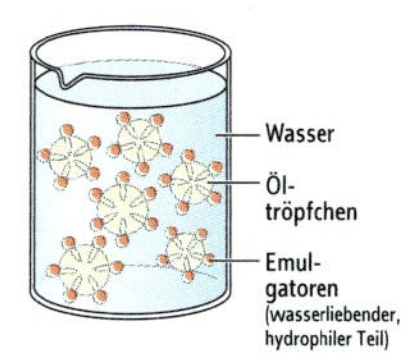	• kühlend, mit Wasser abwaschbar • Der hohe Wasseranteil führt zum Aufquellen der obersten Hautschicht und somit zur Oberflächenvergrößerung. Dies bedingt eine stärkere Verdunstung körpereigener Flüssigkeit und nachhaltige Austrocknung. Bei Menschen mit trockener und normaler Haut bewirkt es somit eher das Gegenteil

Hautpflegemittel

Hautpflegemittel	Eigenschaften	Wirkung auf der Haut
Pflanzenöle (z. B. Mandel-, Oliven-, Sonnenblumenöl)	• entstammen den aufbauenden Lebensprozessen der Pflanze • Qualität der Öle hängt auch von der Herstellungsart ab. Es gibt raffinierte, mechanisch gepresste, sowie sogenannte native, d. h. naturbelassene Öle • können auch in der Küche verwendet werden • Preis ist abhängig von der Qualität und mitunter relativ hoch • sind nur begrenzt haltbar, können ranzig werden	• Pflanzenöle sind den menschlichen Hautfetten sehr ähnlich, sie werden absorbiert, dringen also tief in die Haut ein • fördern die Regeneration der Zellen und unterstützen das Immunsystem
Mineralöle (Melkfett, Vaseline und viele Lippenpflegestifte)	• Mineralöle sind Bestandteile des Erdöls, das sich in den Tiefen der Erde unter Druck aus vergehendem Pflanzenmaterial gebildet hat • stammen von den Abbauprozessen der Pflanze • sind unverdaulich • werden nicht ranzig, sind lange haltbar • verursachen kaum Allergien • sind im Allgemeinen günstiger als hochwertiges Pflanzenöl	• Sie werden von der Haut nur adsorbiert (lagern sich an) • Sie bilden einen Film auf der Haut. Dieser kann z. B. bei extremen Witterungsverhältnissen vor Wärme- und Feuchtigkeitsverlusten schützen. Zur Vermeidung von Hitze- und Feuchtigkeitsstau ist er nach einigen Stunden wieder zu entfernen

TIPP

Informationen über die Qualität verschiedener Körperpflegeprodukte werden regelmäßig von namhaften Instituten, die Produkte des Alltags testen und bewerten, veröffentlicht.

MERKEN

Ein Ölbad dient zur Fettung der Haut und empfiehlt sich bei extrem trockener Haut jeden zweiten oder dritten Tag. Als natürlicher Emulgator kann Milch oder Sahne ins Badewasser gegeben werden. Besondere Vorsicht ist beim Umgang mit dem zu pflegenden Menschen geboten, denn durch das Öl kann das Bad zu einer äußerst „rutschigen“ Angelegenheit werden. Öl und Sahne/fette Milch müssen vor dem Einfüllen ins Badewasser gemischt werden.

→ AUFGABEN

1. Übertragen Sie die folgende Tabelle in Ihr Heft und ergänzen Sie diese mithilfe der Informationen im Buch.

	Fettige Haut	Trockene Haut	Normale Haut
Hautreinigungsmittel			
Hautpflegemittel			

2. Recherchieren Sie online, wie ein Phasendreieck zur Hautpflege aussieht.
3. Führen Sie einen Versuch durch. Überprüfen Sie unterschiedliche Seifen auf deren pH-Wert hin. Vergleichen Sie den pH-Wert mit der Werbeaussage des Produktes und überprüfen Sie die Brauchbarkeit für die drei Hauttypen.
4. Es gibt eine scheinbar endlose Palette von Körperpflegeprodukten. Nehmen Sie sich etwas Zeit und versuchen Sie, W/O-Präparate und O/W-Präparate herauszufinden und ihre Zusammensetzung (Inhaltsstoffe) zu verstehen. Hilfestellung können Ihnen dabei Testberichte namhafter Institute geben.

2.6 Zahn- und Mundpflege

Der Mund ist wie der Genitalbereich eine sehr intime und private Zone. Nicht jeden lässt man in seinen Mund sehen. Kein Bereich des Körpers ist so wahrnehmungsstark wie der Mund. Verglichen mit den Fingerspitzen hat die Zungenspitze ein Vielfaches an Wahrnehmungsvermögen. Dessen muss sich jede Pflegekraft bewusst sein, bevor sie die Mundpflege durchführt. Jeder Mensch hat seine eigenen Fähigkeiten und Vorlieben im Zusammenhang mit der Mundpflege.

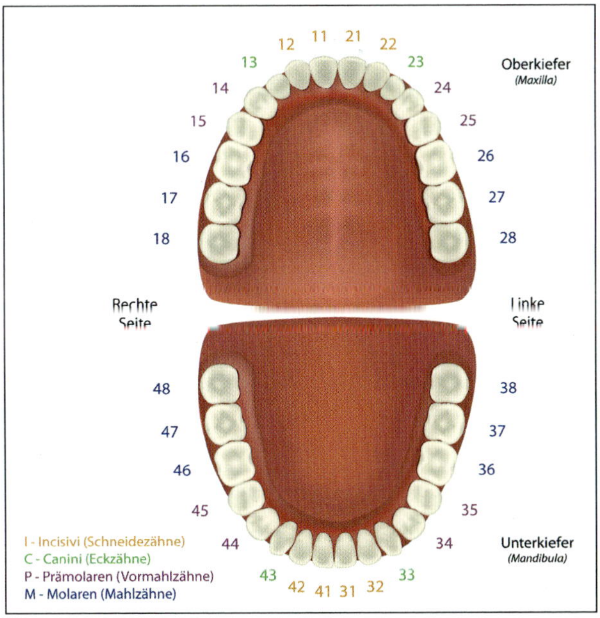

→ AUFGABE

Erläutern Sie Aufbau und Funktion der Zähne anhand der Illustration.

Dem Mund sieht man die Konzentration eines Menschen an. Während aktiver Denkprozesse fährt die Zunge häufig hin und her, bei Entspannung lockert sich der Mund, im Schlaf fällt der Unterkiefer häufig herunter. Nicht jeder Mensch erträgt es, in diesem hochsensiblen Bereich von anderen Menschen berührt zu werden. Häufig verschließt sich auf nur handlungsorientiertes oder punktuelles Berühren der Mund fest.

TIPP

Versuchen Sie nicht, einen Mund mit Gewalt zu öffnen. Es hat einen Grund, warum ein pflegebedürftiger Mensch den Mund verschlossen hat. Vielleicht ahnt er nicht, was Sie tun wollen, oder er mag das nicht, was Sie ihm in den Mund stecken möchten.

Grundlage einer guten Mundpflege ist die Erhaltung oder Wiederherstellung eines intakten Mundmilieus.

Speichel

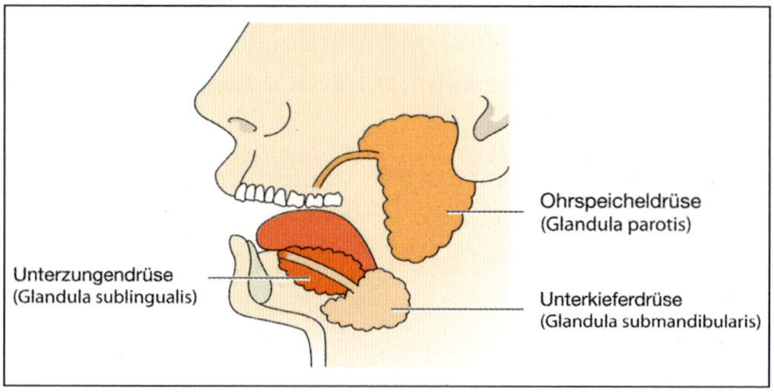

Speicheldrüsen

Der Speichel besteht zu 99 % aus Wasser und Spuren eines Verdauungsenzyms. Normalerweise wird er verschluckt und geht damit dem Körper nicht verloren. In bestimmten Situationen (Mundschlussstörungen, Bewusstlosigkeit) läuft der Speichel aus dem Mund heraus. Es ist darauf zu achten, dass nicht ständig Speichel mit der äußeren Haut (Wange) in Kontakt kommt. Da im Speichel ein Verdauungsenzym, die Amylase, enthalten ist, wird die Haut angedaut und wund.

Speichelentwicklung und -förderung	
während eines achtstündigen Schlafes	0,03 ml/min
im Wachzustand	0,47 ml/min
beim Essen	2,50 ml/min
beim Essen von Keksen	4,00 ml/min
Speichelproduktion pro Tag	800–4 000 ml

Aufgaben des Speichels:

- Das Enzym Amylase leitet den Verdauungsvorgang schon im Mund ein, insbesondere den des Zuckers. Es resultiert hieraus ein pH-Abfall – also ein Säureanstieg im Mund. Dieser Säureanstieg hält etwa eine halbe Stunde an, egal, wie viel

gegessen wird. Da in der Nacht die Speichelproduktion reduziert ist, gilt als Grundregel: keine Süßigkeiten am Abend! Kaffee, Nikotin, Stress und Beruhigungstabletten hemmen die Speichelproduktion.
- Im Speichel sind Mineralien zur Remineralisation enthalten, die den Schmelzmantel der Zähne widerstandsfähiger machen.
- Antikörper (bis zu 0,1 g/1 l Speichel) wirken direkt bei der Abwehr von Entzündungen im Mundbereich mit. So wird diese Abwehr durch das Lysozym unterstützt. Dieses Enzym greift die Bakterienwände an.
- Die Benetzung der Schleimhäute und der Zähne mit einer Schleimschicht aus Speichel erschwert die Anhaftung von Bakterien und Speiseresten und verringert die Plaquebildung.
- Der Speichel durchspült den Mundraum und die Zähne und hat somit eine reinigende Wirkung.
- Der Speichel hat eine Pufferwirkung, da er in Grenzen Säuren neutralisieren kann.
- Speichel hilft beim Sprechen.
- Das Einspeicheln der Nahrung hilft beim Schlucken.

Voraussetzungen für eine erfolgreiche Mund- und Zahnpflege

TIPPS

Folgende vier Aspekte sollten Sie beachten, bevor Sie die Mundpflege bei einem Menschen mit Pflegebedarf durchführen:

1. Erkundigen Sie sich, welche Gewohnheiten der zu pflegende Mensch bezüglich seiner Mundhygiene hat bzw. erlebt hat. Beziehen Sie den Menschen in jeden Ihrer Schritte mit ein, informieren Sie ihn immer, bevor Sie mit der Mundpflege anfangen.
2. Finden Sie den aktuellen Zustand des Mundes heraus, bevor Sie etwas hineinstecken. Inspizieren Sie die gesamte Mundhöhle, am besten mit einer kleinen Taschenlampe und eventuell mit einem Spatel.
3. Achten Sie auf beeinträchtigende Faktoren wie Schluckstörungen und Mundläsionen. Sollte der Mensch mit Pflegebedarf nicht schlucken können, egal, aus welchem Grund, besteht die Gefahr der Aspiration. In diesem Fall können Sie die Mundpflege entweder im Sitzen mit nach vorn gebeugtem Oberkörper oder in der Seitenlage durchführen.
4. Bei Menschen, die den Mund nicht öffnen, sollte ein gewaltsames Öffnen des Mundes unbedingt vermieden werden. Der zu pflegende Mensch erleidet dadurch Schmerzen und wird voraussichtlich seinen Mund noch mehr verschließen. Besonders beachten sollten Sie immer, was Sie diesem Menschen in den Mund geben wollen. Es sollte auf jeden Fall etwas sein, das sein Interesse steigert, den Mund zu öffnen.

MERKEN

Eine regelmäßig durchgeführte Mund- und Zahnhygiene ist die Voraussetzung für gesunde Zähne, gesundes Zahnfleisch und eine physiologische Mundflora. Sie bildet damit häufig die Voraussetzung für eine beschwerdefreie Nahrungsaufnahme. Ein intaktes Gebiss kann außerdem Einfluss auf die Sprechfähigkeit haben. Evidenzbasierte Informationen und Praxistipps zur Mund- und Zahnpflege bietet der neueste Expertenstandard „Förderung der Mundgesundheit in der Pflege".

Folgende zahnärztlichen Prophylaxemaßnahmen sind für Menschen mit und ohne Behinderungen relevant und basieren auf:

1. **Mundhygiene:** Zähneputzen (mindestens zweimal täglich nach den Mahlzeiten) beseitigt den Zahnbelag, bevor er die Zähne und auch das Zahnfleisch schädigt. In diesem Zusammenhang wird die allgemeine von der speziellen Mundpflege unterschieden.
2. **Ernährung:** Die Ernährung sollte (zahn)gesund und ausgewogen sein. Eine kauzwingende Ernährung ist zu bevorzugen und passiertes Essen möglichst nur in Ausnahmefällen einzunehmen.
3. **Fluoride:** Fluoridanwendungen (nach Rücksprache mit der zahnmedizinischen Praxis geben) erhöhen die Widerstandskraft der Zähne.
4. **Zahnarztbesuche:** Regelmäßige Kontrollen in der zahnmedizinischen Praxis helfen, eventuelle Schäden rechtzeitig zu erkennen.

Zähneputzen bei Menschen mit Behinderungen

Die Durchführung der täglichen Zahnpflege erfolgt unter Anleitung und mit Hilfestellung durch informierte und instruierte Pflegekräfte, Eltern und Angehörige. Es ist sehr wichtig, Menschen mit Behinderung entsprechend ihren Möglichkeiten bei der Zahnpflege zu unterstützen. Das kann eine verbale Anleitung, ein Nachputzen oder die komplette Übernahme des Zähnebürstens bedeuten. Es muss auch an die tägliche Pflege des herausnehmbaren Zahnersatzes mit speziellen Zahnprothesenbürsten gedacht werden. Menschen mit Behinderung können bezüglich des Zähneputzens in drei Gruppen eingeteilt werden:

- **Selbstputzende**
  Selbstputzenden gelingt es, die Zahnpflege in Eigenregie durchzuführen. Diese Menschen müssen regelmäßig motiviert und auch „belohnt" werden.
- **Selbstputzende mit Unterstützung**
  Bei Selbstputzenden, die Unterstützung benötigen, kann die Hilfestellung von der richtigen Dosierung der Zahncreme über die Überwachung der fachgerechten Putztechnik und der Handführung bis zur Übernahme der Zahnpflege reichen.
- **Fremdgeputzte**
  Körperliche und/oder geistige Behinderungen können dazu führen, dass ein Mensch nicht in der Lage ist, sich selbst die Zähne zu putzen. Beim gestützten Zähneputzen steht die putzende Pflegekraft hinter dem sitzenden Menschen mit Behinderung und legt den linken Arm um dessen Kopf. Die linke Hand hält den Mund offen. Mit der

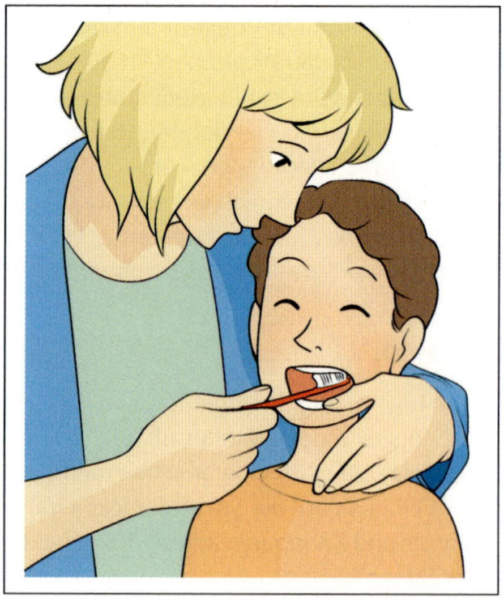

Gestütztes Zähneputzen

rechten Hand erfolgt die Zahnpflege. Der Mensch mit Pflegebedarf kann seinen Kopf an den Körper der putzenden Person anlehnen. Diese Technik kann vor allem unruhigen Menschen mit Behinderung Sicherheit und Wohlbefinden vermitteln.

Allgemeine Mundpflege

Zur allgemeinen Mundpflege gehört das Putzen der Zähne nach den Mahlzeiten, das Reinigen von Zahnersatz und das Ausspülen des Mundes sowie die Reinigung der Zunge, der Lippen und der Mundhöhle. Die Industrie stellt dafür eine Vielzahl von **Hilfsmitteln** zur Verfügung, wovon die wichtigsten im Folgenden kurz vorgestellt werden:

- Die **Zahnbürste** sollte mit einem möglichst kurzen Bürstenkopf und drei bis vier Reihen abgerundeten Nylonbürsten ausgestattet sein. Für manche Menschen mit feinmotorischen Einschränkungen kann es hilfreich sein, eine Zahnbürste mit dickem, griffigem Stiel zu benutzen. Nach längstens drei Monaten ist die Zahnbürste gegen eine neue auszutauschen.
- Eine **elektrische Zahnbürste** hat für Menschen, die ihre Zähne eigenständig pflegen können, einige Vorteile. Die elektrische Zahnbürste erzielt eine gute Putzwirkung innerhalb kurzer Zeit, der Bürstenkopf rotiert automatisch, sie hat einen kleinen Bürstenkopf und einen dicken Griff. Die elektrische Zahnbürste sollte mit einem Akku ausgestattet sein, damit sie ohne Kabel benutzt werden kann. Die Vibrationen, die jede elektrische Zahnbürste mehr oder weniger verursacht, können von den eigenständig putzenden Menschen unterschiedlich aufgenommen werden. Während die eine Person dieses als sehr angenehm empfindet, kann eine andere die Vibrationen als „Dröhnen“ im Kopf beschreiben. Das gilt es zu beachten.
- Die **Zahnpasta** besteht zu 15 % bis 60 % aus Putzkörpern, die die reinigende Wirkung der Bürste unterstützen und gleichzeitig Zahnfleisch und Zahnschmelz schützen soll. Egal, welche Zahnpasta gewählt wird, das Wichtigste zur Vermeidung von Karies und Parodontose ist das regelmäßige Putzen der Zähne und nicht die Zahnpasta. Welche Zahnpasta ausgewählt wird, hängt im Wesentlichen von den Vorlieben des einzelnen Menschen ab. Es kann darauf geachtet werden, dass die Zahnpasta nicht zu sehr schäumt. Entgegen vieler Werbeaussagen reicht immer eine erbsengroße Menge. Bei Konzentraten, den flüssigen Zahnpasten, reicht ein Tropfen.
- Für die horizontale Schrubbmethode hat sich für „Selbstputzende mit Unterstützung“ und „Fremdgeputzte“ eine **dreiköpfige Handzahnbürste** (Superbrush®) bewährt.

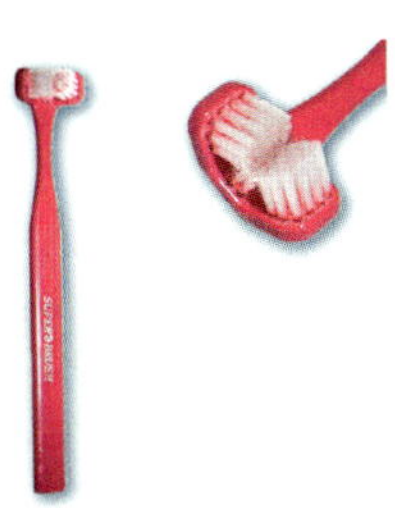

Dreiköpfige Handzahnbürste

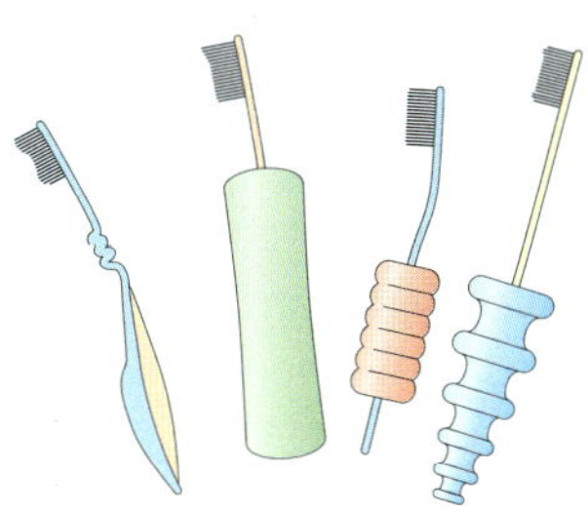

Griffhilfen

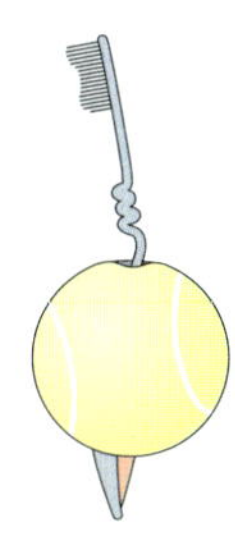

Kugelförmige Griffhilfe, selbst gemacht mit einem Tennisball

- Im individuellen Einzelfall ist der Gebrauch von Hilfsmitteln sinnvoll, wie z. B. eine **Griffhilfe** für Handzahnbürsten. Der Einsatz von Fingerzahnbürsten, Tupfern oder sogenannten „Lemonsticks" kann die Mundschleimhaut verbessern.
- Eine **Mundusche** entfernt mit einem Wasserstrahl die zuvor mithilfe der Zahnbürste gelösten Speisereste. Mit dem Wasserstrahl lässt sich auch eine Massage des Zahnfleisches durchführen. Ist der pflegebedürftigen Person die Munddusche nicht bekannt, muss die Fachkraft diese mit großer Sorgfalt anwenden. Es ist möglich, die Person „spielerisch" an dieses Hilfsmittel heranzuführen.
- **Mundspüllösungen** können die Wirkung des Putzens noch unterstützen, sollten aber nur nach Rücksprache mit der zahnärztlichen Praxis benutzt werden. Vor allem für eine dauerhafte Anwendung ist der Rat des Zahnarztes bzw. der Zahnärztin einzuholen. Schluckt die pflegebedürftige Person die Mundspüllösung immer herunter, ist Tee (Kamillen- oder Salbeitee) oder Wasser eine echte Alternative.
- **Zahnseide**, am besten ungewachste, dient zum Entfernen der Zahnbeläge zwischen den Zähnen. Der Gebrauch von Zahnseide muss mit der zu pflegenden Person intensiv geübt werden.
- Zur täglichen Mundhygiene sollte nach Möglichkeit auch die Entfernung von Zungenbelägen mit speziellen **Zungenbürsten** gehören.
- Der Gebrauch von **Interdentalbürsten** wird vor allem für Menschen mit speziellem Zahnersatz empfohlen.

Die individuell mögliche Zahnpflege hängt von den geistigen und körperlichen Fähigkeiten jedes einzelnen Menschen ab. Die Hilfestellungen der Fachkraft richten sich nach den Bedürfnissen des Menschen mit Pflegebedarf. Es gibt Menschen mit Behinderungen, die in der Lage sind, durch Fürsorge und Hilfen der Fachkräfte ihre Zähne selbst zu reinigen, und Menschen, die selbstständig die Zahnpflege durchführen können. Der persönliche Kontakt und Vertrauen zu dem Menschen mit Pflegebedarf erleichtern der Fachkraft die Hilfe bei der Zahnpflege ganz entscheidend, und auch der pflegebedürftige Mensch selbst fühlt sich dann bei der Zahnpflege wohler und entspannter. Führt eine Person die Zahnpflege selbst durch, ist eventuell nur das Material zu richten oder eine Erfolgskontrolle durchzuführen. Hierbei können Färbetabletten hilfreich sein, die der Person sichtbar machen, an welchen Stellen er gut oder weniger gut geputzt hat.

Bei immobilen Menschen, die das Bett nicht verlassen können, muss das Material entsprechend bereitgestellt werden. Der Oberkörper wird, soweit möglich, höher gelagert. Zum Ausspülen eignet sich eine Nierenschale, die passend gereicht wird. Sollte der Mensch nicht in der Lage sein, seine Zähne selbst zu putzen, muss die Pflegekraft sich vorher Gedanken machen, welche Putztechnik sie zur Reinigung der Zähne anwendet. Für den Menschen mit Unterstützungsbedarf ist besonders hilfreich, wenn alle an der Pflege beteiligten Personen die gleiche Putztechnik anwenden. Außerdem sollten sie dem Menschen mit Unterstützungsbedarf nicht „ihre Technik" aufdrängen, sondern an seiner Technik weiterarbeiten, falls dies notwendig sein sollte.

→ AUFGABEN

1. Informieren Sie sich in einer zahnmedizinischen Praxis über die unterschiedlichen Methoden der Zahnpflege, z. B. über die „Methode nach Bass“, die KAI-Methode und die „vertikale Rot-nach-Weiß-Methode“.
2. Lassen Sie sich in einem Drogeriemarkt bezüglich des Materials zur Zahnpflege beraten und probieren Sie unterschiedliche Produkte auch einmal selbst aus. Notieren Sie Ihre Erfahrungen.
3. Das gegenseitige Zähneputzen (in der Klasse oder in der Partnerschaft) kann es den Pflegefachkräften ermöglichen, sich in den Menschen mit Pflegebedarf hineinzuversetzen: Wie fühlt es sich an?

Die Zahnprothese

Die Zahnprothese benötigt ebenso viel Pflege wie das bleibende Gebiss. Üblicherweise wird die Zahnprothese zwei- bis dreimal täglich und bei Bedarf, meist nach den Mahlzeiten, gereinigt. Die Reinigung der Zahnprothese beugt einer übermäßigen Keimbesiedelung vor, sie erhält die Funktion und das Aussehen der Zahnprothese. Beim Reinigen der Zahnprothese gilt es, die folgenden Punkte zu beachten.

TIPPS

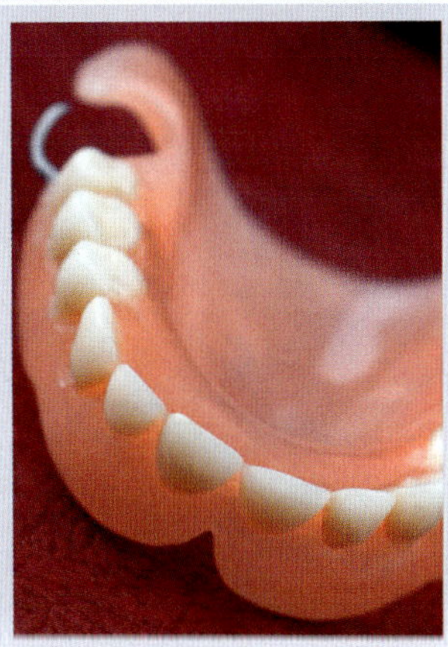

Zahnprothese

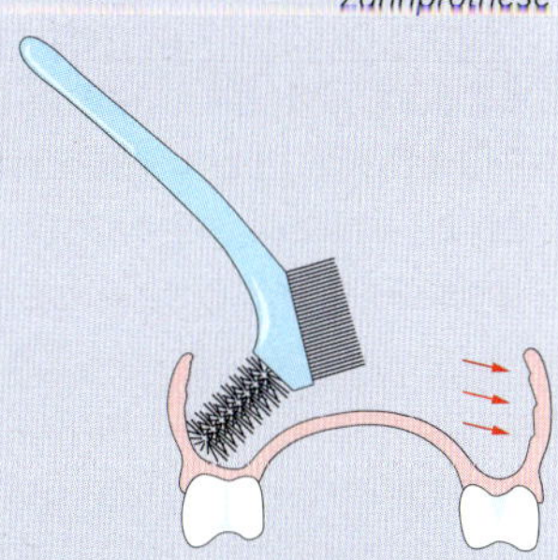

Prothesenbürste

- Informieren Sie sich, welche Art von Zahnprothese getragen wird. Es gibt viele unterschiedliche Varianten von Zahnersatz. Ein genaues Bild erhalten Sie, wenn Sie die pflegebedürftige Person bei einem ihrer nächsten Besuche in einer zahnmedizinischen Praxis begleiten.
- Beachten Sie die Ressourcen des Menschen mit Pflegebedarf und integrieren Sie diese in die Arbeitsabläufe.
- Prothese zum Reinigen aus dem Mund nehmen (lassen) und in eine Prothesenschale legen. Es wird zuerst die obere Prothese und danach die untere Prothese herausgenommen. Die Prothesenschale verfügt über einen Einsatz, der beim Herausnehmen ein problemloses Abspülen der Prothese ermöglicht. Der Handel bietet Reinigungstabletten an, die das Reinigen der Prothese erleichtern. Bei einer stark verschmutzten Prothese ist es besser, diese mit Zahncreme und einer speziellen **Prothesenbürste** manuell zu reinigen.
- Wird die Prothese am Waschbecken gereinigt, ist es sicherer, das Waschbecken halb mit Wasser zu füllen, damit die Prothese beim versehentlichen Herunterfallen nicht zerspringt. Es würden nicht nur unnötige Kosten entstehen, der Mensch mit Unterstützungsbedarf müsste sich auch der Prozedur der Neuanpassung einer Prothese unterziehen.
- Bevor die Prothese wieder eingesetzt wird, sollte das Zahnfleisch mit einer weichen Bürste gebürstet werden. Eventuell noch vorhandene feste Zähne müssen gepflegt werden und der Mund wird ausgespült. Der dauerhafte Gebrauch von Mundspüllösungen sollte mit dem Zahnarzt bzw. der Zahnärztin abgesprochen werden.

- Zahnprothesen sollen immer getragen werden, auch nachts. Bei anfallskranken Menschen muss über das Tragen der Zahnprothese während der Nacht individuell entschieden werden.
- Prothesen dürfen nicht in Zellstoff oder Papiertaschentücher gewickelt werden. Die Gefahr des versehentlichen Wegwerfens ist zu groß.
- Teilen sich mehrere Personen mit Zahnprothesen ein Bad, ist es erforderlich, die Prothesenschalen eindeutig zu beschriften. Ansonsten kann es zu Verwechslungen kommen.

Der Besuch in einer zahnmedizinischen Praxis

Um den Besuch in einer zahnmedizinische Praxis so angenehm wie möglich zu gestalten, ist es erforderlich, dass die Person mit Unterstützungsbedarf auch „schöne“ Erinnerungen mit dem Besuch verbindet. Dies kann durch Besuche der Praxis ohne Behandlung geschehen. Geben Sie der Person, unabhängig von deren Alter, die Gelegenheit, sich alles genau anzuschauen.

Sie geben ihr damit die Chance, sich in ihrem Rahmen zu orientieren. Suchen Sie zusammen mit den Eltern oder der Betreuungsperson eine zahnmedizinische Praxis aus, deren Personal sich auf Menschen mit Behinderungen einstellen kann. Vorsichtig ausgedrückt: Es gibt auch in zahnmedizinischen Praxen immer wieder einmal Menschen, die Berührungsängste haben. Der Mensch mit Unterstützungsbedarf sollte von vertrauten Menschen bei seinem Besuch in der zahnmedizinischen Praxis begleitet werden.

→ AUFGABE

Reflektieren Sie in der Klasse die bereits erlebten Besuche in einer zahnmedizinischen Praxis. Was könnte besser oder anders laufen? Was war optimal?

Spezielle Mundpflege

Maßnahmen zur speziellen Mundpflege werden notwendig, wenn die allgemeine Mundpflege nicht mehr ausreicht, d. h. im Einzelnen, wenn

- es durch reduzierte Kautätigkeit (Nahrungskarenz, Sondenernährung) zu verminderter oder fehlender Speichelproduktion kommt,
- Flüssigkeitsverluste, Mundatmung oder Sauerstoffversorgung zu einer trockenen Mundschleimhaut geführt haben,
- es durch Medikamente, wie z. B. Antibiotika, zur Zerstörung der physiologischen Mundflora gekommen ist,
- es zu Erkrankungen der Mundhöhle gekommen ist,
- dies der schlechte Allgemeinzustand des Bewohners erfordert.

Ergänzend zur allgemeinen Zahnpflege oder diese ersetzend sollte die spezielle Mundpflege mehrmals täglich durchgeführt werden. Sie schließt jedes Mal die Inspektion der Mundhöhle mit ein. Die Beobachtungen werden dokumentiert. Zur Optimierung des Vorgangs sind alle notwendigen Materialien in der Reihenfolge des Gebrauchs auf einem Tablett zu richten. Dieses kann unter Umständen im Zimmer des pflegebedürftigen Menschen belassen werden. Es werden benötigt:

- eine Péan-Klemme zur Fixierung des Kugeltupfers
- eine überschaubare Menge an unsterilen Kugeltupfern in entsprechender Größe in staubgeschützten Behältern
- Becher mit frischer Mundspüllösung, je nach Verordnung auch spezielle Mundtherapeutika nach Verordnung des Arztes bzw. der Ärztin; dabei sollte die Mundspüllösung oder der Tee einmal täglich erneuert werden
- Nierenschale zum Auffangen von Spüllösungen
- Abwurfbehälter für den Müll
- Einmalhandschuhe zum Eigenschutz und Schutz des Menschen mit Pflegebedarf
- Holzspatel und Taschenlampe zur Inspektion der Mundhöhle
- jeweils eigener Lippenpflegestift oder panthenolhaltige Salbe zur Lippenpflege
- alle Gegenstände, um bei Bedarf die Zähne putzen zu können

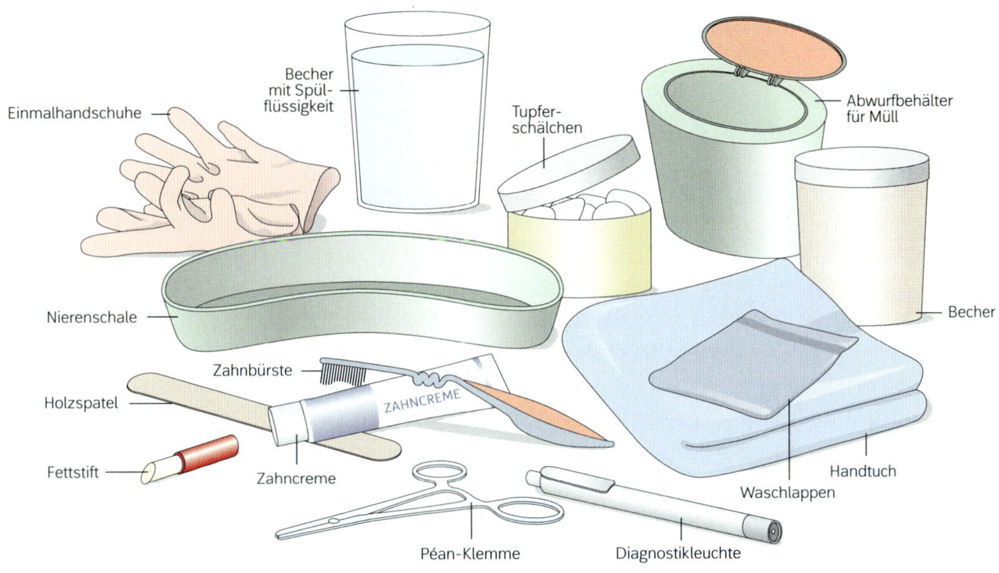

Materialien zur Mundpflege

MERKEN

Gesunde Mundschleimhaut ist gut durchblutet, feucht und frei von Belägen.

Im Folgenden werden die einzelnen Schritte zur Durchführung der speziellen Mundpflege aufgeführt:

1. Information der pflegebedürftigen Person über den Ablauf der speziellen Mundpflege
2. Händedesinfektion
3. Schutz der Intimsphäre
4. Kleiderschutz
5. Situationsgerechtes Tragen von Einmalhandschuhen
6. Inspektion der Mundhöhle

7. Nur bei bewusstseinsklaren Personen die Zähne putzen (lassen). Gefahr der Aspiration beachten!
8. Der Kugeltupfer muss so in die Péan-Klemme eingespannt werden, dass die Spitzen der Klemme bedeckt sind. Der Mund wird von hinten nach vorne mit einem getränkten Tupfer ausgewischt. Dabei sollte berücksichtigt werden, dass der Vorgang für die zu pflegende Person unangenehm sein kann. Bei der Berührung des weichen Gaumens kann es zu Brechreiz kommen. Alternativ kann die Mundhöhle auch mit den Fingern ausgewischt werden. Hierbei sind Handschuhe zu tragen. Es sollte auch daran gedacht werden, dass die pflegebedürftige Person eventuell zubeißen könnte. Bei Menschen mit Schluckstörungen muss das Auswischen in der Seitenlage oder mit weit vorgebeugtem Oberkörper erfolgen. Es besteht Aspirationsgefahr!
9. Tupfer bei jedem Wischvorgang erneuern
10. Zur Mundpflege gehört auch die Lippenpflege mit einem Lippenpflegestift des zu pflegenden Menschen oder mit panthenolhaltiger Salbe
11. Material entsorgen, hygienische Händedesinfektion und Tablett wieder auffüllen
12. Dokumentation

Zu den Maßnahmen der speziellen Mundpflege gehören auch Maßnahmen zur Soor- und Parotitisprophylaxe.

Soorprophylaxe

Die Soorpilzinfektion ist erkennbar an weißlichen, stippchen- und flächenförmigen, schwer abwischbaren Belägen der Mundschleimhaut. Besonders gefährdet sind Personen, die unter Mundtrockenheit leiden. Mundtrockenheit wird begünstigt durch Nahrungskarenz oder Atmung durch offenen Mund. Das gesunde Gleichgewicht verschiedener Bakterien und Pilze im Mund (die sogenannte Mundflora) kann durch die Gabe bestimmter Medikamente, vor allem Antibiotika, eine allgemeine Abwehrschwäche und einseitige Ernährung gestört werden. Zur Soorprophylaxe bieten sich die Pflegemaßnahmen an, die die Abwehrfunktion der Mundhöhle stärken:

- Zahn- und Mundpflege nach jeder Nahrungsaufnahme
- Mundschleimhaut feucht halten
- Speichelfluss anregen

MERKEN

Mundtherapeutika sollten nur nach ärztlicher Anordnung und dann nach Packungsbeilage angewendet werden.

Parotitisprophylaxe

Die Parotitis ist erkennbar an einer stark schmerzhaften Schwellung der vor dem Ohr liegenden Drüse. Es kommt eventuell zum Eiterablauf in die Mundhöhle. Im Einzelfall kann es zur Kieferklemme kommen. Während des Essens produzieren drei Speicheldrüsenpaare kontinuierlich Speichel. Durch den Speichelfluss in Richtung Mundhöhle können keine Bakterien in Richtung Speicheldrüse wandern. Längere Nahrungskarenz oder gravierender Flüssigkeitsmangel erhöhen die Gefahr einer Parotitis. Hier sind vor allem Maßnahmen erforderlich, die den Speichelfluss anregen.

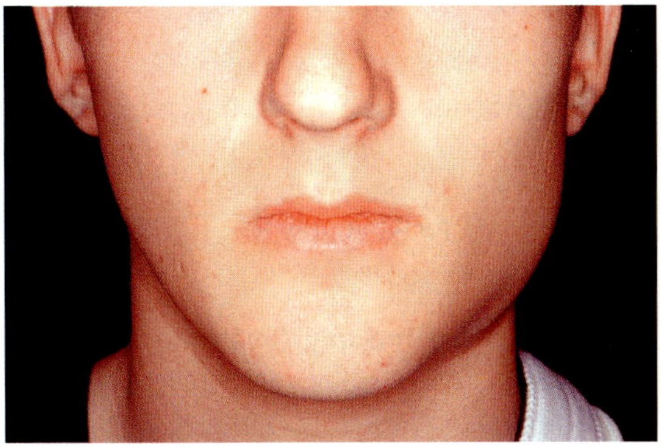

Parotitis

Borkige (krustige) Zungenbeläge

Krustige Zungenbeläge können mithilfe von Butter, Rosenhonig oder panthenolhaltiger Salbe (Geschmack!) gelöst werden, damit sie danach vorsichtig mit angefeuchtetem Tupfer entfernt werden können. Achtung: Es besteht Aspirationsgefahr!

Weitere Erkrankungen des Mundes und der Mundschleimhaut

Mundschleimhautentzündung (Stomatitis) macht sich durch gerötete und geschwollene Schleimhaut, Schmerzen, Trockenheitsgefühl und einen unangenehmen Geschmack im Mund sowie Mundgeruch bemerkbar. Häufig wird aufgrund der Schmerzen die Nahrungsaufnahme verweigert.

Schwämmchen (Aphthen) sind runde bis ovale Erosionen mit weißlich-gelblichem Belag und rotem Randsaum. Sie sind sehr schmerzhaft.

Schrunden (Rhagaden) sind streifenförmige, lineare Risse

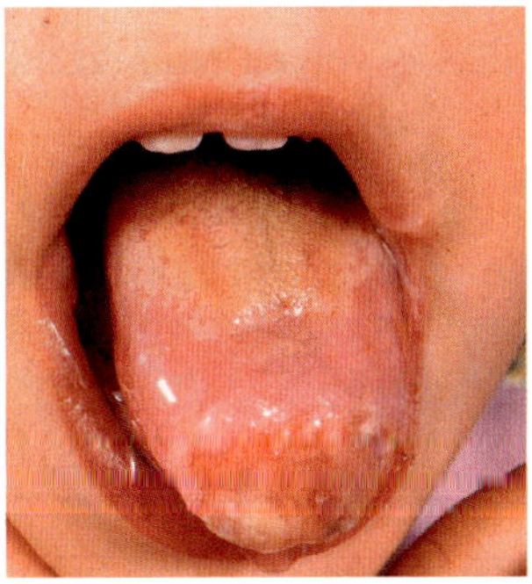

Stomatitis

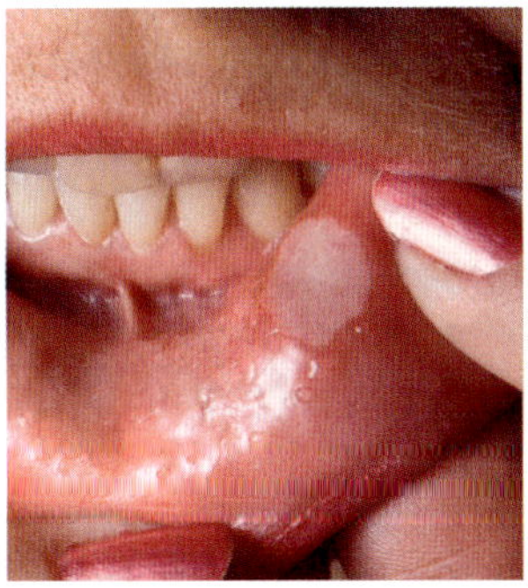

Aphthen

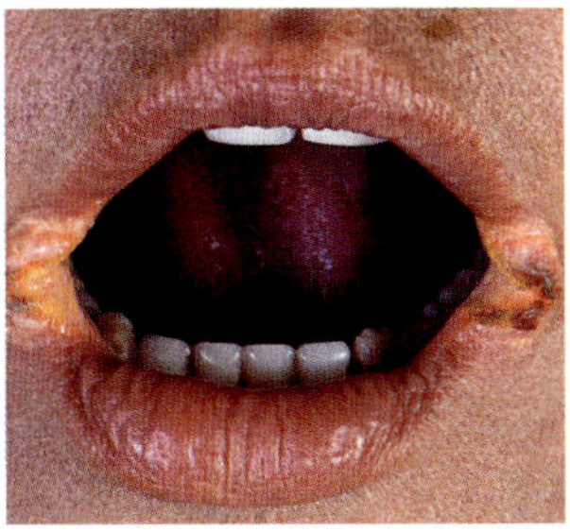

Rhagaden

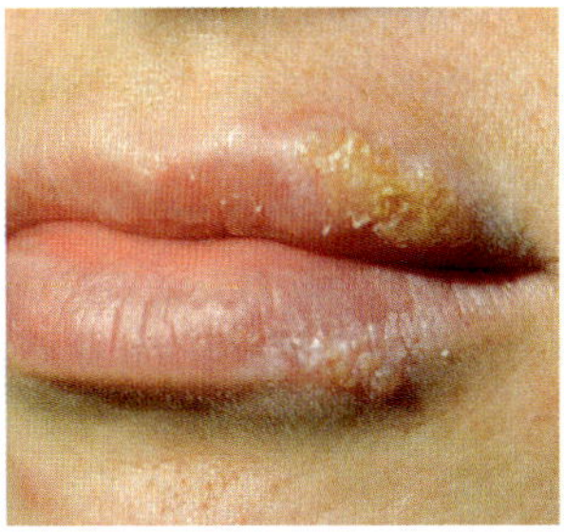

Lippenherpes

der Haut an den Übergangsstellen von Haut und Schleimhaut. Sie treten am Mundwinkel oder an den Lippen auf.

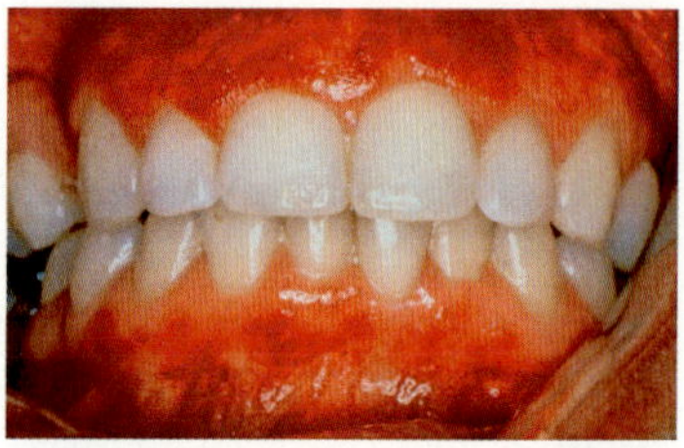

Gingivitis

Lippenbläschen (Herpes simplex labialis, s. S. 85): Nach Juckreiz und Schwellung kommt es zu Bläschenbildung an den Lippen, verbunden mit Schmerzen. Diese Erkrankung ist viral bedingt, der Inhalt der Bläschen ist infektiös.

Zahnfleischentzündung (Gingivitis) zeigt sich durch gerötetes, geschwollenes, leicht blutendes Zahnfleisch, insbesondere am Übergang zum Zahn.

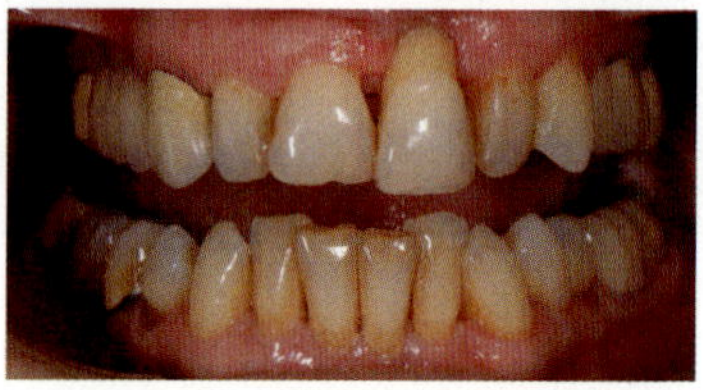

Parodontitis

Parodontitis (früher: Parodontose) ist eine Entzündung des Zahnbettes und des Zahnhalteapparates. Ausgelöst wird diese durch Zahnbeläge infolge mangelnder Mundhygiene.

MERKEN

Eine Behandlung von Erkrankungen der Mundschleimhaut muss in Absprache mit dem Arzt oder der Ärztin erfolgen.

Hilfsmittel

Es stehen verschiedene Mittel zur speziellen Mundpflege zur Verfügung, die darunter befindlichen Medikamente müssen von einem Arzt oder einer Ärztin schriftlich verordnet werden:

- verschiedene Tees wie Kamille oder Salbei (Arzneiteequalität bevorzugen); Kamille ist entzündungshemmend und wundheilungsfördernd. Salbei wirkt desinfizierend.
- Rosenhonig zum Lösen von Borken
- Zitrone-Glyzerin-Sticks zur Anregung der Speichelproduktion
- künstlicher Speichel (z. B. Glandosane®) zur Anfeuchtung der Mundhöhle, wenn nur sehr wenig oder überhaupt kein Speichel produziert wird
- panthenolhaltige Salbe (z. B. Bepanthen®) zur Lippenpflege
- anästhesierende Lutschtabletten (z. B. Merfen®)
- Myrrhetinktur zur Desinfektion
- ätherische Öle wie Zitronen- oder Orangenöl, mit deren Geruch die Speichelproduktion angeregt wird
- Zitronensaft (Vorsicht: Zitronensäure kann Zahnschmelz angreifen!)
- desinfizierende Mundspüllösungen (z. B. Hexoral®), in Absprache mit dem Zahnarzt oder der Zahnärztin
- Kaugummi zur Anregung der Speichelproduktion

- ein sogenanntes Kausäckchen; dabei wird ein unsteriler, nicht flusender Verbandstoff mit einem Apfelstückchen, einem Stück Schokolade oder einem anderen Lieblingslebensmittel des Menschen mit Pflegebedarf befüllt, zugedreht und ihm zum Lutschen in den Mund gelegt. Das Ende des Kausäckchens behält die Pflegekraft in der Hand. (Aspiration beachten, da mit einem Kausäckchen die Speichelproduktion angeregt wird)

Reine Glycerinlösungen und Wasserstoffsuperoxid (H_2O_2) sind nicht zu empfehlen. Bei allen Produkten und Methoden zur Anregung des Speichelflusses muss sichergestellt sein, dass der Mensch mit Pflegebedarf sich nicht verschluckt. Es besteht die Gefahr einer Aspirationspneumonie! Um eine Aspiration während der Mund- und Zahnpflege bei Menschen mit Schluckstörungen zu verhindern, ist es ratsam, eine Zahnbürste mit Absaugvorrichtung zu benutzen.

DEFINITION

Aspirationspneumonie
Dies ist eine Form der Lungenentzündung, bei der erbrochener Mageninhalt oder Fremdkörper in die Lunge gelangen, zu Schäden der Lungenschleimhaut führen und Entzündungen hervorrufen.

Beobachtung und Pflege der Lippen

Im Rahmen der Krankenbeobachtung können einige pathologische Veränderungen der Lippen auffallen:

- entzündliche Prozesse (Lippenbläschen)
- karzinogene Prozesse
- Lähmungen (Mundwinkel hängt herunter)
- Missbildungen wie Lippen-, Kiefer-, Gaumenspalten
- Plötzliche Blässe kann ein Hinweis auf Kollaps oder Schock sein.
- Anhaltende Blässe kann ein Hinweis auf eine Blutarmut (Anämie) sein.
- Blau verfärbte Lippen können auf einen Sauerstoffmangel hinweisen (Zyanose).

Die Lippen sind im Rahmen der Mundpflege mit dem eigenen Lippenpflegestift des pflegebedürftigen Menschen oder panthenolhaltiger Salbe zu pflegen.

→ AUFGABEN

1. Notieren Sie, mit welchen Mitteln und Maßnahmen der Speichelfluss angeregt werden kann.
2. Es stehen einige Mittel zur speziellen Mundpflege zur Verfügung. Überlegen Sie, wann Sie diese einsetzen können. Zur (immer wichtigen) Selbsterfahrung gehört auch, zu wissen, wie das Mittel schmeckt, das Sie anderen Personen verabreichen.
3. Stellen Sie die Hilfsmittel zur speziellen Mundpflege in einer Tabelle zusammen. Berücksichtigen Sie dabei die folgenden Aspekte: Wirkung, Anwendung, Bewertung aufgrund von Selbstversuch und/oder Eindrücken der Menschen mit Pflegebedarf.

4. Tauschen Sie sich aus: Wie entstehen die Erkrankungen Karies und Parodontitis? Beschreiben Sie die typischen Symptome. Recherchieren Sie im Internet nach Informationen über diese Erkrankungen.
5. Erkundigen Sie sich auf entsprechenden Seiten über alternative Mundspüllösungen, die z. B. in der Palliativpflege angewendet werden. Erkundigen Sie sich auch in Ihrer eigenen Einrichtung nach „Rezepten“ für Mundspüllösungen.

2.7 Ohren-, Nasen- und Augenpflege

TIPP

Orientieren Sie sich bei der Verabreichung von Medikamenten für die Ohren, die Nase oder die Augen an den Ausführungen in Kapitel 9.

Ohrenpflege

Die tägliche Ohrenpflege wird im Zusammenhang mit der allgemeinen Körperpflege durchgeführt. Die Ohrmuschel wird gewaschen und das Ohrenschmalz (= Zerumen, lat. cera = Wachs) herausgewischt. Die Haut hinter dem Ohr wird gewaschen und gut getrocknet. Trägt die zu pflegende Person ein Hörgerät, ist dieses vorher zu entfernen. Zum Säubern des Ohres werden nur Waschlappen benutzt. Das Anwenden von Wattestäbchen kann zu Verletzungen des Gehörganges oder des Trommelfelles führen. Ohrenschmalz schützt zusammen mit kleinen Härchen das Ohr vor Infektionen von außen. Überschüssiges Ohrenschmalz wandert allmählich im Gehörgang nach außen und kann bei der täglichen Körperpflege mit dem Waschhandschuh entfernt werden.

Haben sich Ohrschmalzpfröpfchen gebildet, müssen diese in einer HNO-Praxis entfernt werden.

Nasenpflege

Der gesunde Mensch reinigt seine Nase, ohne viel darüber nachzudenken. Er schnäuzt sie, reibt sich die Nase, wenn sie juckt, oder zieht mit einem langen Atemzug frische Luft durch die Nase.

Die Nase bedarf keiner besonderen Pflege, sie wird im Rahmen der Körperpflege mit versorgt. Spezielle Nasenpflege ist bei Menschen mit einer liegenden Nasensonde (Sauerstoffverabreichung oder Ernährungssonde) oder bei Verletzungen und Erkrankungen der Nase erforderlich.

Augenpflege

Auch die Augen bedürfen normalerweise keiner besonderen Pflege. Soweit erforderlich werden die Augen im Rahmen der Ganzkörperwaschung ohne Seife von außen nach innen gewaschen; das entspricht dem physiologischen Tränenfluss. Es gelangen somit keine Fremdkörper ins Auge.

TIPP

Achten Sie auf Sehhilfen, die die zu pflegende Person benutzt. Die Brille sollte regelmäßig geputzt werden, Kontaktlinsen werden mit speziellen Reinigungssets gepflegt. Berücksichtigen Sie auch hier die Ressourcen der jeweiligen Person.

Spezielle Augenpflege wird erforderlich, wenn das Auge auszutrocknen droht oder Verklebungen und Verkrustungen an Lidern und Wimpern zu lösen sind. Das betroffene Auge wird unter aseptischen Bedingungen mit steriler isotonischer Kochsalzlösung gereinigt. Auch hier wird von außen nach innen gewischt. Augentropfen und Augensalbe werden auf ärztliche Anordnung entsprechend des Beipackzettels verabreicht (s. Kapitel 9).

Fremdkörper wie Insekten, Wimpern oder Sandkörner werden mit dem Zipfel einer sterilen Kompresse entfernt. Liegt der Fremdkörper im Bereich des Unterlides, wird dieses mit dem Finger nach unten gezogen und der Geschädigte blickt nach oben. Liegt der Fremdkörper im oberen Lid, wird dieses umgeschlagen (nicht mit einem Holzstäbchen) und der Fremdkörper wird entfernt. Fremdkörper im Auge machen sich durch Rötung, vermehrten Lidschlag und Tränenfluss sowie Druckschmerz bemerkbar. Im Zweifelsfall, vor allem bei Verdacht auf Perforation, ist eine augenärztliche Praxis aufzusuchen.

2.8 Haarpflege und Rasur

Eine schöne Frisur steigert bei vielen Menschen das persönliche Wohlbefinden. Kann ein Mensch die Haarpflege nicht selbstständig, auch nicht unter Anleitung, durchführen, übernimmt die Pflegekraft diese Aufgabe im Rahmen der Körperpflege. Die Pflegekraft muss auf die Wünsche und Vorlieben der Person Rücksicht nehmen, damit sie nach ihren Wünschen frisiert wird. Zur allgemeinen Haarpflege gehören das Kämmen und/oder Bürsten des Haares ein- bis zweimal pro Tag und bei Bedarf sowie das Haarwaschen ein- bis zweimal pro Woche. Hat der Mensch mit Unterstützungsbedarf besondere Wünsche bezüglich seiner Frisur, die über das Kämmen und Waschen hinausgehen, gilt es zu bedenken, dass die Ausübung des Friseurhandwerkes eine mehrjährige Ausbildung voraussetzt. Besondere Wünsche sollten daher lieber im Friseursalon erfüllt werden.

Bei bettlägerigen Menschen dürfen keine Haarklammern o. Ä. benutzt werden, da diese beim Liegen zu Druckstellen führen können. Langes Haar ist nach dem Kämmen seitlich zu binden oder es wird geflochten.

MERKEN

Lange Haare dürfen nicht ohne Erlaubnis des zu pflegenden Menschen bzw. der betreuenden Person geschnitten werden. Haarpflege ist Vertrauenssache!

Haarwäsche

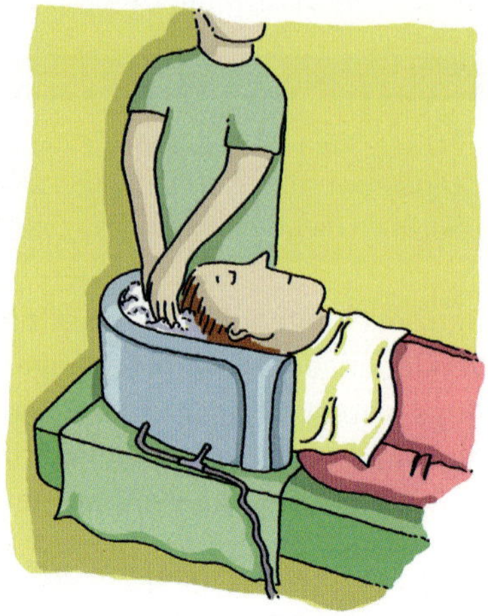

Je nach Haartyp werden die passenden Pflegeprodukte gewählt. Bei mobilen Menschen werden die Haare unter der Dusche oder in der Badewanne gewaschen. Bei immobilen Personen kann man sich der Hilfe sogenannter **Kopfbadewannen** für das Bett bedienen. Diese Kopfbadewannen verfügen über einen Abfluss mit Schlauch und einen Halsausschnitt für die bequeme Lagerung des Kopfes.

Damit die Haarwäsche bei einem immobilen Menschen reibungslos ablaufen kann und nicht zu einer überlangen Prozedur wird, ist es wichtig, sich vorher alle benötigten Utensilien zurechtzustellen:

- Haarwaschbecken
- Gefäß mit angenehm temperiertem Wasser
- Gefäß zum Schöpfen, eventuell steht eine sogenannte Campingdusche zur Verfügung.
- leerer Eimer als Auffanggefäß
- Bettschutz
- Handtücher
- Augenschutz, z. B. Waschlappen
- Pflegeprodukte
- Kamm oder Bürste
- Fön
- Watte zum Schutz der Ohren vor Feuchtigkeit

Bei der Durchführung der Haarwäsche ist die Hilfe einer zweiten Pflegekraft von Vorteil. Es ist darauf zu achten, dass

- die Person vor Beginn der Maßnahme informiert wird und damit einverstanden ist,
- die Person bequem liegt,
- das Bett und die Kleidung der Person vor Nässe geschützt werden,
- eventuell vorhandener Schmuck und Hörgeräte entfernt werden,
- die Person keinen Schaum in die Augen bekommt,
- bei Bedarf die Ohren durch Watte geschützt werden,
- die Person vor Zugluft und neugierigen Blicken geschützt wird.

MERKEN

Im Zweifelsfall muss der behandelnde Arzt oder die behandelnde Ärztin das Einverständnis für die Haarwäsche im Bett geben.

Unter Berücksichtigung der oben angeführten Punkte kann die Haarwäsche wie gewöhnlich durchgeführt werden. Kopfmassagen können Streicheleinheiten für die Seele sein. Wenn die Haare ausreichend gespült worden sind, wird ein Handtuch um den Kopf gebunden. Die Haare werden vorsichtig damit getrocknet und anschließend nach den Wünschen des pflegebedürftigen Menschen gekämmt oder gebürstet. Um Erkältungen vorzubeugen, ist es notwendig, die Haare zu fönen. Hier ist auf die Temperatur zu achten.

Im Rahmen der Haarpflege kann die Pflegekraft auch Veränderungen der Haare feststellen. Bei Verdacht auf Parasitenbefall (z. B. Kopfläuse) ist der Mensch mit Unterstützungsbedarf einem Arzt bzw. einer Ärztin vorzustellen.

→ AUFGABEN

1. Führen Sie die Haarwäsche im Bett durch. Gliedern Sie die geplante Pflegehandlung in die drei Schritte Vorbereitung, Durchführung und Nachbereitung (s. Kapitel 2.3).
   Suchen Sie nach Alternativen, falls eine spezielle Haarwaschwanne nicht vorhanden ist.
2. Recherchieren Sie online (z. B. unter www.pediculosis-gesellschaft.de oder www.laeuse.de) zum Thema „Was tun bei Kopfläusen?“.

Rasur

Die Rasur des Mannes gehört zur morgendlichen Gesichtspflege. Es stehen zwei Möglichkeiten zur Verfügung: die Nass- und die Trockenrasur. Für Männer mit (motorischen) Beeinträchtigungen bietet sich die Trockenrasur an, damit sich der Betroffene bei geringem Verletzungsrisiko möglichst selbstständig rasieren kann, eventuell mit Handführung. Bei beiden Formen der Rasur ist u. a. auf die sachgerechte Säuberung der Rasierapparate zu achten. Beide Rasurarten sollten geübt werden, um Verletzungen zu vermeiden. Der Vollbart wird bei Bedarf gekämmt. Die Rasur des Damenbartes wird in Absprache mit der zu pflegenden Frau durchgeführt.

→ AUFGABEN

1. Beschreiben Sie als Mann die Arbeitsabläufe der Nass- und Trockenrasur, inklusive des Materials. Wo liegen Vorteile, wo Nachteile?
2. Lassen Sie sich im Sinne der Selbsterfahrung doch einmal von einer Mitschülerin rasieren, bei entsprechendem Vertrauen vielleicht auch nass. Tauschen Sie sich über Ihre Erfahrungen aus.

2.9 Hand- und Fußpflege

Die tägliche Hand- und Fußpflege wird im Rahmen der Ganzkörperwaschung durchgeführt. Hier geht es vor allem auch um die Pflege der Nägel, die regelmäßig geschnitten werden müssen. Um die Nägel besser schneiden zu können, bietet sich ein Hand- bzw. Fußbad an. Vor allem für Menschen mit Beeinträchtigungen, die nicht baden oder duschen können, ist es sehr angenehm, ab und zu die Hände oder Füße in ein Wasserbad halten zu können bzw. „gehalten zu bekommen". Hand- oder Fußbad sollten nicht länger als zehn Minuten dauern. Nach dem Bad werden die Zwischenräume gut getrocknet, die Fingernägel werden rund, die Zehennägel gerade geschnitten. Bei Bedarf werden die Nägel gefeilt. Wer entsprechend geschickt ist, kann Personen mit Unterstützungsbedarf auf Wunsch die Nägel lackieren. Wird ein „Gruppen-Nagel-Set" benutzt, ist dieses nach Gebrauch zu desinfizieren.

Um Verletzungen bei der Fußpflege zu vermeiden, und weil oft auch das entsprechende „Werkzeug" und die Ausbildung fehlen, wird in stationären Einrichtungen die Fußpflege von ausgebildeten Fachkräften durchgeführt. An dieser Stelle soll die **kosmetische** von der **medizinischen Fußpflege** unterschieden werden. Die kosmetische Fußpflege ist die Ausübung der kosmetischen und dekorativen Maßnahmen am gesunden Fuß, sie kann frei ausgeübt werden und wird mit Ausbildungszeiten von drei Tagen bis sechs Monaten erlernt. Die medizinische Fußpflege hingegen ist per Gesetz als eine heilberufliche Tätigkeit eingeordnet und erlaubnispflichtig. Nach mehrjähriger, staatlich anerkannter Ausbildung ist die medizinische Fußpflege (Podologie) eine präventive, therapeutische und rehabilitative Behandlung am gesunden, von Schädigungen bedrohten oder bereits geschädigtem Fuß. Von Schädigungen bedrohte Füße sind vor allem Füße von Diabetikerinnen und Diabetikern sowie Menschen mit arteriellen Durchblutungsstörungen. Unter bestimmten Umständen beteiligen sich die Krankenkassen an den Kosten einer therapeutischen Fußpflege durch eine Fachkraft für Podologie.

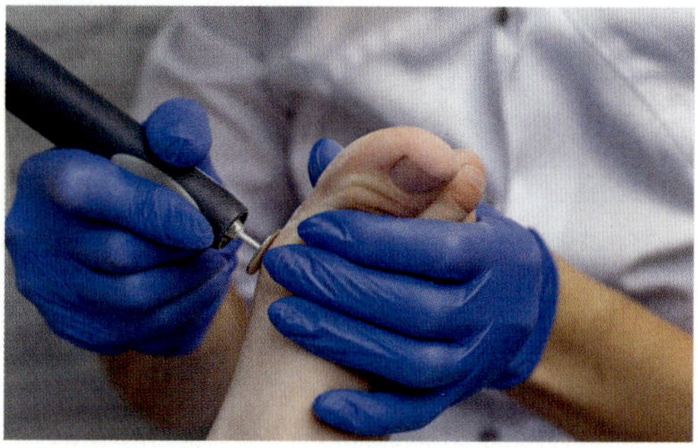

Medizinische Fußpflege

Schweißfüße

30 % aller Schweißdrüsen befinden sich am Fuß. Trotzdem schwitzen nicht alle Füße gleichermaßen. Menschen, die unter Schweißfüßen leiden, sollten Folgendes beachten:

- Füße täglich waschen
- Schuhe und Baumwollsocken täglich wechseln
- Schuhe in Ruhezeiten trocknen lassen (einen Tag tragen, einen Tag ruhen)
- Schuhmaterialien aus Plastik meiden („Treibhauseffekt")
- herausnehmbare Einlegesohlen aus Leder, Textil oder Frottee benutzen; diese können häufiger gewechselt werden.
- Im akuten Fall helfen medizinische Fußbäder.

Fußpflege bei Menschen mit Diabetes mellitus

Der Fußpflege bei Diabetikerinnen und Diabetikern muss besondere Aufmerksamkeit geschenkt werden. Aufgrund der Erkrankung kann es zu Durchblutungs- und Empfindungsstörungen kommen. Bei der Fußpflege gilt es, die folgenden zehn Regeln zu beachten:

1. **Anschauen**
   Die Füße sollten täglich von allen Seiten betrachtet werden.
2. **Waschen**
   Die Füße sollten täglich mit milder, neutraler, rückfettender Seife gewaschen werden. Die Wassertemperatur von 37 bis 38 °C muss mit dem Badethermometer überprüft werden. Das Fußbad darf nicht länger als drei bis fünf Minuten dauern. Nicht mit offenen Wunden baden.
3. **Trocknen**
   Die Füße müssen sorgfältig abgetrocknet werden, vor allem in den Zehenzwischenräumen.
4. **Pflegen**
   Die Füße müssen täglich, bei Bedarf mehrmals täglich eingecremt werden, nicht zwischen den Zehen. Fetthaltige Cremes oder Salben ohne Zusätze sind zu bevorzugen. Zinkpasten sind zu meiden, da sie die Haut austrocknen.
5. **Zehennägel, Hühneraugen und Schwielen**
   Die Füße und die Zehennägel im Idealfall vom Fußpfleger behandeln lassen. Die Fußnägel werden gerade gefeilt, die Ecken sind leicht abgerundet. Keine spitzen oder scharfen Gegenstände wie Scheren, Zangen oder Raspeln benutzen. Hühneraugen und Schwielen werden von einer Fachkraft für Podologie behandelt.
6. **Nie barfuß oder in Strümpfen laufen**
   Die Füße von Menschen mit Diabetes mellitus sind bei vorliegender Nervenschädigung einem hohen Verletzungsrisiko ausgesetzt. Sie sollten deshalb niemals barfuß oder in Strümpfen laufen.
7. **Keine Wärmflaschen, Heizkissen oder Föne zum Erwärmen der Füße benutzen**
   Die Füße von Menschen mit Diabetes mellitus dürfen nicht mit den oben genannten Wärmequellen aufgewärmt werden. Bei kalten Füßen sind Wollsocken, die nicht drücken oder einschneiden, zu empfehlen.
8. **Strümpfe**
   Diabetikerinnen und Diabetiker sollten keine engen Strümpfe tragen.
9. **Geeignetes Schuhwerk**
   Menschen mit Diabetes mellitus müssen auf geeignete Schuhe achten, die nicht zu eng sein dürfen. Schuhe sollten nachmittags gekauft werden. Vor dem Anziehen sollte das Schuhinnere mit den Händen abgetastet werden, um kleine Steinchen und andere Fremdkörper zu erspüren. Badeschuhe mit Noppen sind ungeeignet. Bei Bedarf können spezielle orthopädische Schuhe gefertigt werden.
10. **Verletzungen**
    Bei Entzündungszeichen (Rötungen, Schwellungen, Schmerzen, Fieber, Dysfunktion) und auch bei Verdacht auf Fußpilzbefall sollten Menschen mit Diabetes mellitus umgehend eine hautärztliche Praxis aufsuchen. Nicht selbst „herumdoktern“!

→ AUFGABE

Erkundigen Sie sich im Internet über Möglichkeiten der Hand- und Fußmassage und üben Sie diese zu zweit. Recherchieren Sie wohltuende „Wellnessrezepte“ zur Pflege von Hand und Fuß.

TIPP

Pflege, Anatomie und Physiologie, Krankheitslehre
Um die Fachbegriffe aus diesem und anderen Kapiteln zu wiederholen und Ihr Wissen damit zu festigen, können Sie die folgenden Begriffe auf Karteikarten oder in eine Datei übertragen und die jeweilige Bedeutung ergänzen. Die Sammlung kann dabei beliebig erweitert oder gekürzt und kontinuierlich bearbeitet werden.

- 3K-Schweiß
- Adipositas
- Akren
- Albinismus
- Alkalisalze
- alkalisch
- Amylase
- Anämie
- anästhesierend, Anästhesie
- Antibiotika
- Antikörper
- Antimykotika
- Aphthen
- apokrine Drüse
- Arterie
- Aspiration
- Atrophie
- Basale Stimulation
- Bilirubin
- bobathorientiert
- Borken, borkige Zungenbeläge
- Candida albicans
- Corium
- Dehydratation
- Dekubitus
- Demenz
- Dermis
- Desinfektion, desinfizieren
- ekkrine Drüse
- Emulgator
- Epidermis
- Exsikkose
- Externa
- Extremität
- Felderhaut
- Gingiva
- Gingivitis
- Glandula parotis
- Glandula sublingualis
- Glandula submandibularis
- Hämolyse
- Hautturgor
- Hemiparese
- Hemiplegie
- Hepatitis
- Herpes labialis
- Herzinsuffizienz
- Homöostase
- Hydrolipidfilm
- hydrophil
- Hyperaktivität
- Hypertonie
- Hypotonie
- Ikterus
- Intertrigo
- karzinogen
- Keratinozyten
- Kieferatrophie
- Komedonen
- Langerhans-Zellen
- Läsion
- Leberzirrhose
- Leistenhaut
- Lingua
- lipophil
- lokale Therapie
- Lysozym
- Meissner-Tastkörperchen
- Melanozyten
- Merkel-Zellen
- Morbus
- Morbus Alzheimer
- Musculus arrector pili
- Nagelmykose
- Nahrungskarenz
- Neurodermitis
- Ödem
- Papillen
- Parodontitis
- Parotitis
- Péan-Klemme
- Pharynx
- Phimose
- pH-Wert
- Plaque
- Prophylaxe
- Psoriasis
- Ptyalin
- Pufferwirkung
- Resorption
- respiratorische Insuffizienz
- Ressource
- Rezeptor
- Rhagade
- Ruffini-Körperchen
- Seborrhoe
- Sebostase
- Sebum
- Skleren
- somnolent, Somnolenz
- Soorpilz
- Stomatitis
- Stratum basale
- Stratum corneum
- Stratum granulosum
- Stratum lucidum
- Stratum spinosum
- Striae gravidarum
- Subcutis
- Symphyse
- Syndet
- systemische Therapie
- TTS
- umami
- Vater-Pacini-Lamellenkörperchen
- Vene
- Virostatika
- Zerumen
- Zyanose
- Zytostatika

3 Bewegen und bewegt werden

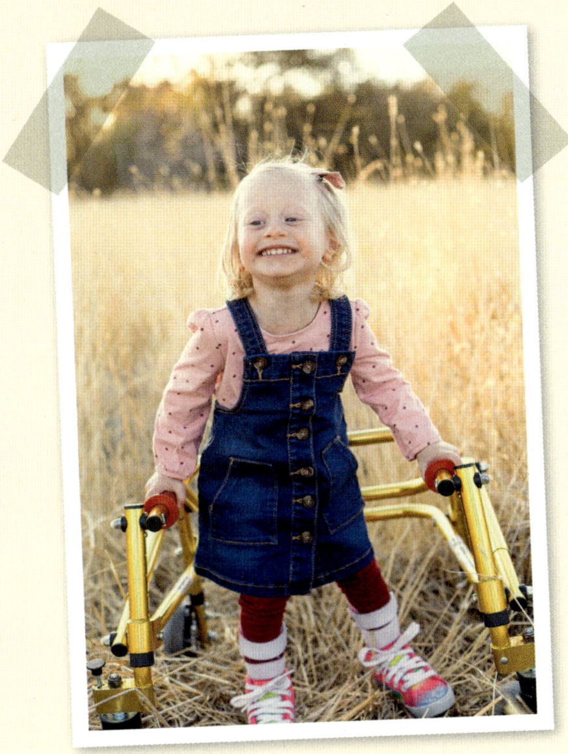

Angestrebte Kompetenzen

Fachkompetenz (Wissen und Fertigkeiten):

- Im Zusammenhang mit der Bewegung differenziert unterscheiden können zwischen Gangbild, Körperhaltung und Lage der pflegebedürftigen Person.
- Die Bedeutung der Prophylaxen zur Vermeidung eines Dekubitus, einer Kontraktur und eines Sturzes kennen und entsprechende Pflegemaßnahmen planen und durchführen können.
- Verschiedene Möglichkeiten der Mobilisation kennen und einplanen.

Personale Kompetenz (Sozialkompetenz und Selbstständigkeit):

- Prophylaktische Maßnahmen verständlich erläutern können.
- Bedeutung des rückenschonenden Arbeitens verstehen.

3.1 Beobachtung der Bewegung

Jeder Mensch bewegt sich, bewusst oder unbewusst, mehr oder weniger. Gesunde, kraftvolle Bewegung ist erkennbar an einem koordinierten, flüssigen Bewegungsablauf, an einem normalen Muskeltonus, an einer vollen Beweglichkeit und der Kontrolle der Körperstellung im Raum.

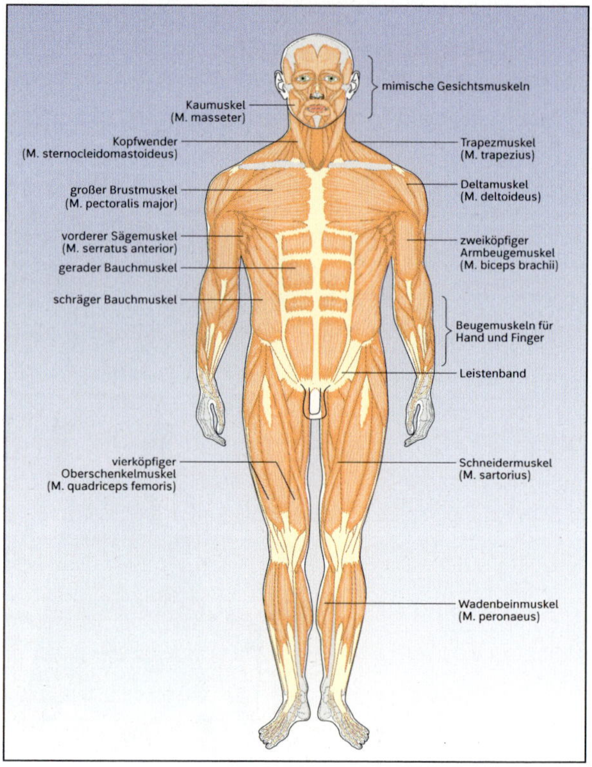

Muskulatur des Menschen

Gangbild

Der normale Gang eines gesunden Menschen ist rhythmisch, wobei die Arme unwillkürlich mitbewegt werden. Durch Adjektive wie elastisch, federnd, kraftvoll, sportlich, kraftlos, müde, schlurfend, trippelnd, unsicher, steif, schleudernd, schwankend, vorsichtig, hinkend, ungelenk und unharmonisch kann die Gangart eines Menschen besonders gekennzeichnet werden. Die große Auswahl an Beschreibungen macht deutlich, dass Gehen die Bewegungsart ist, die die Befindlichkeit und den Gesundheitszustand des Gehenden widerspiegelt. Das Befinden wird deutlich im Tempo, in der Schrittlänge, in der Körperhaltung und der Richtung des Gehens.

Krankheiten können das Gangbild typischerweise verändern:

- Nach einem Schlaganfall kann es dazu kommen, dass der Betroffene das kranke spastische Bein halbkreisförmig um das gesunde Bein herumführt.
- Bei einem an Morbus Parkinson erkrankten Menschen kommt zu einem steifen Gang mit kleinen trippelnden Schritten und fehlenden Armbewegungen. Es lassen sich Start- und Bremsschwierigkeiten beobachten sowie eine Ungeschicklichkeit bei kleinen Hindernissen, die im Weg liegen.
- Ein watschelnder Gang wird bei Fußmissbildungen, Fehlstellungen oder Fehlbildungen der Wirbelsäule oder der Hüfte beobachtet.
- Zum sogenannten Hinken kommt es bei Hüft- und Kniegelenkserkrankungen (z. B. Arthrose).

Körperhaltung

Die Körperhaltung eines Menschen ist immer Ausdruck seiner körperlichen und psychischen Befindlichkeit. Schmerzen, Verletzungen, Verbände und auch zu enge Kleidung können den Betreffenden in eine Schonhaltung zwingen. Erkrankungen des Bewegungsapparates können zu Fehlhaltungen führen. Die Körperhaltung bezeichnet die Art und Weise, wie der Mensch seinen Körper zeigt. Sie lässt sich mit Adjektiven wie steif, verängstigt, drohend, aufrecht, krumm, gebeugt, unsicher, lässig, locker, stolz, müde, gezwungen oder schmerzgekrümmt beschreiben.

Lage

Liegen ist im Wesentlichen eine passive Körperhaltung, die in den täglichen Rhythmus von Tag und Nacht eingebettet ist. Das Liegen ist für unseren Körper unerlässlich, um sich zu regenerieren und zu erholen. Die Liegepositionen sind sehr unterschiedlich. Es gibt die Bauchlage, die Rückenlage, manche Menschen bevorzugen die Seitenlage. Bei krankhaften Veränderungen kann es zu Schon- oder Zwangshaltungen kommen. Bei Bauchschmerzen werden die Beine angezogen, bei Atemnot suchen Betroffene die aufrechte Lage, um besser Luft zu bekommen.

→ AUFGABEN

1. Beobachten Sie unauffällig Menschen in Ihrer Umgebung hinsichtlich ihrer Körperhaltung. Das können Sie an Ihrem Arbeitsplatz, aber auch in einem Straßencafé tun. Diskutieren Sie Ihre Beobachtungen mit einer Mitschülerin oder einem Mitschüler.
2. Wie beschreiben Sie Gang, Körperhaltung und ggf. Lage der Menschen, die Sie beobachtet haben?

3.2 Mobilisation

DEFINITION

Mobilisation
Die Mobilisation (mobilisare, lat. = etwas in Bewegung bringen) umfasst alle Maßnahmen, welche die Beweglichkeit des pflegebedürftigen Menschen beeinflussen, d.h. ihn aktivieren.

Bei Krankheitsbildern wie einem Schlaganfall sollen Rehabilitationskonzepte wie das **Bobath-Konzept** in die Pflege intregiert werden. Das Bobath-Konzept wurde von dem Ehepaar Berta (1907–1991) und Kar(e)l Bobath (1906–1991) entwickelt. Es ist ein empirisches Konzept, mit dem der Muskeltonus beeinflusst und Bewegung angebahnt wird. Im Zusammenhang mit der Mobilisation und Bewegung von Menschen spielt auch die Kinästhetik eine immer größere Rolle in der Pflege.

DEFINITION

Kinästhetik
Kinästhetik ist die Lehre von der Bewegungsempfindung oder auch Bewegung in Harmonie.

Pflegenden, die tiefer gehende Kenntnisse zum Bobath-Konzept und zur Kinästhetik wünschen, ist der Besuch von Grund- und Aufbaukursen empfohlen.

Vor jeder Mobilisation sind folgende Fragen zu klären:

- Wie sieht es mit der Mobilisationsfähigkeit des Menschen mit Pflegebedarf aus? Darf er mobilisiert werden? Gibt es etwas zu beachten? Hat er individuelle Bedürfnisse bezüglich seiner Mobilisation? Welche Sicherheitsbedürfnisse hat er?
- Werden spezielle Hilfsmittel benötigt? Müssen zwei Pflegekräfte anwesend sein? Welche Rolle spielt hier die eigene Gesundheit?
- Inwieweit kann der pflegebedürftige Mensch mithelfen? Welche Ressourcen bringt er mit?
- Welche Erfahrungen hat der pflegebedürftige Mensch mit Mobilisationsmaßnahmen? Braucht er umfassende Informationen zu den geplanten Maßnahmen, vielleicht sogar zum wiederholten Male?

Die Ziele einer Mobilisation bzw. Mobilisierung eines pflegebedürftigen Menschen sind Bewegungsförderung sowie die Wiederherstellung von Beweglichkeit, Aktivität, größtmöglicher Selbstständigkeit und Gesundheit. Mit gezielten Maßnahmen können mögliche Komplikationen wie Thrombosen, Dekubitus, Pneumonie und Kontrakturen vermieden werden.

Hilfsmittel

Im Zusammenhang mit der Mobilisation stehen die notwendigen Hilfsmittel, die zum einen dem Pflegepersonal den Transfer erleichtern können, aber auch dem pflegebedürftigen Menschen Selbstständigkeit ermöglichen können.

TIPP

Bei allen Hilfsmitteln ist es außerordentlich wichtig, dass die Pflegefachkraft zunächst deren Einsatz ohne den Menschen mit Unterstützungsbedarf übt. Nichts ist unangenehmer für einen pflegebedürftigen Menschen, als ein „Versuchsobjekt" zu sein und im schlimmsten Fall sogar zu stürzen.

- Der **Patientenlifter** ist eine fahrbare, motorbetriebene Umsetzhilfe zum Anheben, Umlagern oder Umsetzen. Die Bedienung ist je nach Modell unterschiedlich und sollte vor dem ersten Einsatz in der Praxis vom Pflegepersonal geübt werden.

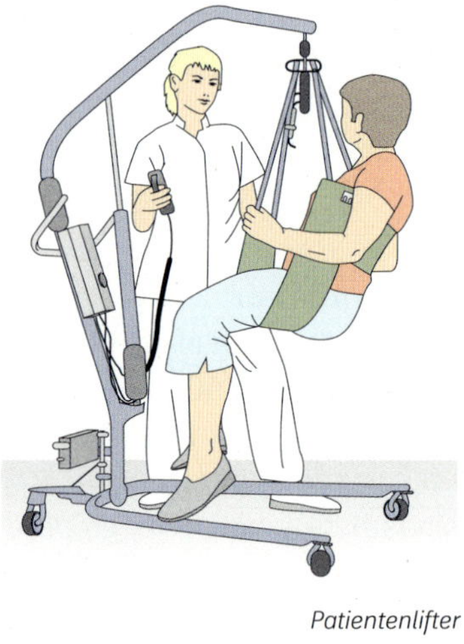

Patientenlifter

- Der **Patientenaufrichter**, der sogenannte Bettbügel, wird am Kopfteil des Pflegebettes befestigt. Hierbei handelt es sich um eine abgeknickte Metallstange mit herabhängendem dreieckigem Haltegriff. Mithilfe eines solchen Bettbügels kann sich eine Person im Bett aufrichten oder festhalten. Bei Menschen, die einen Schlaganfall erlitten haben, muss der Bettbügel entfernt werden, da die Benutzung die Entwicklung einer Spastik fördert.
- Eine am Fußende des Bettes angebrachte **Bettleiter** unterstützt ebenso das Aufrichten.
- Das **Rutschbrett** besteht meist aus Kunststoff, ist dreiteilig und der Länge nach faltbar. Mithilfe des Rutschbrettes können sich alte, kranke und beeinträchtigte Menschen beispielsweise selbstständig vom Bett in einen Rollstuhl oder umgekehrt ziehen.
- Die **Drehscheibe** ist eine standsichere, rutschfeste Kunststoffscheibe, die das Umsetzen einer Person von einem Standort zum anderen erleichtert.

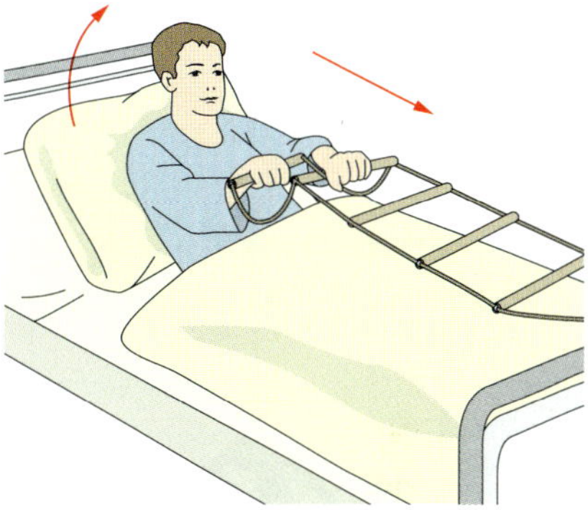

Bettleiter

- Der **Alpha Haltegürtel** besteht aus einem gepolsterten Polyester mit Antirutsch-Eigenschaft im Innenbereich. Er wird den zu Pflegenden und/oder der Pflegekraft um die Hüfte gelegt und mit Hilfe einer Schnalle verschlossen. Der Alpha Haltegürtel hat mehrere vertikale und horizontale Griffe, so kann die Pflegekraft den Bewegungsablauf steuern und unsichere Personen unterstützen. Der Alpha Haltegürtel unterstützt das Aufstehen und Hinsetzen bzw. das Umsetzen der pflegebedürftigen Person. Unsichere oder kreislaufinstabile Menschen können gut gehalten werden, ohne dass sie am Arm gegriffen werden müssen. Den Haltegürtel gibt es in drei Größen, so dass diese sich, je nach gewählter Größe, für einen Umfang von 60 bis zu max. 170 cm eignen.
- Die **Gleitmatte**, meistens aus Ballonseide, besteht aus zwei gegeneinander verschiebbaren Flächen, die die Reibung zwischen der Person und der Unterlage verringern. Die Person lässt sich mit ihrer Hilfe leichter mobilisieren. Die Gleitmatte eignet sich auch als Überführungshilfe eines Menschen vom Bett in den Rollstuhl und um die Person im Bett zu bewegen, z. B. vom Fuß- ans Kopfende.

Weitere Hilfsmittel sind:

- Gehhilfen zur Unterstützung möglichst selbstständigen Gehens, z. B. Gehstock, Gehstütze, Gehbock, Gehwagen (Rollator)
- Rollstuhl: Der Rollstuhl stellt ein Hilfsmittel zur Fortbewegung im Sitzen dar und gilt als Zeichen einer Behinderung. Es können viele Modelle unterschieden werden, z. B. Aktivrollstuhl, Elektrorollstuhl, Multifunktionsrollstuhl und auch das Standardmodell.

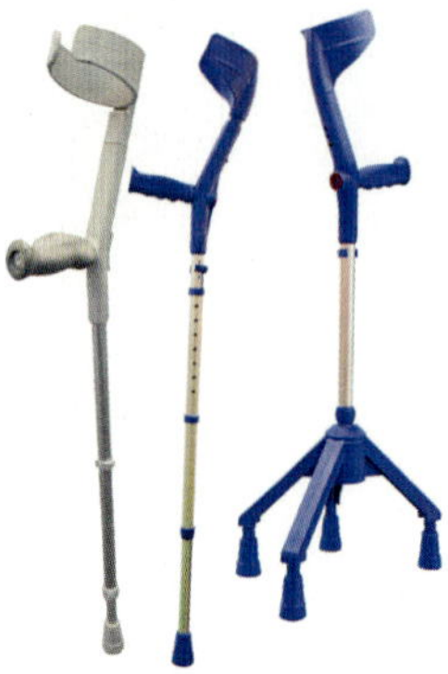

Unterarmstützen

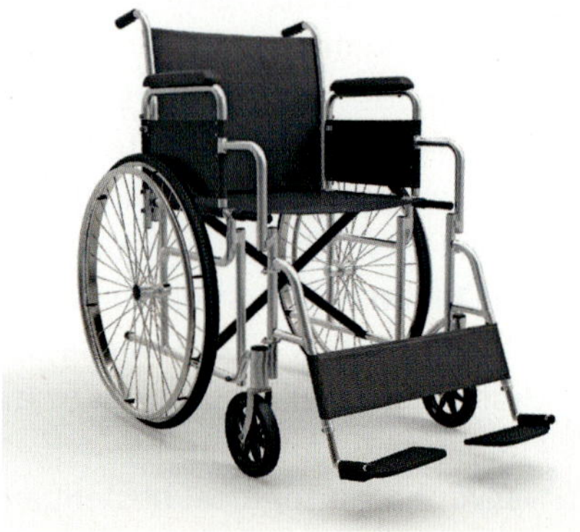

Rollstuhl (Standardmodell)

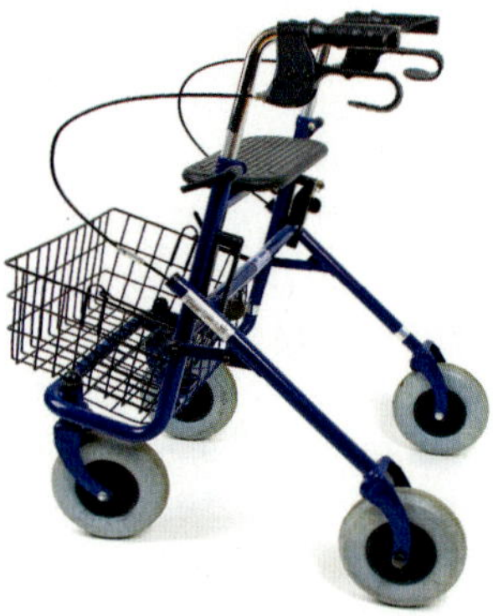

Gehwagen (Rollator)

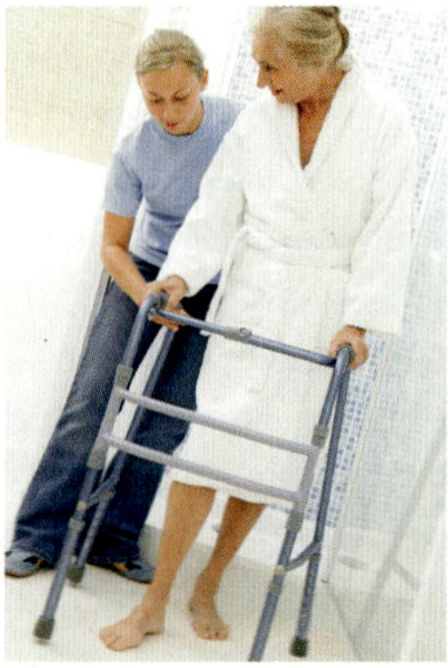

Gehbock

Versorgung mit Hilfsmitteln: der Versorgungskreislauf

Das folgende Beispiel und das Schaubild veranschaulichen, wie ein Mensch mit Beeinträchtigung an das von ihm benötigte Hilfsmittel kommt und wie der **Versorgungskreislauf** aussieht.

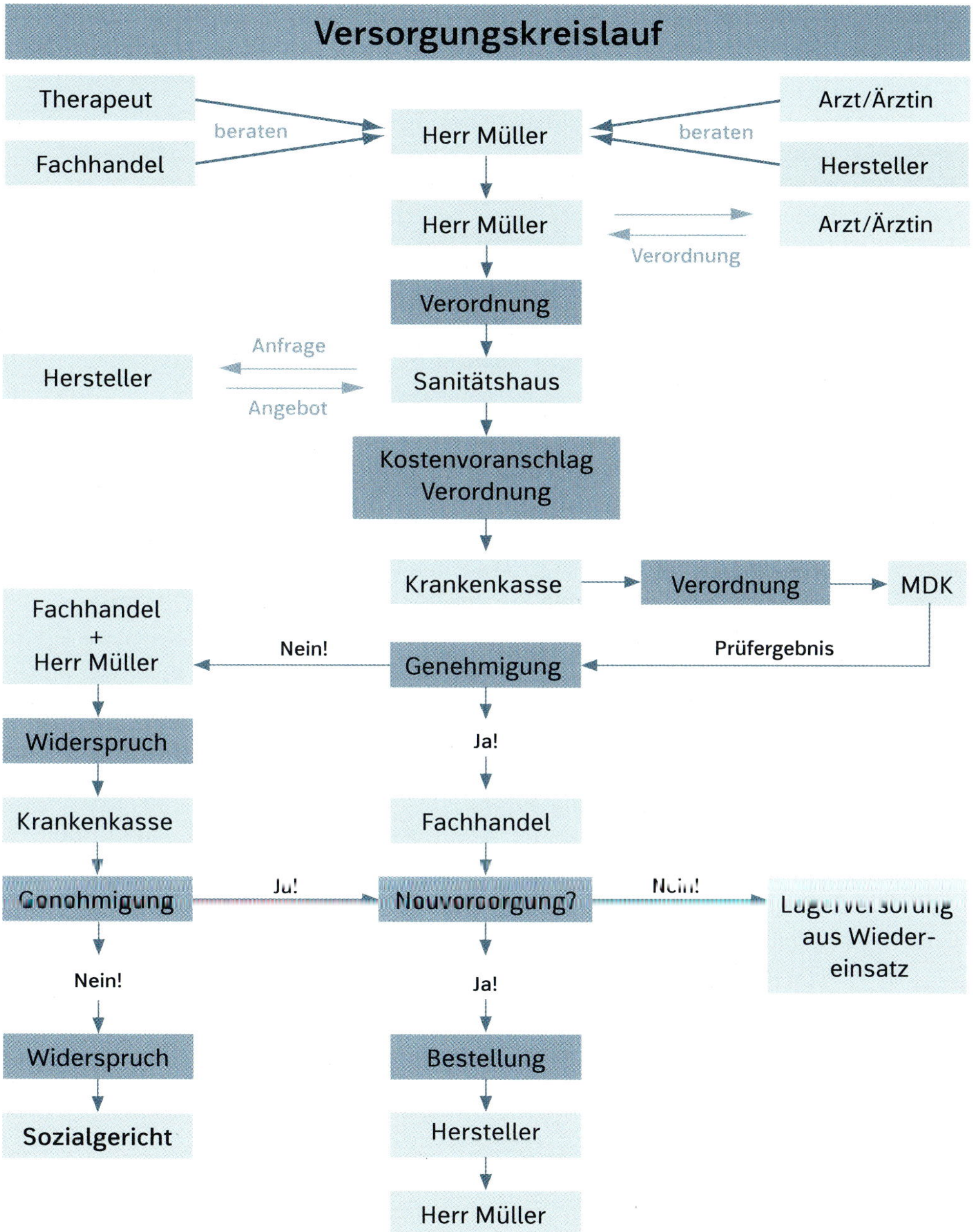

BEISPIEL

Herr Müller benötigt ein Hilfsmittel und lässt sich von seinem Therapeuten, seiner Ärztin oder im Fachhandel entsprechend beraten. Mit diesen Informationen lässt er sich von seiner Ärztin eine Verordnung für das Hilfsmittel ausstellen.
Mit der Verordnung geht Herr Müller zum Sanitätshaus. Das Sanitätshaus wendet sich an den Hersteller und bittet um ein Angebot. Mit dem Angebot (Kostenvoranschlag) und der Verordnung wendet sich Herr Müller an seine Krankenkasse, um die Kostenübernahme zu klären.
Die Krankenkasse entscheidet nicht allein, sondern lässt den „Vorgang" vom Medizinischen Dienst der Krankenkassen (MDK) prüfen. Dessen Prüfergebnis wird zur Krankenkasse zurückgeschickt.
Wird das Hilfsmittel genehmigt, stellt sich die Frage, ob eine Neuversorgung oder Lagerversorgung infrage kommt. Bei Neuversorgung wird das Hilfsmittel beim Hersteller bestellt. Lagerversorgung bedeutet, dass gebrauchte Hilfsmittel, die sorgfältig aufbereitet wurden, zum Wiedereinsatz kommen.
Wurde die Finanzierung des Hilfsmittels von der Krankenkasse abgelehnt, kann Herr Müller (mit Unterstützung des Fachhandels) Widerspruch einlegen. Dieser Widerspruch, der schriftlich formuliert werden muss, wird abermals geprüft. Bei einer erneuten Ablehnung hat Herr Müller noch die Möglichkeit, sich an das Sozialgericht zu wenden. Hier ist unter Umständen eine weitere Beratung/Begleitung erforderlich.

→ AUFGABEN

1. Üben Sie in der Klasse den Umgang mit dem Rollstuhl. Lassen Sie sich von einer Mitschülerin oder einem Mitschüler schieben, während Sie im Rollstuhl sitzen. Erarbeiten Sie allgemeingültige Regeln im Umgang mit dem Rollstuhl und der Person, die darin sitzt. Besuchen Sie während der Übung verschiedene Örtlichkeiten, z. B. einen Supermarkt, eine Bäckerei, eine Arztpraxis, eine öffentliche Toilette, den Bahnhof oder die Post.
   Achten Sie darauf, sich bei dieser Art von praktischen Übungen in der Öffentlichkeit angemessen zu verhalten.
2. Beschreiben Sie in kleinen Schritten,
   a) wie ein Rollstuhl die Randsteinkante oder eine Stufe hinunter- bzw. hinaufgeschoben werden muss,
   b) wie ein Rollstuhl eine Treppe hinauf- bzw. hinunterbewegt werden soll.
   Achten Sie bei dieser Übung darauf, sich nicht zu verletzen.
3. Auf welche Details muss die Pflegekraft achten, wenn der Mensch im Rollstuhl den Rollstuhl verlassen möchte?
4. Welche regelmäßigen Kontrollen/Wartungsarbeiten am Rollstuhl können bzw. müssen Pflegefachkräfte leisten?

3.3 Dekubitusprophylaxe

DEFINITION

Dekubitus
Ein Dekubitus (lat. decubare, decubitum = sich niederlegen) ist eine mechanisch verursachte, schlecht heilende, chronische Wunde, die durch ununterbrochene Druckwirkung auf Haut oder Schleimhaut und des darunterliegenden Gewebes entsteht.

Es sind im Wesentlichen drei Faktoren, die die Entstehung eines Dekubitus begünstigen:
- Druck
- Zeit
- Risikofaktoren

MERKEN

Beim Druck geht es vor allem um den Auflagedruck, also der Kraft pro Fläche, die als komprimierende Kraft senkrecht auf das Gewebe einwirkt. Bei den Scherkräften wirken die Kräfte parallel zum Gewebe.

Unter der Druckeinwirkung kommt es nacheinander zu folgenden Vorgängen:

- Der Druck, der von außen auf das Gewebe ausgeübt wird, ist höher als der Druck in den Hautkapillaren. Das bedeutet, dass die feinen Blutgefäße, die Hautkapillaren, komprimiert, also zusammengedrückt, werden. Besonders druckbelastet werden die Knochenvorsprünge, denn hier ist die gedrückte Fläche sehr klein.
- Durch die Kompression wird die Blutzirkulation unterbrochen, die Zellen werden nicht mehr mit Sauerstoff versorgt und nicht von Kohlendioxid entsorgt.
- Bei bedrohlichem Sauerstoffmangel im Gewebe wird Schmerz empfunden. Das veranlasst die Betroffenen zu druckentlastenden Bewegungen, die Position wird verändert. Ist ein Mensch aber immobil oder liegt eine Störung der Schmerzwahrnehmung vor, so bleiben druckentlastende Bewegungen aus.
- Nach einer bestimmten Druckverweilzeit entstehen die ersten Hautschäden. Bei unterbrochener Sauerstoffzufuhr können Hautzellen absterben. Es bildet sich eine Nekrose (Gewebstod).

Für einen dekubitusgefährdeten Menschen müssen individuelle Zeitintervalle festgelegt werden. Diese werden seinen Bedürfnissen entsprechend angepasst. Es kann mit einem zweistündigen Rhythmus begonnen werden. Mithilfe des Finger-Tests kann der individuelle Lagerungsrhythmus gefunden werden.

TIPP

Finger-Test: Wenn Sie eine Hautrötung feststellen, drücken Sie diese kurz mit dem Finger ein und ziehen den Finger dann schnell zurück. Wenn die Haut im Anschluss heller ist, ist der Finger-Test negativ; Sie können von einem physiologischen Hautzustand ausgehen.
Bleibt die Haut gerötet, liegt eine Stauung der ableitenden Gefäße vor, dies entspricht einem Dekubitus Grad I. Hier spricht man von einem positiven Finger-Test, die Zeitintervalle zur Unterstützung des Positionswechsels müssen verkürzt werden.

Risikofaktoren

- Ein erhöhtes Risiko für einen Dekubitus besteht bei eingeschränkter oder aufgehobener Beweglichkeit durch Lähmungen, Altersschwäche, Bewusstseinsstörungen, Störungen der Sensibilität durch Lähmungen, Depressionen, Einfluss bestimmter Medikamente (z. B. Sedativa, Zytostatika, Cortisonpräparate). Von einer totalen Immobilität spricht man, wenn die Person im Schlaf pro Stunde keine einzige Spontanbewegung durchführt. Des Weiteren stellt ein zu langes Sitzen ohne Druckentlastung ein nicht zu unterschätzendes Risiko dar.
- herabgesetzte Gewebetoleranz, z. B. durch eine mangelhafte Hautpflege
- ein reduzierter Allgemeinzustand, wie er bei lang andauernden Erkrankungen, Kachexie (Auszehrung, schlechter Ernährungszustand) und Exsikkose (Austrocknung), z. B. bei Fieber, auftritt
- Große chirurgische Eingriffe gehören ebenfalls zu den Risikofaktoren, da sie den Menschen immobil werden lassen.
- Zur schlechteren Durchblutung kommt es bei Herz-Kreislauf-Erkrankungen wie z. B. einer Herzinsuffizienz, Anämie, Gefäßerkrankungen (vor allem der arteriellen Verschlusskrankheit) und Adipositas (Fettleibigkeit).
- Bei hohem Fieber kommt es, auch durch das vermehrte Schwitzen, zur Austrocknung des Körpers und zu einem erhöhten Sauerstoffverbrauch.
- Eine Urin- und/oder Stuhlinkontinenz führt zu Hautirritationen wie Mazeration (Auf- bzw. Erweichen der Haut).
- Abwehrschwäche des Körpers bei unzureichender Ernährung (Eiweiß- und Vitaminmangel)
- Wirkung der Scherkräfte: Wirken zwei Kräfte in entgegengesetzte Richtung, sodass sie wie eine Schere auseinanderklaffen, spricht man von Scherkräften. Es kommt zu Verschiebungen im Unterhautfettgewebe. Diese kommen zustande, wenn der Mensch mit Pflegebedarf über die Matratze gezerrt oder im Stuhl hochgezogen wird.
- fortgeschrittenes Alter
- chronische Schmerzen
- mangelnde Mitarbeit
- zu langes Sitzen ohne Druckentlastung
- Auch Druck, der von außen ausgeübt wird wie Falten im Bettlaken, Krümel im Bett, Katheter, Sonden, Schienen und Verbände können Dekubitalulcera verursachen.

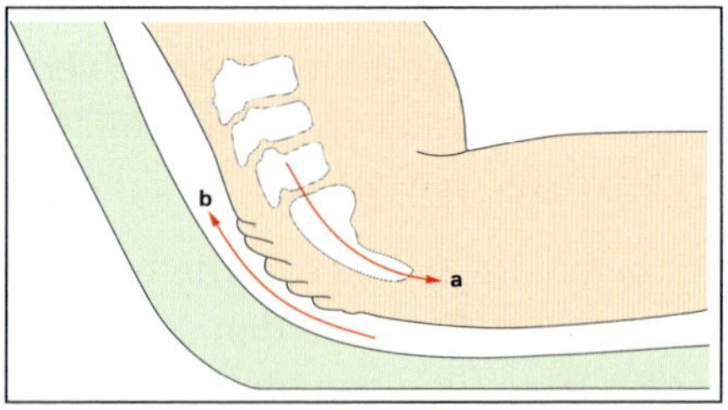

Scherkräfte

→ AUFGABE

Teilen Sie die Risikofaktoren in einer Tabelle in intrinsische (von innen kommende) und extrinsische (von außen kommende) Faktoren ein.

Gefährdete Körperstellen

Besonders gefährdet sind die Körperstellen, an denen sich zwischen Haut und dem darunterliegenden Knochen nur wenig Muskulatur oder Fettgewebe befindet.

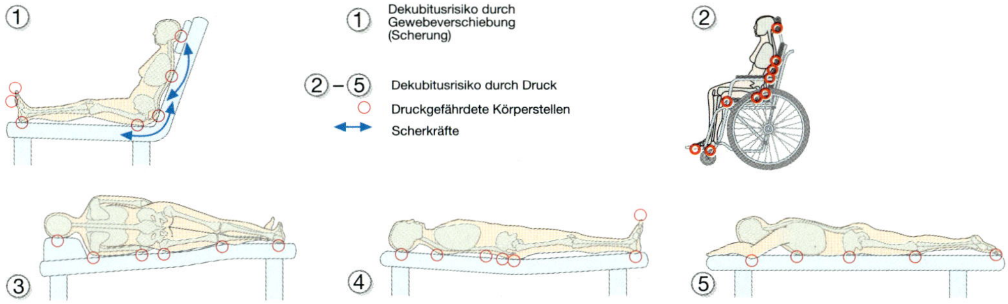

→ AUFGABE

Bezeichnen Sie die gefährdeten Körperstellen mit den korrekten Fachbegriffen aus der Anatomie. Unterscheiden Sie außerdem in besonders gefährdete und weniger gefährdete Körperstellen.

Es kommt immer wieder vor, dass sich Druckgeschwüre durch medizinische Behandlungsmethoden an spezifischen Körperstellen entwickeln. Meistens sind die Schleimhäute, seltener die Haut betroffen.

- **Mund**
  Auch in der Mundhöhle können Druckgeschwüre beobachtet werden. Sie entstehen entweder durch eine schlecht angepasste Zahnprothese oder wenn Speisereste zwischen Mundschleimhaut und Prothese gelangen.
  Die Wunden werden relativ schnell wahrgenommen, da die Betroffenen ihre Prothese nicht mehr tragen. Nach Rücksprache mit dem Arzt bzw. der Ärztin oder dem Zahnarzt bzw. der Zahnärztin können Pinselungen mit Myrrhentinktur, Rosenhonig oder panthenolhaltigen Präparaten sowie Mundspülungen mit Salbeitee die Druckgeschwüre schnell zum Abheilen bringen. Nelkenöl, auf die betroffenen Stellen aufgetupft, wirkt besonders schmerzlindernd.
  Bei Personen, die eine Zahnprothese tragen, besteht die zusätzliche Gefahr, dass sie aus Angst, dass etwas unter die Zahnprothese gelangen könnte, auf feste Speisen (z. B. Brotrinde) und Salate verzichten. Die Ernährung wird einseitig. Beraten Sie die Person dahingehend, regelmäßig Termine in der zahnärztlichen Praxis wahrzunehmen, um die Prothese überprüfen zu lassen.

- **Harnblasenausgang**
  Der Blasendauerkatheter wird in der Blase mit einem wassergefüllten Ballon (gefüllt mit sterilem Aqua destillata) fixiert, um ein versehentliches Herausgleiten zu verhindern. Wenn am Katheter gezogen wird, hält der Ballon den Katheter in der Blase fest. Dieser Zug führt nach einer gewissen Zeit zu einem Geschwür (Ulcus), das bluten kann und eine Eintrittspforte für Keime darstellt.

TIPP

Beim Umgang mit einem Blasenkatheter oder einem Beutelsystem ist unbedingt darauf zu achten, dass kein Zug entsteht und die Person mit Blasendauerkatheter entsprechend ihrer Fähigkeiten lernt, mit der Harnableitung umzugehen.

- **Nase**
  An der Schleimhaut der Nase, hier vor allem des Nasenvorhofs und der Nasenflügel, kommt es häufig zu Druckgeschwüren. Dies geschieht insbesondere dann, wenn Sauerstoffbrillen, Magensonden oder Intubationsschläuche durch die Nasengänge geführt werden. Eine Intubation ist das Einführen eines Kunststoffschlauches (Tubus) durch den Kehlkopf in die Luftröhre.
  Eine sorgfältige Nasenpflege und eine exakte Krankenbeobachtung können helfen, derartige Veränderungen an der Schleimhaut frühzeitig zu erkennen.
- **Prothesen**
  Kommt es nach einer Beinamputation zur prothetischen Versorgung, sind die Stümpfe besonderen Belastungen ausgesetzt. Die Kräfte, die auf relativ kleiner Fläche wirken, sind sehr groß. Das Risiko eines Dekubitus hängt von der Höhe der Amputation (Unterschenkel, Knie, Oberschenkel) und der Vorerkrankung (z. B. Durchblutungsstörungen) ab. Ist es zu einem Dekubitus gekommen, dürfen bis zur Abheilung keine Prothesen getragen werden. Prophylaktisch sind in diesem Fall Stumpfgymnastik und die Behandlung von Durchblutungsstörungen erforderlich.

Einschätzen des Dekubitusrisikos

Es sind zur Einschätzung des Dekubitusrisikos standardisierte Einschätzungsverfahren bekannt, z. B. die Braden-Skala. Die Entscheidung, ob und mit welcher Skala gearbeitet wird, trägt die verantwortliche Pflegefachkraft der Pflegeeinrichtung. Vor allem für Berufseinsteigende ist die Einschätzung der Dekubitusgefahr mithilfe von Skalen zu empfehlen.

Die Einschätzung wird gleich zu Beginn des pflegerischen Auftrags vorgenommen. Je nach Einrichtung und Pflegebedarf wird das Dekubitusrisiko auf der Intensivstation im Krankenhaus einmal pro Schicht bis zu einmal pro Monat im Pflegeheim eingeschätzt.

Sensorisches Empfindungsvermögen Fähigkeit, adäquat auf druckbedingte Beschwerden zu reagieren		Feuchtigkeit Ausmaß, in dem die Haut Feuchtigkeit ausgesetzt ist		Aktivität Ausmaß der physischen Aktivität		Mobilität Fähigkeit, die Position zu wechseln oder zu halten		Ernährung Ernährungsgewohnheiten		Reibung und Scherkräfte	
Fehlt • Keine Reaktion auf schmerzhafte Stimuli, mögliche Gründe: Bewegungslosigkeit, Sedierung oder • Störung der Schmerzempfindung durch Lähmungen, die den größten Teil des Körpers betreffen (z. B. hoher Querschnitt)	1	**Ständig feucht** • Die Haut ist ständig feucht durch Urin, Schweiß oder Kot • Immer wenn der Patient gedreht wird liegt er im Nassen	1	**Bettlägerig** • Ans Bett gebunden	1	**Komplett immobil** • Kann keinen geringfügigen Positionswechsel ohne Hilfe ausführen	1	**Sehr schlechte Ernährung** • Isst kleine Portionen nie auf, sondern nur etwa 1/3 • Trinkt zu wenig • Nimmt keine Ergänzungskost zu sich oder • Darf oral keine Kost zu sich nehmen oder • Nur klare Flüssigkeiten oder • Erhält Ernährungsinfusionen länger als 5 Tage	1	**Problem** • Braucht viel bis massive Unterstützung bei Lagewechsel • Anheben ist ohne Schleifen nicht möglich • Rutscht im Bett oder im (Roll-)Stuhl ständig herunter, muss immer wieder hochgezogen werden oder • Ist sehr unruhig (scheuert auf der Unterlage)	1
Stark eingeschränkt • Reaktion erfolgt nur auf starke Schmerzreize • Beschwerden können kaum geäußert werden (z. B. nur durch Stöhnen oder Unruhe) oder • Störung der Schmerzempfindung durch Lähmungen, wovon die Hälfte des Körpers betroffen ist	2	**Oft feucht** • Haut ist oft feucht, aber nicht immer • Bettzeug oder Wäsche muss mindestens 1-mal/Schicht gewechselt werden	2	**Sitzt auf** • Kann mit Hilfe etwas laufen • Kann das eigene Gewicht nicht allein tragen • Braucht Hilfe, um aufzusitzen (Bett, Stuhl, Rollstuhl)	2	**Mobilität stark eingeschränkt** • Bewegt sich manchmal geringfügig (Körper, Extremitäten) • Kann sich aber nicht regelmäßig allein ausreichend umlagern	2	**Mäßige Ernährung** • Isst selten eine normale Portion auf, aber isst im Allgemeinen etwa die Hälfte der angebotenen Nahrung • Isst etwa 3 Eiweißportionen • Nimmt unregelmäßig Ergänzungskost zu sich oder • Erhält zu wenig Nährstoffe über Sondenkost oder Infusionen	2	**Potenzielles Problem** • Bewegt sich etwas allein oder braucht wenig Hilfe • Beim Hochziehen schleift die Haut nur wenig über die Laken (kann sich etwas anheben) • Kann sich über längere Zeit in einer Lage halten (Stuhl, Rollstuhl) • Rutscht nur selten herunter	2

Sensorisches Empfindungsvermögen Fähigkeit, adäquat auf druckbedingte Beschwerden zu reagieren		Feuchtigkeit Ausmaß, in dem die Haut Feuchtigkeit ausgesetzt ist		Aktivität Ausmaß der physischen Aktivität		Mobilität Fähigkeit, die Position zu wechseln oder zu halten		Ernährung Ernährungsgewohnheiten		Reibung und Scherkräfte	
Leicht eingeschränkt • Reaktionen auf Ansprache oder Kommandos • Beschwerden können nicht immer ausgedrückt werden (z. B. dass die Position geändert werden soll) oder • Störung der Schmerzempfindung durch Lähmung, wovon eine oder zwei Extremitäten betroffen sind	3	**Manchmal feucht** • Haut ist manchmal feucht, etwa 1-mal/Tag wird neue Wäsche benötigt	3	**Geht wenig** • Geht am Tag allein, aber selten und nur ganz kurze Distanzen • Braucht für längere Strecken Hilfe • Verbringt die meiste Zeit im Bett oder im Stuhl	3	**Mobilität gering eingeschränkt** • Macht regelmäßig kleine Positionswechsel des Körpers und der Extremitäten	3	**Adäquate Ernährung** • Isst mehr als die Hälfte der normalen Essensportion • Nimmt ca. 4 Eiweißportionen täglich zu sich • Verweigert gelegentlich eine Mahlzeit, nimmt aber Ergänzungskost zu sich oder nimmt über Sonde oder Infusion die meisten Nährstoffe auf	3	**Zurzeit kein Problem** • Bewegt sich im Bett und im Stuhl • Hat genügend Kraft, sich anzuheben • Kann eine Position über lange Zeit halten, ohne herunter zu rutschen	3
Vorhanden • Reaktionen auf Ansprache, Beschwerden können geäußert werden oder • Keine Störung der Schmerzempfindung	4	**Selten feucht** • Haut ist meist trocken • Neue Wäsche wird selten benötigt	4	**Geht regelmäßig** • Geht regelmäßig 2- bis 3-mal pro Schicht • Bewegt sich regelmäßig	4	**Mobil** • Kann allein seine Position umfassend ändern	4	**Gute Ernährung** • Isst immer die Portionen auf • Nimmt 4 Eiweißportionen zu sich • Isst manchmal 1 Zwischenmahlzeit • Braucht keine Ergänzungskost	4	**Punkte:** geringes Risiko = 16 bis 15 P mittleres Risiko = 14 bis 12 P hohes Risiko = 11 bis 9 P sehr hohes Risiko = < 9 P	4

Datum	HZ	Ges. Pkt.	Datum	HZ	Ges. Pkt.	Datum	HZ	Ges. Pkt.	Datum	HZ	Ges. Pkt.
Punkte			Punkte			Punkte			Punkte		

(Quelle: Schmidt, 2020, S. 244 f.)

Das Risiko, einen Dekubitus zu erleiden, ist umso höher, je weniger der pflegebedürftige Mensch dazu beitragen kann, bei einem Problem für Abhilfe zu sorgen. Je höher also der Punktwert ist, desto geringer ist das Dekubitusrisiko und desto weniger spezielle Pflegemaßnahmen müssen durchgeführt werden.

→ AUFGABEN

1. Lesen Sie das Fallbeispiel von Herrn Sonntag aufmerksam durch. Schätzen Sie mithilfe der Braden-Skala das Dekubitusrisiko ein.
2. Suchen Sie mithilfe weiterführender Literatur oder des Internets weitere Risikoskalen wie z. B. die Medley- oder die Waterloo-Skala und vergleichen Sie die Skalen miteinander. Diskutieren Sie in der Gruppe die Ergebnisse Ihrer Recherchen.

FALLBEISPIEL

Herr Sonntag ist 87 Jahre alt und lebt seit seiner Berentung in der Seniorengruppe einer Einrichtung für Menschen mit Behinderung. Er hat eine leichte geistige Behinderung, die ihn aber im Alltag nicht weiter belastet. Er war bis zu einem Schlaganfall vor drei Monaten seinem Alter entsprechend körperlich aktiv. Die Arbeit im Gemüsegarten und Spieleabende waren seine Leidenschaft.
Als Folge des Schlaganfalls leidet Herr Sonntag nun unter einer linksseitigen Lähmung in Verbindung mit einer Gefühlstaubheit. Trotz einer umfassenden Physiotherapie ist Herr Sonntag noch nicht in der Lage, sein eigenes Gewicht zu tragen, und sitzt deshalb fast ausschließlich im Rollstuhl. Der Transfer in den Rollstuhl wird dabei weitestgehend von den Pflegekräften übernommen. Obwohl Herr Sonntag ein sehr bequemer Mensch ist und sich gerne vom Pflegepersonal helfen lässt, ist er sehr motiviert, wieder gesund bzw. beweglicher und eigenständiger zu werden. Dies hängt u. a. mit seiner neuen Freundin zusammen, die auch in der Wohngruppe lebt. Sie besucht ihn jeden Tag.
Herr Sonntag befindet sich in einem guten Ernährungszustand, bei einer Körpergröße von 168 cm wiegt er 70 kg. Er isst jedoch neuerdings nur noch die Hälfte seiner Portionen auf, was von ihm aber nicht als problematisch empfunden wird. Auf sein Essverhalten angesprochen, äußert er nur: „Wer nichts tut, braucht auch nicht so viel zu essen." Auch sein Durstempfinden ist reduziert. Er schafft es nicht, mehr als einen Liter täglich zu trinken. Als dies eine Heilerziehungspflegerin bemerkt, erklärt sie Herrn Sonntag, dass gerade für ihn, als Träger eines Blasenkatheters eine ausreichende Trinkmenge absolut erforderlich sei, um die Blase gut zu spülen. Das Gespräch bleibt jedoch ohne Konsequenzen.

MERKEN

Alle Pflegemaßnahmen, die Einschätzung des Risikos mithilfe von Skalen, regelmäßig durchgeführte Finger-Tests und Pflegemaßnahmen zur Dekubitusprophylaxe müssen dokumentiert werden.

Prophylaxe

„Lachend
kamen sie
morgens um vier Uhr
ins Zimmer.
Fünf Helfer,
noch neu,
jung
und
fröhlich.

… ‚Entlasten'
heißt es
in der Fachsprache,
wenn Patienten
im
Drei-Stunden-Rhythmus
hochgehoben werden,
damit
sie sich
nicht wund liegen.

Sie erzählen
sich Witze
während
des Anhebens
und
möchten sich
vor
lauter Lachen
am
liebsten
ausschütten."

(Quelle: Kürten, 1991, S. 52)

Zur Dekubitusprophylaxe sind folgende vier Maßnahmen wichtig:

1. Druckentlastung
2. Ernährung
3. Hautpflege
4. Reduzierung von Risikofaktoren

Druckentlastung

Jede Verkürzung und/oder Reduzierung der Druckverweilzeit ist Dekubitusprophylaxe und deshalb auch kausal (ursächlich) wirksam. Dabei lassen sich Positionsänderung und Mobilisation unterscheiden.

Zu den Hilfsmitteln zählen Bettauflagen aus unterschiedlichsten Materialien, die in das Bett gelegt werden können. Die vorhandene Matratze kann gegen Ersatzmatratzen aus unterschiedlichstem Material ausgetauscht werden. Des Weiteren kommen unter bestimmten Umständen, bei besonders hohem Risiko, Spezialbetten zum Einsatz.

TIPP

Die Positionierung oder Mobilisation des pflegebedürftigen Menschen orientiert sich am Tages- und Nachtrhythmus des Betreffenden. Denken Sie immer an die Ressourcen der Person.

Die Druckentlastung kann nach technischen Prinzipien unterteilt werden:

- **Weiche Positionierung:** Hier besteht die Gefahr, dass die Bewegungsfähigkeit eingeschränkt und behindert wird. Durch weiche Matratzen kann es zur verminderten Körperorientierung kommen, was vorhandene Verwirrtheitszustände verstärken kann. Aktivitäten wie das Essen und Trinken können durch eine weiche Lagerung deutlich erschwert werden.

- **Freie Positionierung:** Hier gilt zu berücksichtigen, dass zwar eine Körperstelle hohlgelagert wird, aber der umliegende Druck um ein Vielfaches erhöht sein kann. Besonders gut für diese Form der Lagerung eignen sich die Fersen. Als Lagerungshilfsmittel kann ein einfaches Handtuch oder ein mit Wasser gefüllter Latexhandschuh dienen.

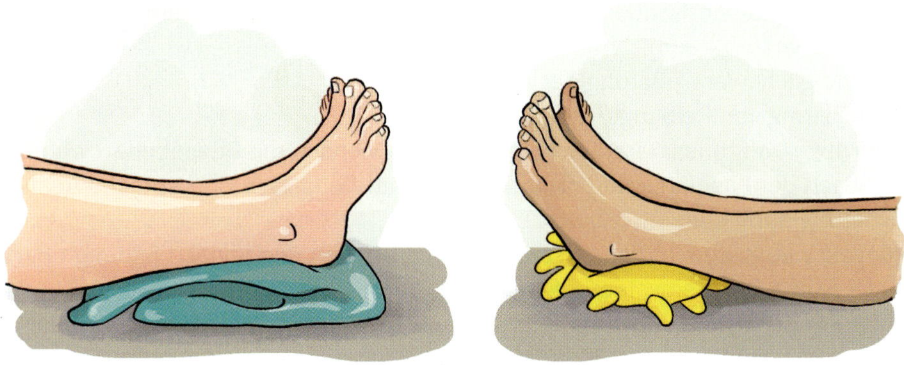

Zusammengerolltes Handtuch und mit Wasser gefüllter Handschuh

- **Wechseldruck:** Durch eine elektrische Pumpe wird die erwärmte Luft in der Matratze in einstellbarem Rhythmus bewegt. Bei diesen Geräten, die oft direkt an das Bett montiert werden, muss auf die Betriebsgeräusche geachtet werden. Der pflegebedürftige Mensch ist diesem Geräuschpegel nämlich permanent ausgesetzt. Des Weiteren ersetzt eine Wechseldruckmatratze nicht den manuellen Positionswechsel.

→ AUFGABEN

1. Stellen Sie die technischen Prinzipien zur Druckentlastung gegenüber und arbeiten Sie Vor- und Nachteile heraus.
2. Starten Sie einen Versuch: Richten Sie Ihr Bett mit vielen Kissen und Decken so her, dass Sie besonders weich liegen können. Legen Sie sich für eine gewisse Zeit hinein. Vergleichen Sie Ihre Bewegungsmöglichkeiten im normalen Bett und im „weichen Bett", vor allem auch Ihre Fähigkeit, das Bett zu verlassen. Welche Unterschiede sind festzustellen?

Bei der Wortwahl orientiert sich die Pflegefachkraft am Menschen und spricht nicht mehr nur vom „Lagern", sondern besser von einem „Positionswechsel" oder vom „bewegten Lagern". In der Pflege gibt es zahlreiche Gründe für das bewegte Lagern bzw. den Positionswechsel.

Beeinflussende Faktoren des bewegten Lagerns:

- Geschicklichkeit und Einfühlungsvermögen der Pflegekraft
- Fähigkeiten und Wünsche bzw. Korrekturwünsche des gelagerten Menschen
- institutionelle Bedingungen wie Lagerungsmaterial oder Bettfunktionen

Prinzipien einer guten Positionierung sind:

- Orientierung an den Bedürfnissen des Menschen mit Pflegebedarf: Dieser muss sich sicher fühlen.
- Förderung der Selbstständigkeit des pflegebedürftigen Menschen
- Orientierung am individuellen Tages- und Nachtrhythmus des Menschen mit Pflegebedarf
- größtmögliche Vergrößerung der Auflagefläche
- Reduzierung von Reibungs- und Scherkräften
- Die Pflegekraft muss darauf achten, dass der Mensch mit Pflegebedarf während und nach der Positionierung nicht aus dem Bett fällt. Nach Rücksprache Absturzsicherung anbringen.
- Pflegekräfte sollten immer rückenschonend arbeiten und je nach Situation Hilfsmittel (wie z. B. Liftersysteme) benutzen.
- Aufgrund der Verletzungsgefahr für den pflegebedürftigen Menschen und der Hygienevorschriften ist es den Pflegefachkräften nicht erlaubt, Fingerringe, Armbänder oder Uhren zu tragen.

Im Folgenden werden einige Positionierungstechniken vorgestellt.

In der **30°-Position** wird entweder die rechte oder die linke Gesäß- bzw. Körperhälfte belastet. Diese Stellen eignen sich zur Druckentlastung, da sie durch die Gewebemuskulatur gut abgepolstert sind und sich keine Knochenvorsprünge darunter befinden.

Die Zeitintervalle des Positionswechsels richten sich nach den Bedürfnissen der pflegebedürftigen Person. Mit präziser Hautbeobachtung kann der individuell richtige Zeitrahmen gefunden werden.

BEISPIEL

Schrittweise Durchführung eines Positionswechsels am Beispiel der linken Seitenlagerung

1. Person informieren
2. Kopfende flach stellen, bei Bedarf leicht erhöht lassen
3. Bettdecke und Lagerungshilfen entfernen
4. Drei Lagerungskissen vorbereiten und für die Lagerung bereitlegen
5. Kopf der Person nach links drehen
6. Linken Arm rechtwinklig zum Körper legen
7. Rechten Arm zur linken Seite legen (rechte Schulter hebt sich leicht an)
8. Linkes Bein aufstellen und nach links legen (rechtes Becken hebt sich leicht). Zuvor sollte ein Kissen unter das linke Bein gelegt werden.
9. Rechtes Bein aufstellen und ebenfalls nach links legen. Mit dem physikalischen Gesetz der Hebelwirkung lässt sich der Bewohner ohne Schwierigkeiten zur Seite bewegen.

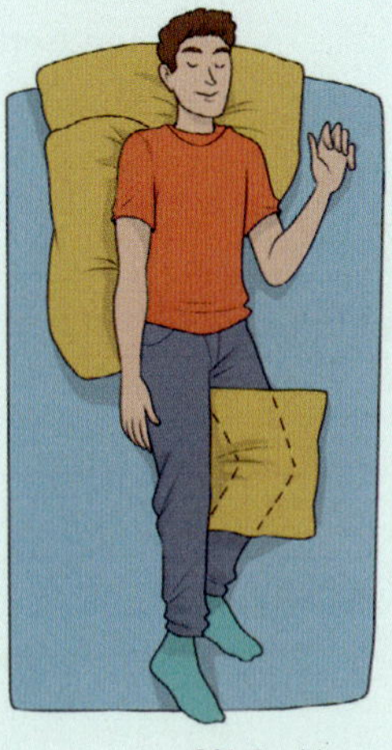

30°-Position

10. Das Becken und die rechte Schulter mit leichtem Schwung nach links drehen. Der Bewohner rollt dadurch fast von allein auf die linke Seite. Die Lagerungskissen in den Rücken und unter dem rechten Bein platzieren, Person eventuell leicht zurückrollen. Die rechte Schulter muss mit dem Kissen unterstützt sein.
11. Rechtes Bein strecken, sodass das Bein auf dem Kissen liegt und die Ferse druckentlastet ist
12. Position eventuell korrigieren. Der linke Trochanter (großer Rollhügel des Oberschenkelknochens) muss freiliegen. Ein kleines Kopfkissen unterlagert ausschließlich den Kopf und den Hals.

BEISPIEL

Schrittweise Durchführung eines Positionswechsels am Beispiel der 135°-Position

1. Person informieren
2. Kopfende flach stellen, bei Bedarf leicht erhöht lassen
3. Bettdecke und Lagerungshilfsmittel entfernen
4. Drei Lagerungskissen (zwei große und ein kleines) vorbereiten und für die Lagerung bereitlegen
5. Person wird in Rückenlage auf die rechte Bettkante gelagert
6. Linkes Bein aufstellen und nach rechts drehen
7. Linke Hand weit unter das Gesäß schieben, Arm ist gestreckt.
8. Ein dickes Kissen in die Mitte des Bettes vor den Brust-Bauch-Raum der Person legen
9. Kopf nach links drehen
10. Rechten Arm nach links legen
11. Linkes aufgestelltes Bein nach links legen (rechtes Becken hebt sich leicht)

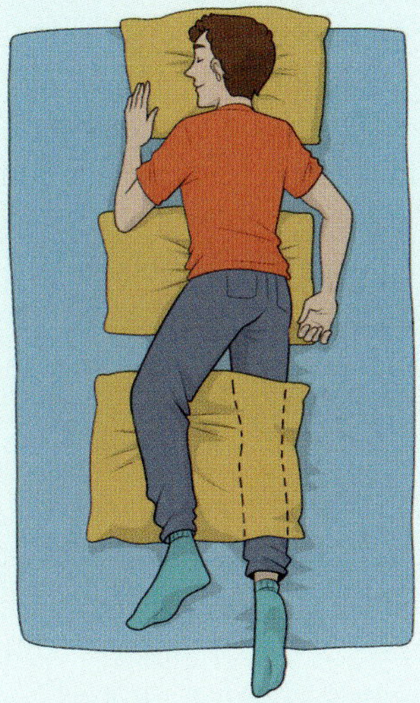

135°-Position

12. Rechtes Bein aufstellen und nach links legen
13. Das Becken und die rechte Schulter mit leichtem Schwung nach links drehen. Die Person rollt dadurch fast von allein in die 135°-Stellung und wird vom Kissen abgestützt.
14. Der linke Arm wird frei gelagert.
15. Das oben liegende Bein wird durch ein Kissen unterstützt.
16. Das kleine Kissen unter den Kopf legen
17. Die Position von Schulter- und Hüftgelenken wird überprüft und korrigiert.
18. Die Lage des Kopfes, der auf kleinem Kissen gelagert wird, wird überprüft und korrigiert. Aufpassen, dass die Ohrmuschel richtig am Kopf anliegt.

Die **135°-Position** ist besonders vorteilhaft, wenn es bereits Druckgeschwüre im Bereich des Steißbeines gibt. Die meisten Menschen mit Pflegebedarf empfinden diese Position als angenehm.

Für die Position in der **schiefen Ebene** wird zwischen Matratze und Sprungrahmen, entweder rechts oder links, Material gesteckt, das die Matratze um ca. 20 cm erhöht. Dies können Schaumstoffkeile oder zusammengerollte Decken sein. Die gesamte Bettlänge muss unterlagert sein.

Diese Position ist besonders einfach zu erlernen und für den pflegebedürftigen Menschen sehr schonend, da er nicht gedreht werden muss.

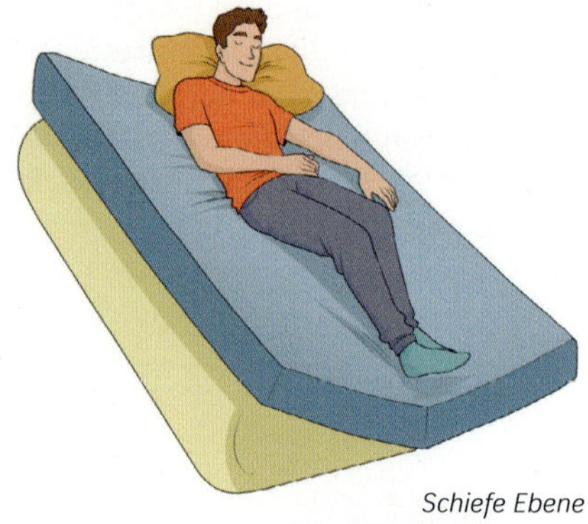

Schiefe Ebene

Minimale Schwerpunktverlagerungen des Menschen mit Pflegebedarf reichen aus, um eine prophylaktische Wirkung zu erzielen. Mit einem kleinen Schaumstoffkeil oder einem kleinen zusammengerollten Handtuch kann z. B. die Hüfte unterlagert werden. Die Schultern oder die Beine können ebenfalls so gelagert werden. Die **Mikro-Positionen** bieten sich besonders gut bei Menschen mit Schmerzen und während der Nacht an.

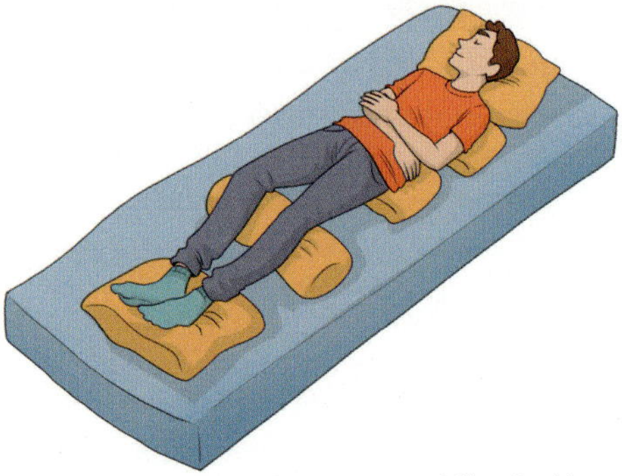

Mikro-Positionen

Ziel jeder Mobilisation ist es u. a., dass der Mensch mit Pflegebedarf das Bett so oft wie möglich verlässt. Er wird in einen Rollstuhl oder einen anderen für ihn passenden Stuhl oder Sessel gesetzt, um besser am Gemeinschaftsleben teilhaben zu können. Die **Druckentlastung** muss allerdings auch beim **Sitzen** gewährleistet sein. Der Fachhandel für Rehabedarf bietet dazu eine breite Palette an Sitzkissen, speziell für den Gebrauch in Rollstühlen, an. Lassen Sie sich entsprechend beraten und nehmen Sie den Bewohner, wenn möglich, mit.

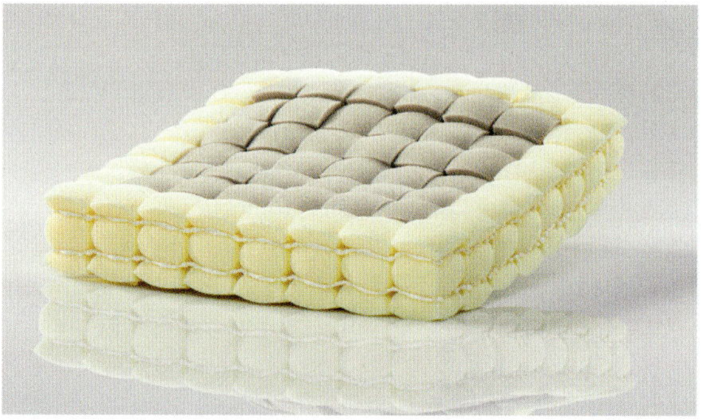

Sitzkissen zur Druckentlastung

→ AUFGABE

Erstellen Sie eine Tabelle über die unterschiedlichen Hilfsmittel zur Positionierung. Vergleichen Sie deren Wirkweise und die jeweiligen Vor- und Nachteile.

Ernährung

Im Rahmen der Ernährung ist besonders auf den Eiweißgehalt in der Nahrung zu achten. Die Energiezufuhr muss gesteigert werden, um einem Einweißabbau entgegenzuwirken. Multivitaminpräparate sind zu ergänzen, vor allem die Vitamine A, C und E. Darüber hinaus muss noch auf eine ausreichende Flüssigkeitszufuhr aufmerksam gemacht werden. In Absprache mit dem Arzt oder der Ärztin sollte auf eine Flüssigkeitsmenge von 30–40 ml Flüssigkeit pro Kilogramm Körpergewicht pro Tag geachtet werden; bei Fieber oder anderen hohen Flüssigkeitsverlusten zusätzlich 15 ml/kg Körpergewicht. Als Kontrollinstrument kann ein Trinkplan hilfreich sein. Es empfiehlt sich, eine Diätassistentin oder einen Diätassistenten hinzuzuziehen.

→ AUFGABE

Informieren Sie sich über besondere Ernährungsformen bei erhöhter Dekubitusgefahr und bei vorliegendem Dekubitus.

Hautpflege

Hautpflege im Rahmen der Dekubitusprophylaxe bedeutet, dass intakte, aber gefährdete Haut gesund bleiben soll (s. auch Kapitel 2).

Hautreinigungs- und Hautpflegemittel sollten

- die Haut nicht austrocknen,
- einen pH-Wert im hautneutralen (5,5 bis 6,0) Bereich haben,
- die Poren nicht abdichten, um die Temperaturregulation zu gewährleisten,
- nicht allergisierend wirken,
- die Haut nicht schädigen oder strapazieren,
- keine Nebenwirkungen aufweisen,
- den Hautstatus nach der Anwendung weiterhin erkennen lassen,
- bei besonders gefährdeten Körperstellen die Haut vor äußeren Einflüssen (Ausscheidungen) schützen, wie z. B. Wasser-in-Öl-Produkte.

MERKEN

Der regelmäßige Wechsel des Inkontinenzmaterials und eine gute Hautpflege sind bei Inkontinenz unerlässlich.

Kontraindizierte Methoden und Mittel zur Hautpflege:

- **Hochprozentiger Alkohol** führt bei wiederholter Anwendung zur Austrocknung der Haut. Außerdem kann es zu Fissuren in der Haut kommen, welche eine ideale Eintrittspforte für Bakterien sind.
- **Kampfer- und mentholhaltige Präparate** können bei der Anwendung leicht mit den Schleimhäuten im Sakralbereich in Berührung kommen. Das führt zu erheblichen Verletzungen der Schleimhaut. Des Weiteren beeinflussen diese Präparate die Druckrezeptoren der Haut, sodass pflegebedürftige Menschen den Druck weniger wahrnehmen und länger auf derselben Stelle liegen. Die Folge ist eine erhöhte Dekubitusgefahr.

- **Gerb- und Farblösungen** verhindern die Beurteilung des Hautstatus. So können Rötungen nicht rechtzeitig erkannt werden.
- **Salben, Fette (Melkfett, Vaseline) und Pasten** verschließen die Hautporen und stören dadurch die Temperaturregulation durch die Haut. Zinkpasten trocknen zudem die Haut zusätzlich aus.
- **Puder** hat einen austrocknenden Effekt, da er Flüssigkeit aus der Haut aufnimmt. Außerdem bildet er Krümel, die die Haut zusätzlich durch Reibung reizen.
- **Hautpflegeverfahren wie Eisen und Föhnen** dürften mittlerweile der Vergangenheit angehören. Die Hautdurchblutung wird nicht angeregt, sondern eher verschlechtert. Außerdem bieten die geföhnten Hautflächen günstige Ansiedlungsbedingungen für Bakterien.

Reduzierung von Risikofaktoren

Über die genannten Maßnahmen hinaus ist es begleitend erforderlich, die Risikofaktoren weitestgehend zu reduzieren.

→ AUFGABE

Bearbeiten Sie zu zweit folgende Fragestellung: Unterscheiden Sie einen Dekubitus, eine inkontinenzassoziierte Dermatitis (IAD) und einen Intertrigo nach folgenden Kriterien: Lokalisation, Ätiologie, Tiefe, Form und weitere Auffälligkeiten, vor allem der umgebenden Haut.
Stellen Sie Ihre Ergebnisse in einer Tabelle dar.

Beobachtung – Klassifizierung – Dokumentation

Ist es trotz prophylaktischer Pflegemaßnahmen zu einem Dekubitus gekommen, gilt es, diesen zu beobachten, zu klassifizieren und zu dokumentieren. Der Arzt bzw. die Ärztin ist bezüglich einer entsprechenden Diagnostik und Therapie zu informieren.

Dekubitalulcera werden klassifiziert, bisher in einer Gradeinteilung I–IV nach Seiler. Im aktualisierten Expertenstandard von 2017 wird empfohlen, die internationale Leitlinie des National Pressure Ulcer Advisory Panel (NPUAP), des European Pressure Ulcer Advisory Panel (EPUAP) und der Pan Pacific Pressure Injury Alliance (PPPIA) 2014 als Grundlage der Klassifizierung zu benutzen.

Die Kurzanleitung „Leitlinie Dekubitus Prävention“, die von EPUAP, NPUAP und PPPIA erarbeitet wurde, kann online heruntergeladen werden unter www.icwunden.de.

Mit Erlaubnis des Menschen mit Dekubitus und/oder der Betreuungsperson werden Fotos des Dekubitus angefertigt, um einen objektiven Verlauf zu dokumentieren. Der Fachhandel bietet eine Vielzahl unterschiedlicher Wunddokumentationen an, mit deren Hilfe ein Dekubitus und auch andere Wunden entsprechend dokumentiert werden können.

Klassifizierung des Dekubitus nach der Leitlinie von EPUAP, NPUAP und PPPIA 2014	
Kategorie/Stadium	Ausprägung und Symptome
Kategorie/Stadium I: Nicht wegdrückbares Erythem	Intakte Haut mit nicht wegdrückbarer Rötung eines lokalen Bereichs gewöhnlich über einem knöchernen Vorsprung. Bei dunkel pigmentierter Haut ist ein Abblassen möglicherweise nicht sichtbar, die Farbe kann sich aber von der umgebenden Haut unterscheiden. Der Bereich kann schmerzhaft, härter, weicher, wärmer oder kälter im Vergleich zu dem umgebenden Gewebe sein. Es kann schwierig sein, Kategorie/Stadium I bei Personen mit dunkler Hautfarbe zu entdecken. Kann auf „gefährdete" Personen hinweisen (Hinweis auf ein mögliches Risiko).
Kategorie/Stadium II: Teilverlust der Haut	Teilzerstörung der Haut (bis in die Dermis/Lederhaut), die als flaches, offenes Ulcus mit einem rot bis rosafarbenen Wundbett ohne Beläge in Erscheinung tritt. Kann sich auch als intakte oder offene/ruptierte, serumgefüllte Blase darstellen. Manifestiert sich als glänzendes oder trockenes, flaches Ulcus ohne Beläge oder Bluterguss*. Diese Kategorie/dieses Stadium sollte nicht benutzt werden, um Skin Tears (Gewebezerreißungen), verbands- oder pflasterbedingte Hautschädigungen, perineale Dermatitis, Mazerationen oder Exkoriation zu beschreiben.
Kategorie/Stadium III: Vollständiger Verlust der Haut	Vollständiger Gewebeverlust. Subkutanes Fett kann sichtbar sein, aber Knochen, Sehne oder Muskel liegen nicht offen. Beläge können vorhanden sein, die aber nicht die Tiefe des Gewebeverlustes verdecken. Es können Tasche[n]bildungen oder Unterminierungen vorliegen. Die Tiefe eines Dekubitus der Kategorie/des Stadium[s] III kann je nach anatomischer Lokalisation variieren. Der Nasenrücken, das Ohr, das Hinterhaupt und der Knöchel haben kein subkutanes Gewebe und Ulcera der Kategorie/des Stadiums III können dort oberflächlich sein. Im Gegensatz dazu können besonders adipöse Bereiche einen extrem tiefen Dekubitus der Kategorie/des Stadiums III entwickeln. Knochen/Sehnen sind nicht sichtbar oder direkt tastbar.
Kategorie/Stadium IV: Vollständiger Gewebeverlust	Vollständiger Gewebeverlust mit freiliegenden Knochen, Sehnen oder Muskeln. Beläge oder Schorf können an einigen Teilen des Wundbettes vorhanden sein. Es können Taschenbildungen oder Unterminierungen vorliegen. Die Tiefe eines Dekubitus der Kategorie/des Stadiums IV variiert je nach anatomischer Lokalisation. Der Nasenrücken, das Ohr, das Hinterhaupt und der Knöchel haben kein subkutanes Gewebe und diese Ulcera können oberflächlich sein. Ulcera der Kategorie/des Stadiums IV können sich in Muskeln und/oder unterstützenden Strukturen ausbreiten (z. B. Faszia, Sehne oder Gelenkkapsel) und eine Osteomyelitis verursachen. Offenliegende Knochen/Sehnen sind sichtbar oder direkt tastbar.

** Eine livide Verfärbung weist auf eine tiefe Gewebeschädigung hin.*
(Quelle: National Pressure Ulcer Advisory Panel, European Pressure Ulcer Advisory Panel and Pan Pacific Pressure Injury Alliance, 2014, S. 14, verändert)

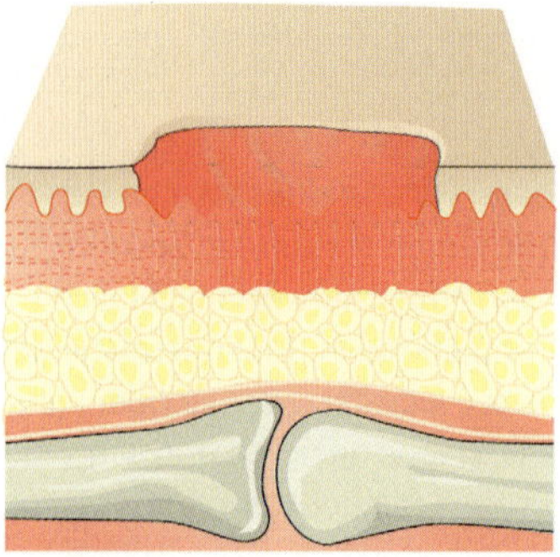

Stadium I

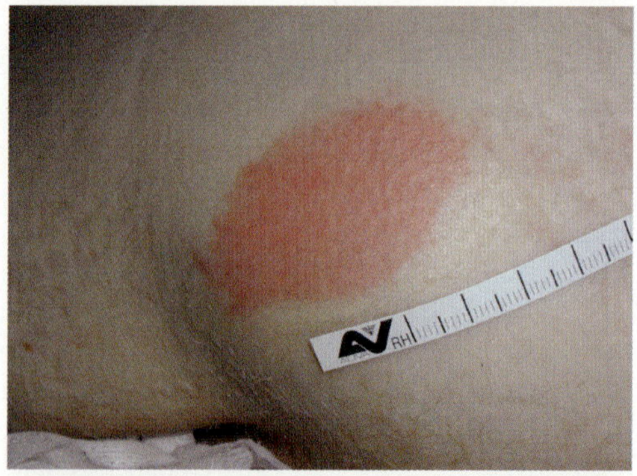

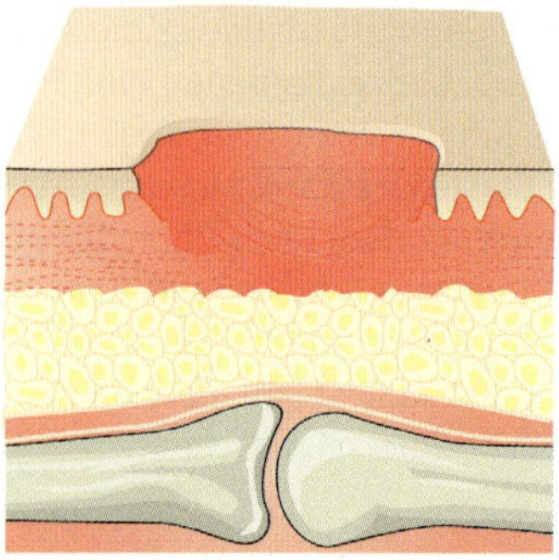

Stadium II

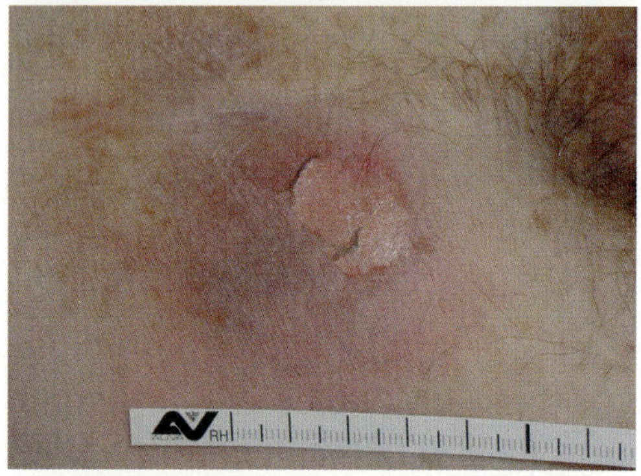

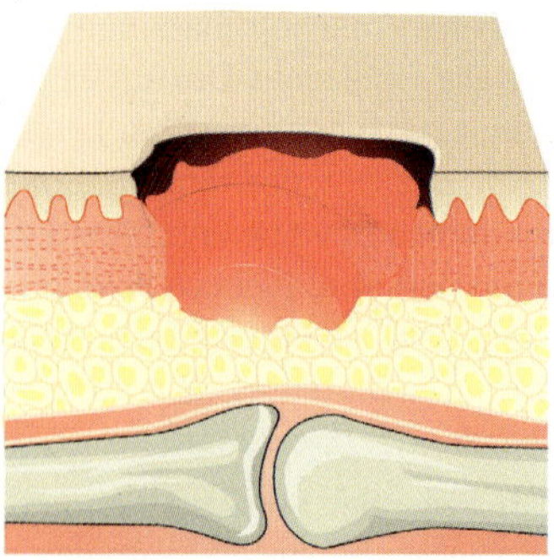

Stadium III

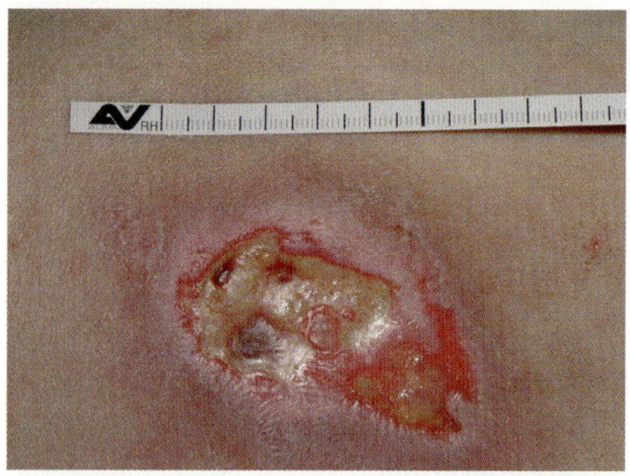

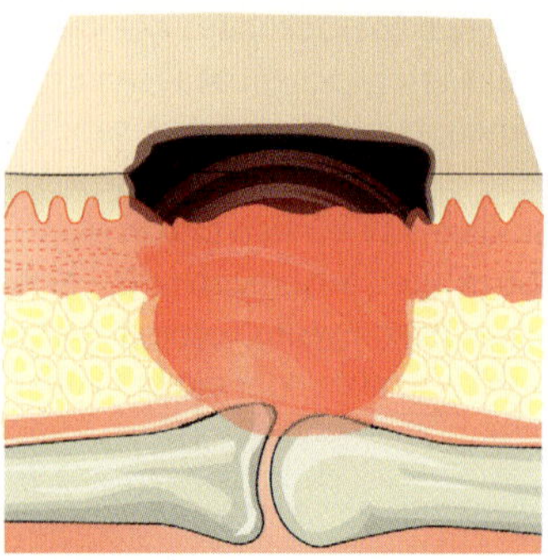

Stadium IV

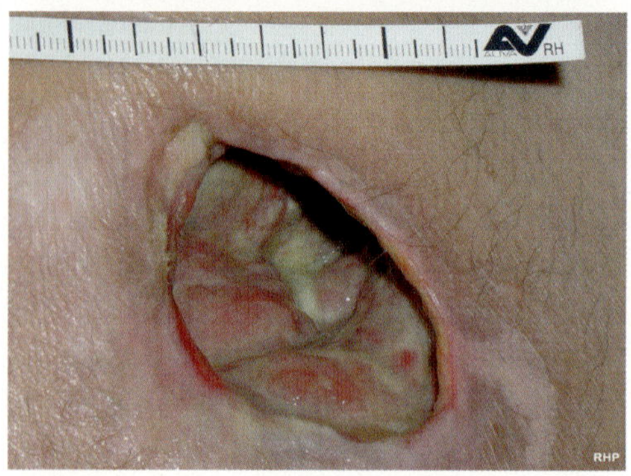

Dekubitusgrade, schematisch und mit Foto dokumentiert

Viele Pflegeeinrichtungen arbeiten mit sogenannten Wundmanagerinnen bzw. Wundmanagern zusammen. Dieses speziell weitergebildete Pflegepersonal erarbeitet gemeinsam mit dem verantwortlichen Arzt bzw. der behandelnden Ärztin Therapiepläne zur Behandlung spezieller Wunden, nicht nur der Dekubitalulcera.

Behandlung

Die Behandlung eines Dekubitus richtet sich nach dessen Stadium und den Anweisungen des behandelnden Arztes bzw. der behandelnden Ärztin.

Erstbeurteilung Gesamtsituation:

Ulcus	Patientenstatus
• Lokalisation • Kategorie/Stufe/Grad	• physische/psychische Verfassung, Compliance • Umgebungsbedingungen • allgemeiner Wundzustand

Behandlungsplan/Dokumentation:

Druckentlastung	Lokale Ulcusbehandlung	Begleitende Behandlung
vollständige Druckentlastung während der gesamten Behandlungszeit	• Débridement (Wundreinigung) • Infektionsbekämpfung • permanente Feuchttherapie • Schutz des Wundrandes	• Verbesserung des Allgemeinzustandes • Behebung der Malnutrition (Mangelernährung) • Schmerzbekämpfung

Heilt das Ulcus wie erwartet ab, ist die Überwachung und Weiterführung der Therapie nach Behandlungsplan zu empfehlen. Heilt das Ulcus nicht ab, ist es ratsam, die Pflegemaßnahmen, besonders die Druckentlastung, zu überprüfen.

Der Dekubitus gehört wie auch das diabetische Fußsyndrom und das Ulcus cruris zu den chronischen Wunden im Sinne des Expertenstandards „Pflege von Menschen mit chronischen Wunden". Ohne dass weiter auf spezielle Verbandstechniken eingegangen wird, können folgende **Anforderungen an einen idealen Wundverband** gestellt werden:

- Schutz der Wunde gegen Kontamination
- Fernhalten oder Abtöten von Keimen
- Abfluss der Verdunstung von Sekret ermöglichen
- Absorption (Aufnahme) von Wundflüssigkeit
- kein Verkleben mit der Wunde
- leichte Anwendbarkeit
- Möglichkeit eines schmerzlosen Verbandwechsels

Checkliste zur Durchführung eines Verbandwechsels:

1. Information der betroffenen Person über die geplanten Maßnahmen und den Zeitpunkt sowie über das Vorgehen beim Verbandwechsel
2. zeitgerechte Verabreichung von Analgetika (schmerzstillende Mittel) nach Verordnung des Arztes bzw. der Ärztin
3. Position des Menschen mit Pflegebedarf:
   a) für den betroffenen Menschen so schmerzschonend wie möglich
   b) Schutz der Intimsphäre
   c) möglichst in Arbeitshöhe
   d) Das Wundgebiet muss gut zugänglich sein.
4. Vorbereitung des Zimmers:
   a) Fenster und Türen geschlossen halten
   b) benötigtes Material im Zimmer bereitstellen
   c) Es dürfen keine unbeteiligten Personen anwesend sein.
   d) keine gleichzeitigen Reinigungsarbeiten
   e) kein gleichzeitiges Betten
5. Reihenfolge der Verbandwechsel einhalten:
   a) zuerst die aseptischen (keimfreien) Wunden
   b) dann kontaminierte (verunreinigte) Wunden
   c) zum Schluss die septischen (mit Keimen behafteten) Wunden (Wunden mit resistenten Keimen, z. B. MRSA, werden ganz zum Schluss versorgt.)
6. Bei jedem Verbandwechsel eine Inspektion der Wunde durchführen und die Ergebnisse dokumentieren. Mit Erlaubnis des Menschen mit Pflegebedarf und/oder der Betreuungsperson sollten von der gereinigten Wunde mithilfe von Papierlinealen Fotos angefertigt werden, das erleichtert die objektive Beurteilung.
7. Die Häufigkeit des Verbandwechsels richtet sich:
   a) nach der Sekretion der Wunde
   b) nach der Art der Wundversorgung. So sollten z. B. Hydrokolloidverbände nicht so häufig gewechselt werden wie herkömmliche Verbände.

   Verbandwechsel sind dringend angezeigt bei durchnässten und/oder von außen sichtbar kontaminierten Verbänden.
8. Bei der eigenen Vorbereitung muss die Pflegekraft auch die persönliche Hygiene beachten: Lange Haare sind zurückzubinden, der Hals sollte frei von langen Ketten, Hände und Unterarme sollten frei von jeglichem Schmuck und sonstigen „Erinnerungsbändern" sein.

TIPP

Überlegen Sie genau, welche Kleidung Sie beim Verbandwechsel tragen.
Informieren Sie sich über die entsprechenden Empfehlungen des Robert Koch-Institutes.

Die Verbandwechsel richten sich immer nach den Anordnungen des Arztes bzw. der Ärztin und finden unter hygienischen Bedingungen statt, bei denen die Empfehlungen des Robert Koch-Instituts berücksichtigt werden müssen.

Vorgehen beim Verbandwechsel:

- Information
- eine für den Menschen mit Pflegebedarf bequeme Position, die aber einen problemlosen Verbandwechsel ermöglicht
- hygienische Händedesinfektion
- je nach Wundverhältnissen Schutzkleidung anlegen
- steriles Material auf desinfizierter Arbeitsfläche vorbereiten (steriles Material wird weiter entfernt vom Geschehen des Verbandwechsels angeordnet als das unsterile Material und der Müllbeutel)
- Abwurfmöglichkeit bereitstellen

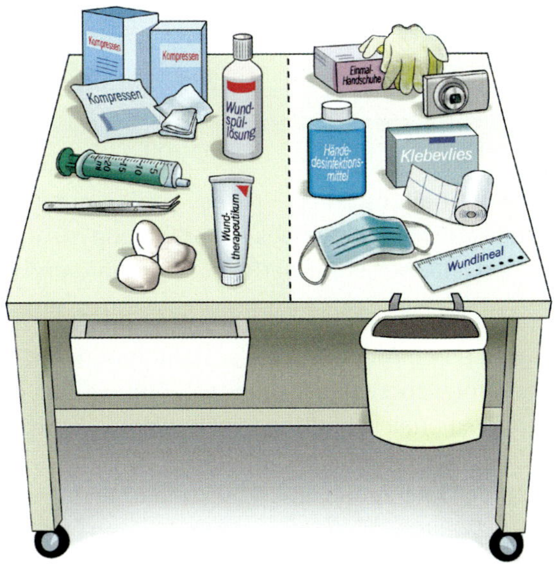

Vorbereiteter Verbandstisch: links sterile, rechts unsterile Materialien

- flüssigkeitsdichte Einmalhandschuhe anziehen, Wundverband vorsichtig (!) entfernen und mit den Handschuhen entsorgen
- hygienische Händedesinfektion, neue Einmalhandschuhe anziehen
- bei der Wundkontrolle/Wundbeobachtung darauf achten, nicht über dem Wundgebiet zu sprechen oder zu husten
- unter aseptischen Bedingungen Wundreinigung durchführen
- Bei aseptischen Wunden erfolgt die Reinigung und Desinfektion des Wundgebietes, der Wundränder und der angrenzenden Hautareale von innen nach außen. Dabei werden sterile Tupfer jeweils nur für einen Wischvorgang verwendet.
- Bei kontaminierten und infizierten Wunden dagegen muss von außen nach innen, zur Wunde hin, gereinigt werden. Auch hier wird jeder Tupfer nur einmal benutzt.
- bei Verkrustung und Verunreinigung der umliegenden Hautareale mechanische Wundreinigung
- benutzte Handschuhe anschließend entsorgen
- hygienische Händedesinfektion
- neuen Wundverband oder neue Wundauflage steril auflegen
- Fixierung mit Fixiervlies oder Pflaster (eventuelle Pflasterallergie berücksichtigen)
- Hautpflege der umliegenden Hautareale
- Mensch mit Pflegebedarf zudecken und wunschgemäß lagern
- Material entsorgen
- abschließende hygienische Händedesinfektion
- Dokumentation

Wunde/Wundheilung

DEFINITION

Wunde
Eine Wunde ist eine begrenzte oder flächenhafte Gewebsdurchtrennung oder -zerstörung der Körperoberfläche und/oder darunter liegender Gewebsschichten und Organe.

Die **Wundheilung** ist ein Prozess zur Reparation eines Gewebedefektes durch Vernarbung des Stützgewebes in Verbindung mit der Epithelregeneration. Es können zwei Formen unterschieden werden: die primäre und die sekundäre Wundheilung.

Voraussetzung für eine **primäre Wundheilung** ist der feste Wundverschluss. Er wird erreicht durch Annäherung der Wundränder mit Nähten, Klammern und Klebestreifen oder erfolgt spontan. Die minimale Neubildung von Granulations- und Narbengewebe führt funktionell schnell zur Heilung der Wunde. Bei Wunden, die kontaminiert oder infiziert sind, ist kein primärer Wundverschluss möglich. Diese Wunden werden offen behandelt und zunächst der Sekundärheilung überlassen.

Die Wundheilungsvorgänge der **sekundären Wundheilung** entsprechen denen der primären, sie sind jedoch viel ausgeprägter und laufen teilweise stark verzögert ab. Unter kontaminierten oder potenziell kontaminierten Wunden versteht man alle offen behandelten Wunden ohne Zeichen einer Infektion. Bei infizierten Wunden reagiert der Organismus auf das Eindringen von Bakterien in tiefere Gewebsschichten und in das – die Wunde umgebende – gesunde Gewebe mit einer Entzündungsreaktion, die durch die klassischen **Entzündungszeichen** wie Rötung (Rubor), Schwellung (Tumor), Schmerz (Dolor), Überwärmung (Calor) und Funktionseinschränkung (Functio laesa) im Bereich der Wunde gekennzeichnet ist.

→ AUFGABEN

1. Erarbeiten Sie mithilfe anderer Quellen die Phasen der Wundheilung. Ergänzen Sie Ihre Ausführungen durch mögliche Kriterien zur Auswahl von Wundauflagen und unterschiedlichen Wundtherapeutika. Erkundigen Sie sich in Ihrer Einrichtung, ob dort eine Fachkraft für Wundmanagement tätig ist. Vielleicht kann diese Fachkraft Sie bei der Bearbeitung der Aufgabe unterstützen.
2. Legen Sie eine Tabelle oder Karteikarten mit Fachbegriffen und entsprechenden Erläuterungen zur Dekubitusprophylaxe an.
3. Klären Sie den Begriff der Remonstrationspflicht in der Pflege im Zusammenhang mit der Wundversorgung.
4. Überprüfen Sie die Abbildung auf Seite 121 auf Vollständigkeit.

3.4 Kontrakturprophylaxe

DEFINITION

Kontraktur
Eine Kontraktur (lat. contrahere = zusammenziehen) ist eine dauerhafte Verkürzung von Muskeln, Sehnen und Bändern mit der Folge einer bleibenden Gelenkversteifung. Sie ist eine Fehlstellung von Gelenken mit Funktions- und Bewegungseinschränkungen. Sie wird immer durch mangelnde Bewegung hervorgerufen.

Bei einer Kontraktur ist die Bewegung im betroffenen Gelenk charakteristisch verändert. Die beeinträchtigte Person nimmt eine Zwangshaltung ein, die sie selbst nicht ändern kann. Auch passiv kann das Gelenk nicht oder nur in geringem Umfang bewegt werden. Jede Bewegung selbst ist schmerzhaft. Kontrakturen können die Lebensqualität des betroffenen Menschen erheblich reduzieren und im Extremfall dauerhafte Pflegebedürftigkeit nach sich ziehen.

Spitzfuß

Der Spitzfuß ist die häufigste Kontraktur bei bettlägerigen Menschen. Er entsteht durch den Druck der Bettdecke, die den Fuß zusätzlich zum Eigengewicht in Streckstellung bringt. Versteift das Gelenk in dieser Position, kann der betroffene Mensch nur noch auf den Zehenspitzen gehen und den Fuß beim Gehen nicht mehr abrollen. Um einem Spitzfuß vorzubeugen, sollten die Füße möglichst oft aufgestellt werden, und zwar in Kombination mit einer Anti-Rutsch-Matte. Diese sorgt dafür, dass die Füße im Bett aufgestellt bleiben. Liegen die Beine, muss darauf geachtet werden, dass die Bettdecke nicht auf den Füßen liegt. Wenn es der pflegebedürftigen Person nicht zu kalt ist, kann die Bettdecke über die hintere Bettstange gehängt werden. Optimal ist es, die zu pflegende Person möglichst oft in einen Stuhl zu setzen, damit die Füße ausreichend Bodenkontakt haben.

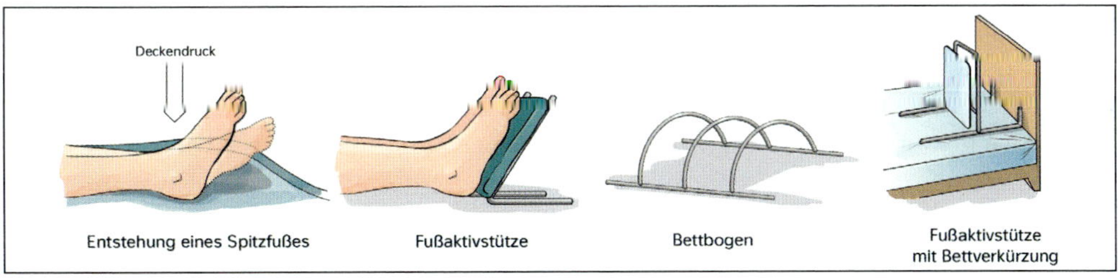

Vorbeugende Maßnahmen

→ AUFGABE
Beobachten Sie Ihre Füße in der liegenden Position. Was stellen Sie fest?

Risikofaktoren, die die Entstehung von Kontrakturen begünstigen

- **Veränderungen an Gelenken und Knochen durch**
  - Gelenkverschleiß und/oder -entzündung
  - Gelenkverletzung
  - Knochenbruch
- **Veränderungen am Weichteilapparat**
  - Muskelkrankheit
  - Verletzung/Entzündung an Sehnen, Muskeln und Bändern
  - Atrophie am Halteapparat bei langer Ruhigstellung
- **Neurologische Störungen**
  - Verletzung/Erkrankung peripherer Nerven
  - Erkrankung des Zentralnervensystems
  - neurologische Erkrankung, z. B. Multiple Sklerose
  - Lähmungen
- **Sonstige Risikofaktoren**
  - Schonhaltung und Bewegungseinschränkung durch Schmerzen
  - Immobilität und körperliche Schwäche
  - Bewusstlosigkeit
  - Narbengewebe in Gelenknähe

Prophylaktische Maßnahmen

Ziel der Kontrakturprophylaxe ist die Erhaltung der vollen Gelenkbeweglichkeit. Dazu ist es zuerst einmal erforderlich, das individuelle Risiko zu erkennen, um frühzeitig mit folgenden speziellen Maßnahmen zu beginnen:

- aktive und passive Bewegungsübungen
- physiologische Lagerungen

TIPP

Die prophylaktischen Maßnahmen können gut in den Pflegealltag integriert werden: im Rahmen der Körperpflege, bei der Nahrungsaufnahme und auch in Verbindung mit der Mobilisation des Menschen mit Pflegebedarf.

In Absprache mit der Physiotherapeutin oder dem Physiotherapeuten werden die Bewegungsübungen drei- bis viermal täglich durchgeführt. Bei passiven Übungen werden die Gelenke langsam und entsprechend der physiologischen Bewegungsfähigkeit durchbewegt. Das nächstliegende Gelenk wird fixiert. In Absprache mit dem Arzt oder der Ärztin können vor den Bewegungsübungen Analgetika verabreicht werden.

Bei den aktiven Bewegungsübungen soll der Mensch mit Pflegebedarf motiviert werden, Übungen im Rahmen seiner Möglichkeit eigenständig durchzuführen. Hilfsmittel wie ein Bettfahrrad können ihn darin unterstützen.

Regelmäßige Positionsänderungen (Lagerungen) sind wichtige passive Maßnahmen zur Kontrakturprophylaxe:

- Bei der **Lagerung in Streckstellung** wird verhindert, dass es zur Verkürzung der Beugemuskeln kommt. Alle Gelenke sind, soweit schmerzfrei möglich, gestreckt. Die Matratze sollte möglichst hart sein, damit das Becken nicht zu tief einsinkt. Eine Hüftgelenkskontraktur könnte die Folge sein.
- Bei der **Lagerung in Beugestellung** werden die Gelenke in Beugestellung gelagert. Der Mensch mit Unterstützungsbedarf kann entweder in flacher Rückenlage oder mit leicht erhöhtem Oberkörper gelagert werden. Die Füße sind zur Spitzfußprophylaxe durch weiches Lagerungsmaterial zu stützen.
- Bei der **Lagerung in physiologischer Mittelstellung** handelt es sich um eine Ganzkörperlagerung im flachen Liegen.

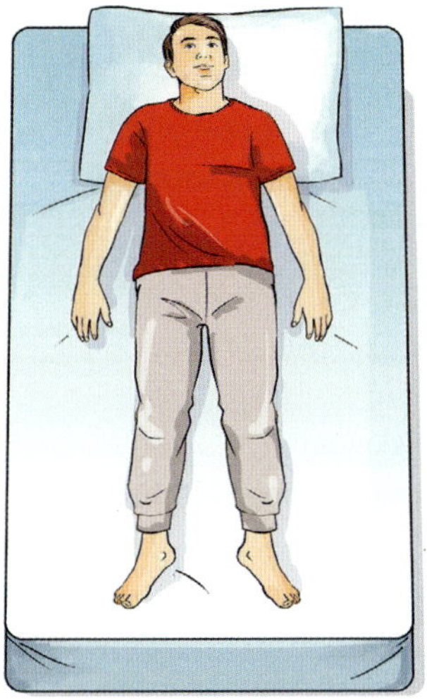

Streckstellung

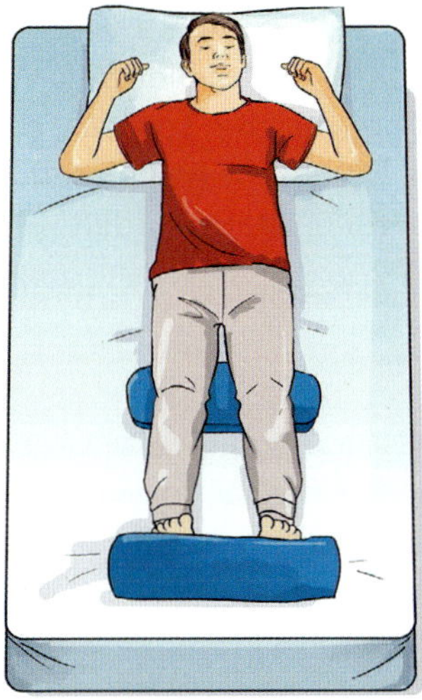

Beugestellung

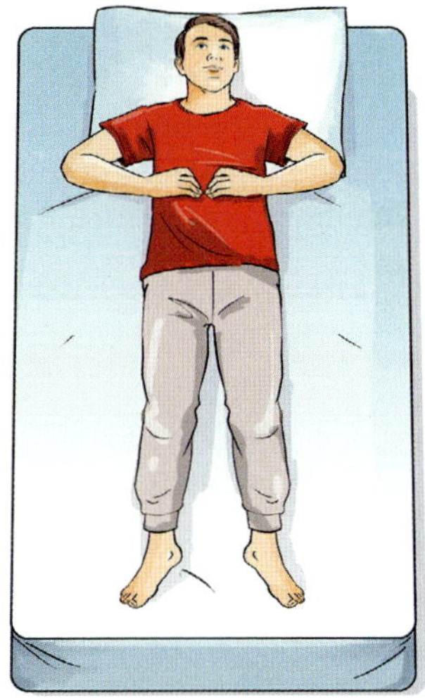

Physiologische Mittelstellung

→ AUFGABEN

1. Üben Sie die aktiven Bewegungsübungen gegenseitig und nehmen Sie die abgebildeten Positionen ein oder lassen Sie sich so lagern.
2. Benennen Sie die fünf abgebildeten Gelenkformen, erarbeiten Sie deren Freiheitsgrade und finden Sie Beispiele für die entsprechenden Gelenke.

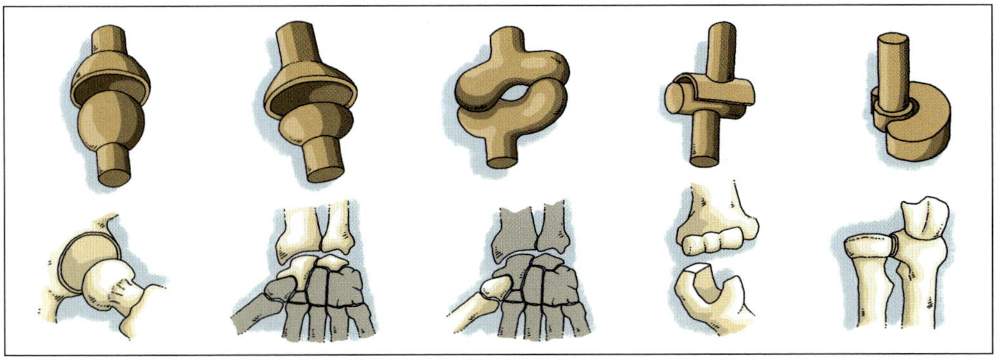

Formen des Gelenks: Eigelenk, Scharniergelenk, Sattelgelenk, Kugelgelenk, Zapfengelenk. Welches ist welches?

3.5 Sturzprophylaxe

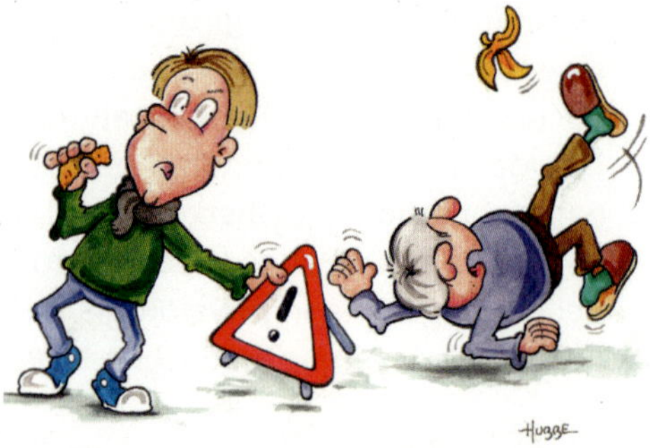

Stürze stellen vor allem für ältere und kranke Menschen ein hohes Risiko dar. Als Folge von Stürzen kann es zu erheblichen Einschnitten in der bisherigen Lebensführung kommen. Nicht nur Frakturen, verbunden mit schmerzhaften und langen Klinikaufenthalten, sondern auch das mangelhafte Vertrauen in die eigene Mobilität können zum Verlust der selbstständigen Lebensführung führen.
Die Pflegefachkraft muss rechtzeitig die individuellen Risikofaktoren erkennen, eine systematische Sturzerfassung organisieren sowie zu pflegende Personen und deren Familienmitglieder informieren. Durch eine gemeinsame Maßnahmenplanung und -durchführung kann eine sichere Mobilität gefördert werden.

Tabelle der häufigsten Sturzrisikofaktoren (alphabetisch geordnet)

„Personenbezogene Risikofaktoren	• Beeinträchtigung funktioneller Fähigkeiten* - z. B. Einschränkungen in den Aktivitäten des täglichen Lebens • Beeinträchtigung sensomotorischer Funktionen und/oder der Balance* - z. B. Einschränkungen der Gehfähigkeit oder - Balance-Störungen • Depression* • Gesundheitsstörungen, die mit Schwindel, kurzzeitigem Bewusstseinsverlust oder ausgeprägter körperlicher Schwäche einhergehen • kognitive Beeinträchtigungen (akut und/oder chronisch)* • Kontinenzprobleme* • Sehbeeinträchtigungen • Sturzangst* • Stürze in der Vorgeschichte*
Medikamenten-bezogene Sturzrisiko-faktoren	• Antihypertensiva* • psychotrope Medikamente* • Polypharmazie*
Umgebungsbezogene Sturzrisikofaktoren	• freiheitsentziehende Maßnahmen* • Gefahren in der Umgebung (z. B. Hindernisse auf dem Boden, zu schwache Kontraste, geringe Beleuchtung) • inadäquates Schuhwerk“

** in der Literaturstudie belegte Risikofaktoren*

(Quelle: Deutsches Netzwerk für Qualitätsentwicklung in der Pflege, 2013, S. 25)

Mithilfe einer Sturzrisikoskala kann das individuelle Risiko eingeschätzt werden. Je mehr Risikofaktoren ein Mensch aufweist, umso höher ist das Sturzrisiko.

Im Zusammenhang mit prophylaktischen Maßnahmen muss überlegt werden, inwieweit die intrinsischen Risikofaktoren, also die, die von der Person selbst ausgehen, beeinflusst werden können. Im Weiteren geht es darum, die extrinsischen, also die äußeren Faktoren zu beeinflussen.

Um zumindest der gefürchteten Oberschenkelhalsfraktur vorzubeugen, bietet der Fachhandel sogenannte Protektoren an, die den Aufprall bei einem Sturz auffangen sollen.

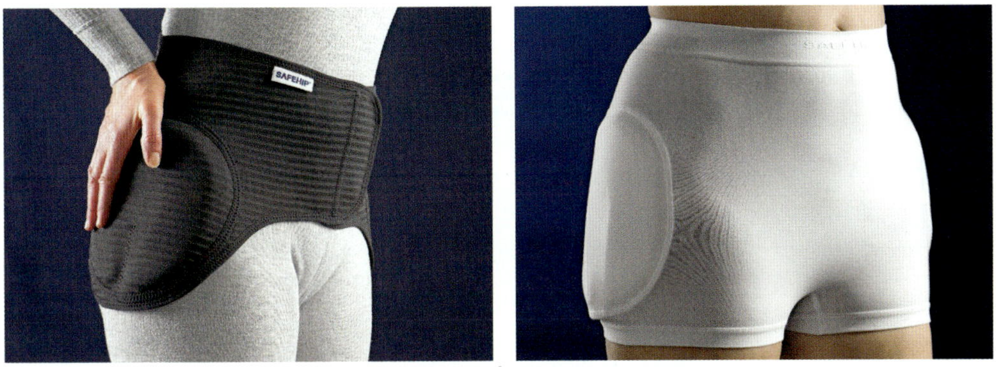

Protektoren zur Verhinderung einer Oberschenkelhalsfraktur

Kommt es in einer Einrichtung zu einem Sturz kann ein sogenanntes Sturzereignisprotokoll (nach Siegfried Huhn) die notwendige Dokumentation erleichtern. Die Arbeit mit dem Protokoll kann auch bisher unerkannte Risikofaktoren deutlich machen.

→ AUFGABEN

1. Informieren Sie sich im Internet über das Sturzereignisprotokoll nach Siegfried Huhn.
2. Bearbeiten Sie während eines Praxiseinsatzes folgende Aufgabe. Wählen Sie nach Rücksprache mit Ihrer Vorgesetzten einen pflegebedürftigen Menschen aus und überprüfen dessen Sturzrisiko anhand der vorliegenden Unterlagen. Falls Sie Zeuge (direkt oder indirekt) eines Sturzes sein sollten, können Sie mit einem Sturzereignisprotokoll arbeiten (z. B. nach Siegfried Huhn).
3. Überprüfen Sie die Wohnung Ihrer Großeltern oder anderer älterer Menschen, die Ihnen persönlich bekannt sind, hinsichtlich möglicher Sturzgefahren. Informieren Sie sich z. B. im Internet über Möglichkeiten, die Risiken in der Wohnung zu reduzieren.
4. Recherchieren Sie im Internet Definitionen von Sturz.
5. Inwieweit kann Ihnen der Expertenstandard in Ihrem Berufsalltag weiterhelfen? Begründen Sie Ihre Aussage.

3.6 Rückenschonendes Arbeiten

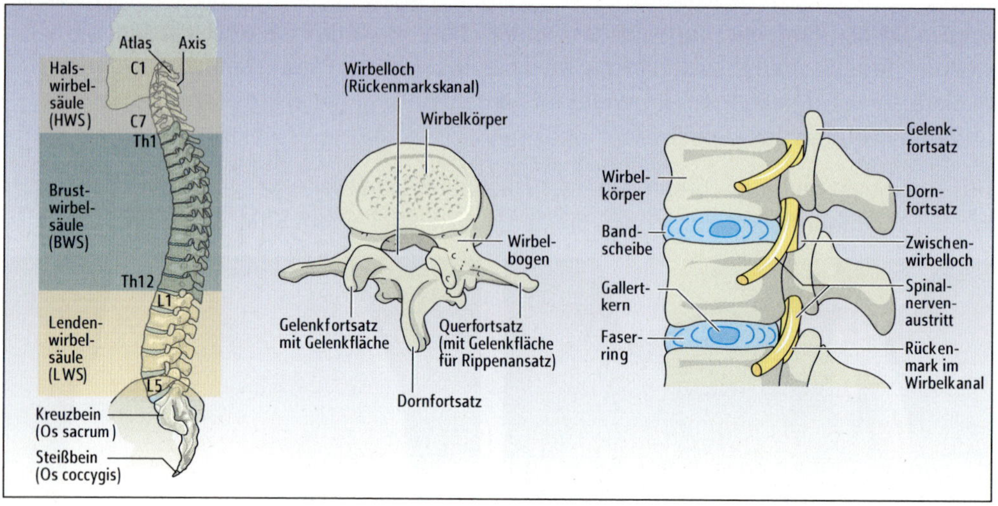

Wirbelsäule *Wirbelkörper* *Bandscheiben*

Die Wirbelsäule ist das zentrale Haltungs- und Bewegungsorgan des Menschen. Die beweglichen Teile bilden 24 Wirbel und die dazwischen liegenden Bandscheiben. Zusammengehalten wird das „Rückgrat" des Menschen über Wirbelgelenke, Bänder und Muskeln. Der unbewegliche Teil wird gebildet von neun weiteren Wirbeln, die zum Kreuz- und Steißbein zusammengewachsen sind. In der seitlichen Darstellung ist eine doppelte S-Form zu erkennen. Diese Krümmungen wirken wie eine Feder und dämpfen Stöße und Belastungen, wodurch der Kopf von Erschütterungen verschont bleibt. Die Bandscheiben sind elastisch aufgebaut und unterstützen die Stoßdämpferwirkung. Auf der Rückseite der Wirbelsäule bietet der knöcherne Wirbelkanal dem Rückenmark Schutz vor äußeren Einwirkungen.

Prävention

In Anbetracht der zunehmenenden Wirbelsäulenerkrankungen in Pflegeberufen liegt der Gedanke der Prävention nahe. Es sollte nicht nur der Arbeitgeber in die Pflicht genommen werden, für einen rückenschonenden Arbeitsplatz zu sorgen. Auch die Pflegefachkräfte müssen ein Bewusstsein für ihre eigene Gesundheit entwickeln.

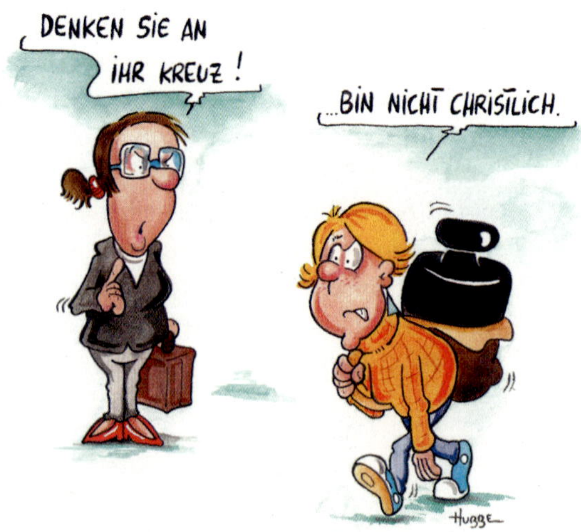

Dazu gehören sportliche Betätigungen, aber auch der Abbau von Übergewicht und die Teilnahme an Rückenschulungen.

TIPPS

Rückengerechtes Arbeiten:

- Überlegen Sie vorher, was zu tun ist. Eine erfolgreiche Absprache im Team, wer was leistet, erspart unnötige Belastungen für alle Beteiligten. Bevor Sie eine Aktivität mit dem pflegebedürftigen Bewohner planen, informieren Sie ihn genau über Ihr Vorhaben, damit er sich darauf einstellen und mithelfen kann (Ressourcen beachten!).
- Achten Sie auf die richtige Ausgangsstellung. Durch die richtige Schritt- und Grätschstellung wird die Unterstützungsfläche größer, dadurch sind Standfestigkeit und Gleichgewicht verbessert. Stellen Sie bei Arbeiten am Pflegebett dies auf die passende Arbeitshöhe ein.
- Achten Sie auf die richtige Schwerpunktverlagerung. Durch die Verlagerung des eigenen Körpergewichtes von einem Bein auf das andere (= Spielbein/Standbein) wird das eigene Körpergewicht als Schwunghilfe und Gegenkraft benutzt.
- Achten Sie auf eine gerade Wirbelsäule, verdrehen Sie diese nicht seitlich. Drehen Sie immer den ganzen Körper.
- Achten Sie darauf, Ihre Bauch- und Rückenmuskeln anzuspannen.
- Achten Sie darauf, Gewichte nah am Körper zu tragen.
- Achten Sie auf Ihre Atmung. Beim Anheben ausatmen, beim Halten ruhig weiteratmen. Halten Sie nie die Luft an! Atmen Sie beim Absetzen aus!
- Achten Sie auf Ihr Schuhwerk. Tragen Sie flache, fest stützende Schuhe
  - mit einer geschlossenen, festen Fersenkappe, die eine hohe Standsicherheit gewährleistet. Fersen, Sehnen, Bänder und Gelenke werden geschützt.
  - mit einer dämpfenden Sohle, die zusätzlich die Wirkung von Stößen reduziert und somit Gelenke und Wirbelsäule entlastet.
- Achten Sie darauf, dass die vorhandenen Hilfsmittel auch eingesetzt werden. Informieren Sie sich vorher über deren Bedienung (s. Kapitel 3.2 sowie die von der Berufsgenossenschaft für Gesundheitsdienst und Wohlfahrtspflege herausgegebene Publikation „Starker Rücken").

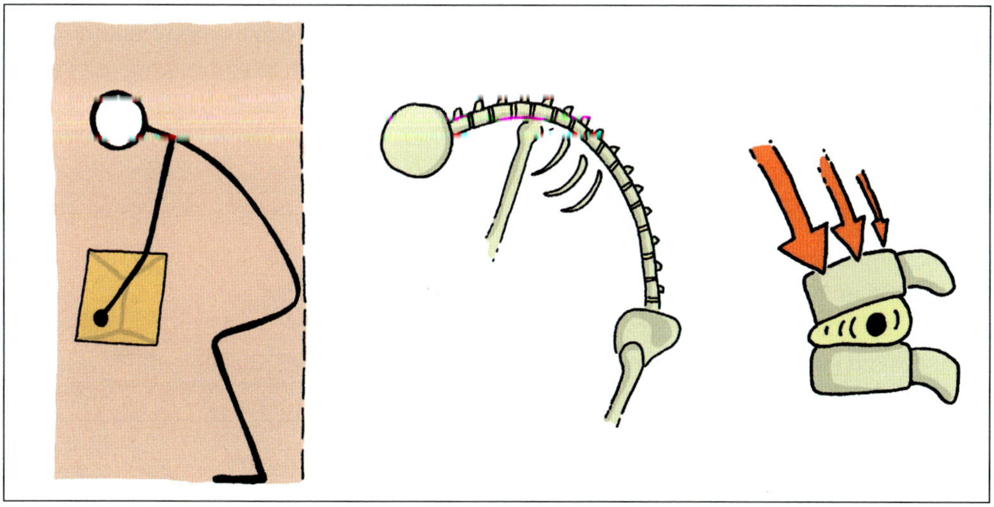

Einseitige Belastung der Bandscheibe beim „falschen" Bücken

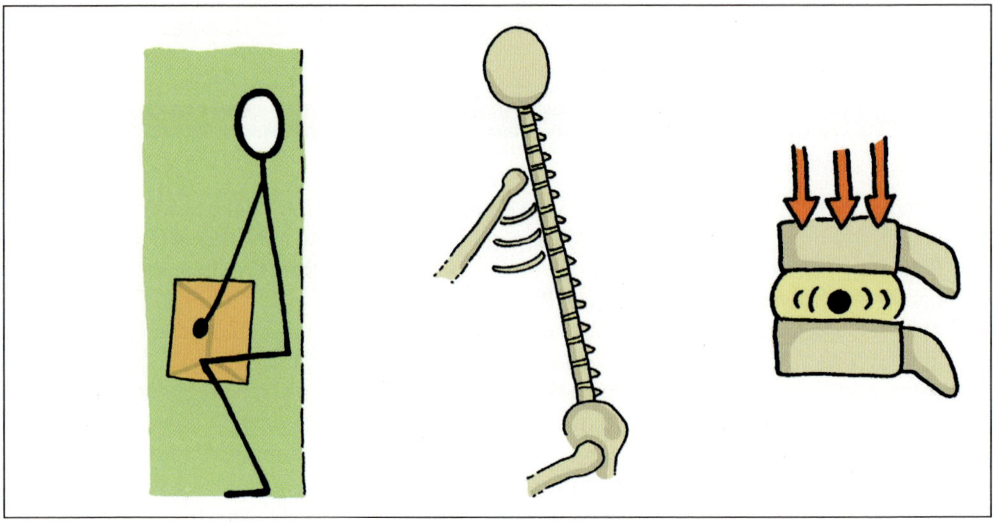

Gleichmäßige Bandscheibenbelastung beim „richtigen" Bücken mit gerader Wirbelsäule

→ AUFGABEN

1. Erkundigen Sie sich bei Ihrer Krankenkasse oder online nach Material zur Rückenschulung. Stellen Sie daraus ein interessantes Programm für Ihre Mitschülerinnen und Mitschüler zusammen.
2. Beschreiben Sie die oben abgebildeten Hebetechniken und üben Sie diese in der Klasse. Achten Sie darauf, dass sich niemand verletzt.
3. Führen Sie Ihre Tabelle bzw. Karteikarten mit den Fachbegriffen weiter fort.

Schmerzlinderung bei Verspannungen – Bäder, Lagerung, Einreibungen

Entspannendes Heublumenbad

Ein heißes Vollbad kann viel zur Entspannung der Muskulatur beitragen. Der Zusatz von Heublumen wirkt stoffwechselanregend und erwärmend. Dazu einen Heublumenextrakt in der Apotheke besorgen oder drei Tassen Heublumen in einem Krug mit ca. 1,5 l kochendem Wasser überbrühen, 10 Minuten zugedeckt ziehen lassen und dem Bad zufügen.

Entlastende Stufenlagerung

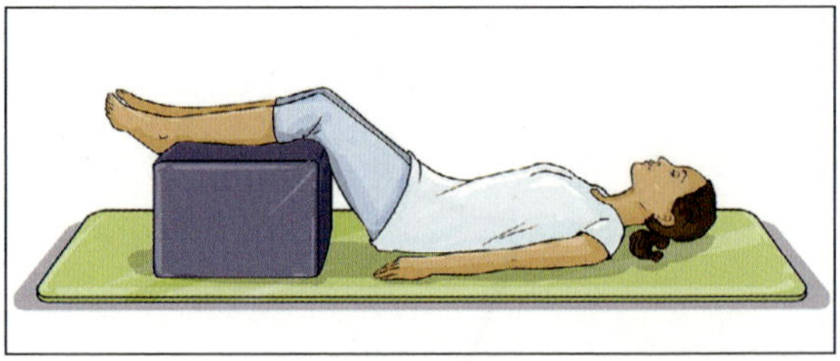

Stufenlagerung

Wenn eine Pflegefachkraft spürt, dass es sie im Kreuz heftig erwischt hat, kann sie den Rücken bereits im Dienst durch eine Stufenlagerung entlasten: Dafür kann sie sich eine Decke auf den Boden legen und sich einen normalen Stuhl oder Hocker heranziehen. Dann begibt sie sich in Rückenlage auf die Decke und legt die Unterschenkel auf der Sitzfläche des Stuhls ab. Das heißt, sie nimmt sozusagen eine sitzende

Stellung im Liegen ein. Dies dehnt die Wirbelzwischenräume, entlastet so die Bandscheiben und gibt den gereizten Nervenbahnen Entlastung und Linderung. Manchmal reichen fünf Minuten in dieser Stellung aus, um Schmerzen zu lindern.

Einreibungen

Am effektivsten ist es, wenn man jemanden hat, der einem den verspannten Nacken oder Rücken einreibt. Johanniskrautöl ist ein altbewährtes Hausmittel, das wärmend und schmerzlindernd wirkt. Der Zusatz von ätherischen Ölen ist sehr hilfreich. Über die Auswahl und Mischung kann man sich am besten von einer erfahrenen Fachkraft für Aromatherapie beraten lassen. Nach dem Einreiben sollten die behandelten Partien warm gehalten werden.

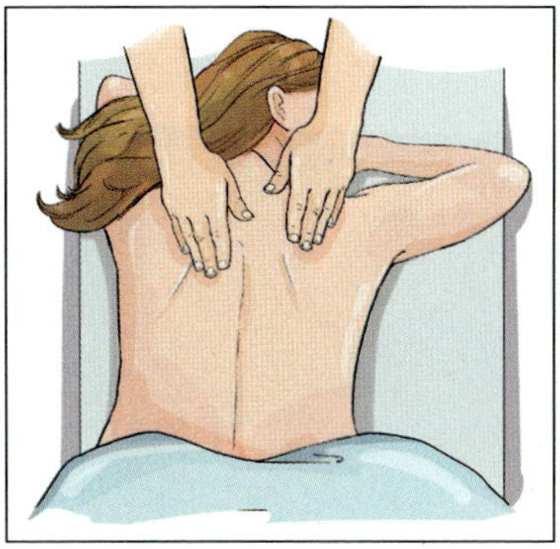

Einreiben des verspannten Rückens

4 Vitale Funktionen des Lebens aufrechterhalten

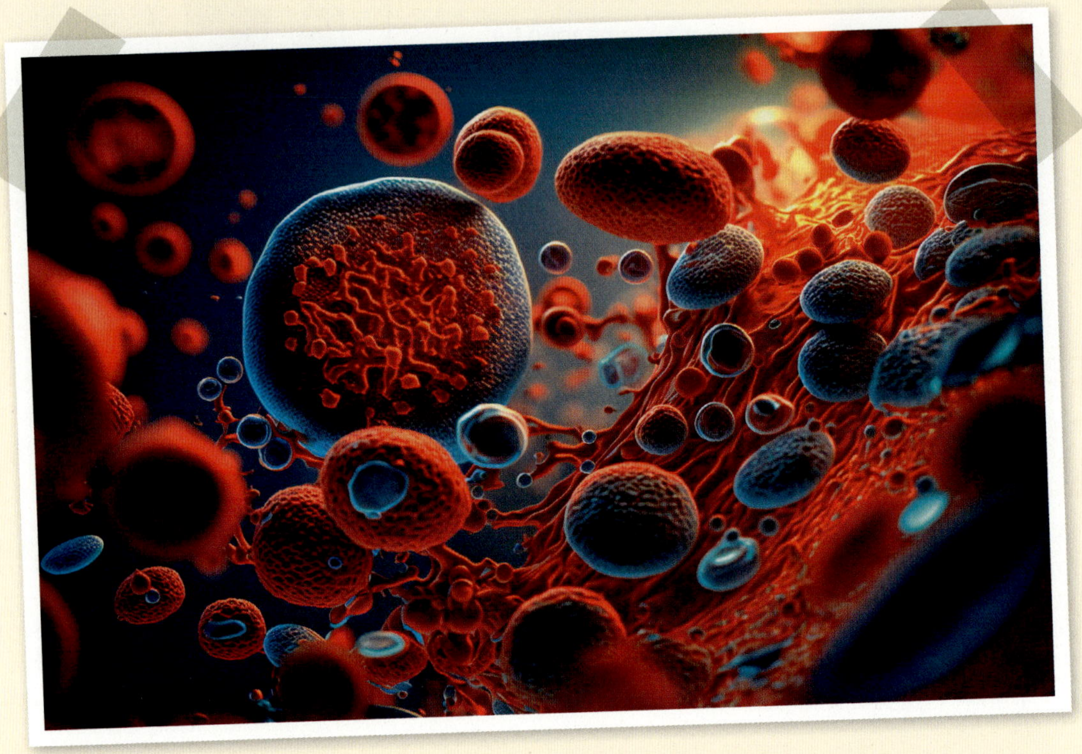

Angestrebte Kompetenzen

Fachkompetenz (Wissen und Fertigkeiten):

- Vitalzeichen ermitteln und bewerten können.
- Maßnahmen zur Pneumonie- und Thromboseprophylaxe kennen und situationsgerecht durchführen können.

Personale Kompetenz (Sozialkompetenz und Selbstständigkeit):

- Atemübungen nach den Bedürfnissen der zu pflegenden Personen entwickeln, begleiten und bewerten können.

4.1 Beobachtung der Atmung

Die Aufgabe der Atmung (Respiration) besteht darin, den Körper mit Sauerstoff zu versorgen und das dabei anfallende Kohlendioxid wieder auszuscheiden. Es werden die innere und die äußere Atmung unterschieden. Bei der inneren Atmung, der Gewebeatmung, findet ein Gasaustausch zwischen Blut und Zellen statt.
Bei der äußeren Atmung, der Lungenatmung, wird Sauerstoff aufgenommen und Kohlendioxid abgegeben. Des Weiteren kann die Abdominalatmung von der Brustatmung unterschieden werden. Die Abdominalatmung ist durch Hebe- und Senkbewegungen des Bauchraumes erkennbar und geht hauptsächlich vom Zwerchfell aus, sie ist häufig bei Säuglingen und Männern zu sehen. Bei der Brustatmung geht die Einatmung hauptsächlich von den Zwischenrippenmuskeln aus. Sie wird häufig bei Frauen beobachtet. Die Atmung findet meist unwillkürlich statt und wird durch das Atemzentrum im verlängerten Mark gesteuert. Die mechanisch-reflektorische Atemkontrolle wird von der Atmungskontrolle über die Blutgase mit Chemorezeptoren unterschieden.

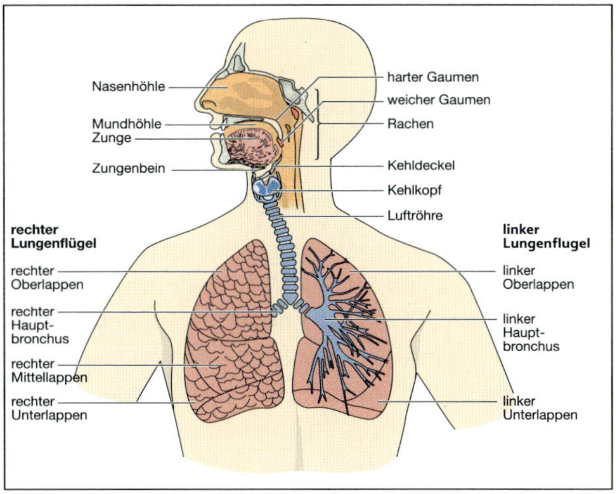

Atmungssystem

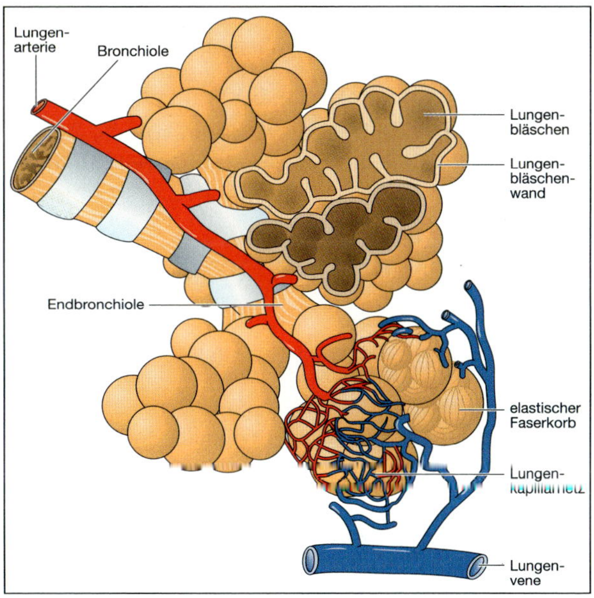

Gasaustausch in den Alveolen

Das Atmen ist für viele Menschen so selbstverständlich, dass sie nicht weiter darüber nachdenken. Erst wenn Veränderungen oder Probleme bei der Atmung entstehen, wird die Atmung bewusster. Aufgrund der Erfolge verschiedener Entspannungstechniken (z. B. Yoga oder Autogenes Training) wissen wir, wie stark eine positiv veränderte Atmung unseren Körper beeinflussen kann.

MERKEN

Die Kontrolle der Atmung kann erforderlich sein bei Erkrankungen der Atemwege, des Herz-Kreislauf-Systems, zur Erfassung der Vitalsituation des Menschen und bei der Gabe bestimmter Medikamente.

Als ein **Atemzug** wird die Ein- und Ausatmung registriert. Die gesunde Atmung verläuft regelmäßig, gleichmäßig tief. Sie ist geräuscharm und geruchlos.

→ AUFGABEN

1. Beobachten Sie möglichst unauffällig einen ruhenden Mensch Ihrer Wahl. Versuchen Sie, die Atemzüge pro Minute zu zählen. Merken Sie sich den Wert. Zählen Sie bei derselben Person die Atemzüge, indem Sie Ihre Hände auf den Brustkorb legen. Vergleichen Sie den Wert mit dem vorherigen. Gibt es Unterschiede, und wenn ja, wie lassen sich diese erklären? Welche Technik, die Atemzüge zu zählen, würden Sie bevorzugen?
2. Entspricht Ihr Messergebnis den Normalwerten (s. Tabelle „Normalwerte der Atemfrequenz in Ruhe")?

Die Gesamtluftmenge in der Lunge, auch **Totalkapazität** (4,5–5,6 l) genannt, setzt sich zusammen aus dem

- Atemzugvolumen von ca. 500 ml Luft,
- inspiratorischen Reservevolumen von ca. 2000–3000 ml Luft, das durch angestrengtes Einatmen eingeatmet werden kann,
- expiratorischen Reservevolumen von ca. 1000 ml Luft, das nur bei vertiefter Ausatmung ausgeatmet wird,
- Residualvolumen von ca. 1100 ml, das auch nach extremer Ausatmung in der Lunge verbleibt.

DEFINITION

Vitalkapazität
Unter der Vitalkapazität versteht man die Totalkapazität ohne das Residualvolumen.

Als **Atemfrequenz** wird die Anzahl der Atemzüge/Minute bezeichnet. Die Atemzüge werden immer eine Minute lang gezählt.

Normalwerte der Atemfrequenz in Ruhe	
Neugeborenes	ca. 40 bis 45 Atemzüge/Minute
Kleinkind	ca. 25 bis 30 Atemzüge/Minute
Erwachsene	ca. 16 bis 20 Atemzüge/Minute

DEFINITION

Atemrhythmus/Atemtiefe
Als **Atemrhythmus** wird das Verhältnis der Ein- zur Ausatmung verstanden. Die Ausatmung (Exspiration) dauert ungefähr doppelt so lang wie die Einatmung (Inspiration). Zusammen mit der **Atemtiefe** ist der Rhythmus der Atmung in Ruhe gleichbleibend und regelmäßig.

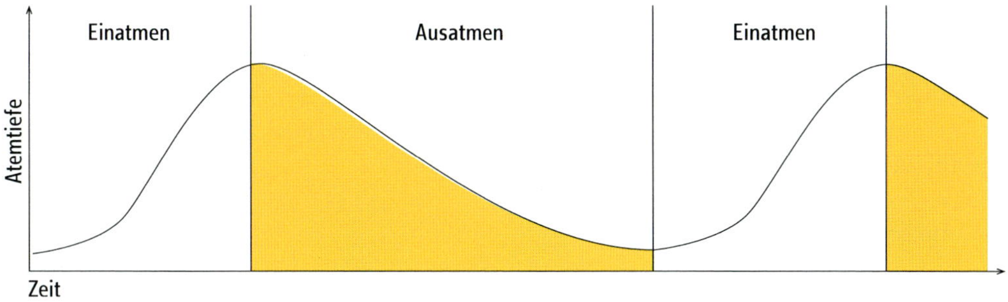

Normaler Atemrhythmus

Pathologische Veränderungen beim Atmen

Pathologische Veränderung	Symptome
Die **Dyspnoe** ist eine Erschwerung der Atemtätigkeit, die mit einer subjektiven Atemnot einhergeht. Sie kann in Ruhe und bei Belastung auftreten. Ursache kann u. a. ein Hindernis in den Atemwegen sein.	• Lufthunger • Kurzatmigkeit • Beklemmungsgefühle • Angst • Steigerung der Atemfrequenz mit weniger tiefen Atemzügen • Kaltschweißigkeit • Tachykardie • veränderte Körperhaltung
Die **Tachypnoe** ist eine beschleunigte Atemfrequenz mit mehr als 20 Atemzügen/Minute (beim Erwachsenen). Mit der Tachypnoe versucht der Körper, ein Sauerstoffdefizit auszugleichen.	Wird häufig von einer geringeren Atemtiefe begleitet.
Die **Bradypnoe** ist eine verlangsamte Atmung mit weniger als 16 Atemzüge/Minute (beim Erwachsenen).	Wird fast immer von einer großen Atemtiefe begleitet.
Die **Apnoe** ist der Atemstillstand, der als Folge einer peripheren oder zentralen Atemlähmung oder Verlegung der Atemwege auftritt. Die Apnoe führt in kürzester Zeit zu irreversiblen Schäden und nach ca. fünf Minuten zum Tod.	Erfordert sofort Erste-Hilfe-Maßnahmen.

Pathologische Veränderung	Symptome
Die **Hyperventilation** ist eine im Verhältnis zum erforderlichen Gasaustausch des Körpers übermäßig gesteigerte Atmung. Eine Hyperventilation kann u. a. psychogen sein.	• krampfartige Pfötchenstellung der Hände, der Parästhesien an Fingern, Zehen und im Mundbereich vorangehen • starkes Schwitzen • Unruhe, Angst

Die normale Atmung ist an einem gleichmäßigen Rhythmus erkennbar. Bei verschiedenen Erkrankungen sind nicht nur der Atemrhythmus und die Atemfrequenz verändert, sondern auch die Atemintensität. Diese Veränderungen führen zu bestimmten Atemtypen, die sich periodisch wiederholen.

Erstmaßnahmen bei Atemnot:

- Der unter Atemnot leidende Mensch hat Angst! Versuchen Sie, seine Angst zu mindern, indem Sie ihn nicht allein lassen und ihm das Gefühl von Ruhe und Geborgenheit vermitteln.
- Setzen Sie im Zweifelsfall einen Notruf ab. Lassen Sie den Menschen aber nicht allein.
- Bringen Sie den Menschen in eine atemerleichternde Lagerung (s. Kapitel 4.2) und nehmen Sie Einfluss auf seine Atmung, indem Sie ihn zu bewusst ruhigem Atmen anhalten.
- Öffnen Sie das Fenster und befreien Sie den Menschen von beengender Kleidung.
- Geben Sie Sauerstoff **nur auf ärztliche Anordnung**!
- Beobachten und kontrollieren Sie die Bewusstseinslage, Hautfarbe, Atmung, Blutdruck und Puls engmaschig.
- Dokumentieren Sie das Ereignis zeitnah.

Erstmaßnahmen bei Hyperventilation:

- Der hyperventilierende Mensch hat Angst! Versuchen Sie, seine Angst zu mindern, indem Sie ihn nicht allein lassen und ihm das Gefühl von Ruhe und Geborgenheit vermitteln.
- Halten Sie dem Menschen eine Plastiktüte so vor Mund und Nase, dass er seine Ausatmungsluft wieder einatmet. So kann die Hyperventilation unterbrochen werden.
- Dokumentieren Sie das Ereignis zeitnah.

1. normale Atmung

regelmäßige und gleichmäßig tiefe Atmung, die Ausatmung dauert etwa doppelt so lange wie die Einatmung

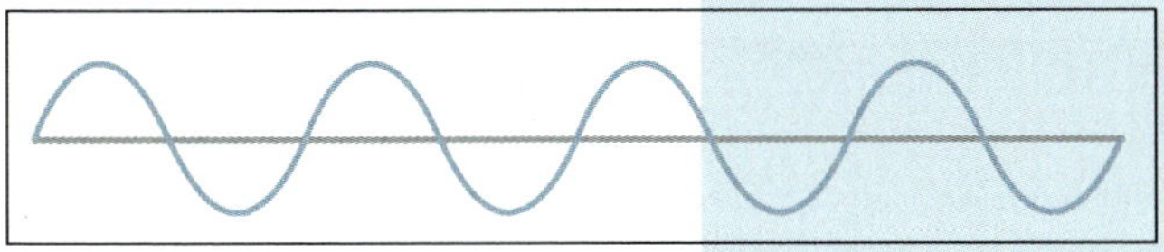

2. Biot-Atmung

mehrere gleichmäßig tiefe und kräftige Atemzüge wechseln sich mit regelmäßig wiederkehrenden Atempausen ab – bei Frühgeborenen normal, bei Erwachsenen mit Hirndrucksteigerung

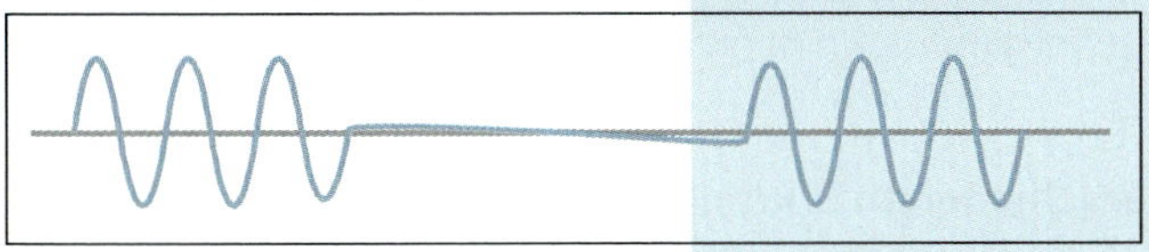

3. Cheyne-Stokes-Atmung

periodisch wiederkehrendes An- und Abschwellen der Atmung mit kurzen Pausen – ohne Krankheitswert im Schlaf, bei schweren Schädigungen des Atemzentrums

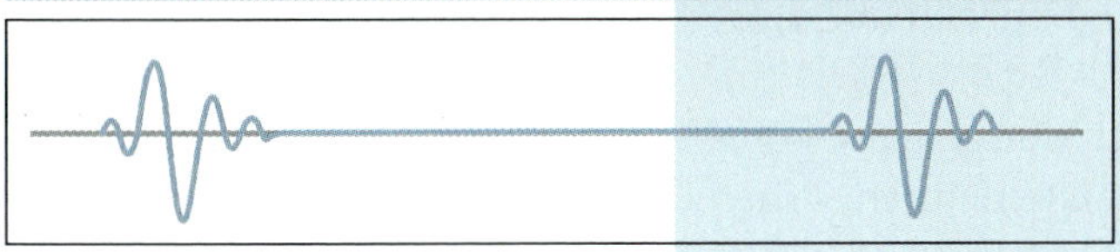

4. Kussmaul-Atmung

abnorm vertiefte, aber regelmäßige Atmung – bei metabolischer Azidose

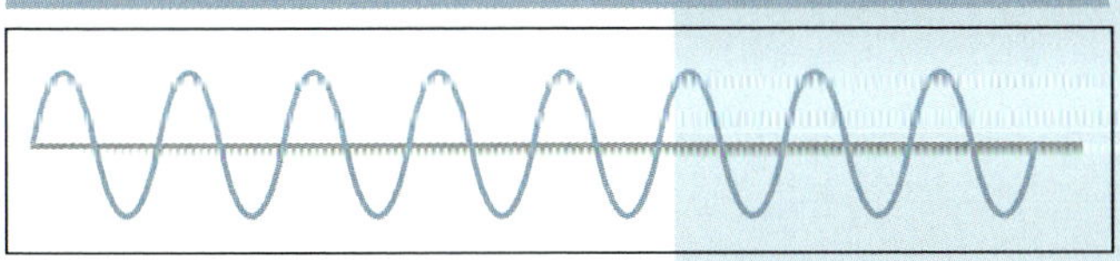

5. Schnappatmung

einzelne schnappende Atemzüge, zwischen denen lange Pausen liegen – tritt kurz vor dem Tod auf

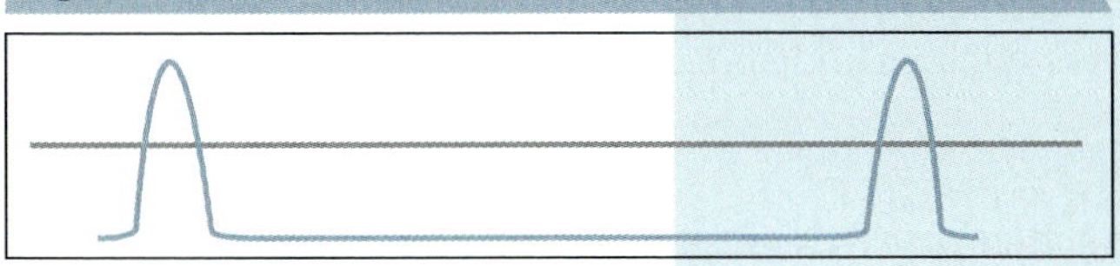

Formen der Atmung

Als **Atemgeräusche** sind Schnarchen, Keuchen, Giemen, Rasseln, der Stridor und der Singultus bekannt. Der Stridor ist ein lang gezogenes, pfeifendes Geräusch der Atmung. Der Singultus ist der Schluckauf.

DEFINITION

Giemen
Giemen ist eines der Rasselgeräusche der Atmung. Es ist als trocken klingendes Atemgeräusch wahrzunehmen und tritt bei Verengung der Bronchien während der Ausatmung auf.

Als **Husten** bezeichnet man das plötzliche Ausstoßen von Luft, um Bronchialsekret, Fremdkörper und schädliche Gase oder Partikel aus den Atemwegen zu entfernen. Er ist ein wichtiger Schutzreflex, der das Atemsystem schützen kann. Husten ist ein Symptom, das Hinweise auf eine Erkrankung geben kann. Der Husten kann trocken und produktiv sein, plötzlich und lang anhaltend. Beim produktiven Husten wird Bronchialsekret, das **Sputum**, abgehustet.

Sputumbeobachtungen bei verschiedenen Erkrankungen:

- zähes, fadenziehendes, glasiges Sputum bei Asthma bronchiale
- große Mengen weißlichen Sputums bei der chronischen Bronchitis, dem sogenannten Raucherhusten, morgendlich unmittelbar nach dem Aufstehen
- eitriges, grün-gelbes, leicht süßlich riechendes Sputum bei bakteriellen Infektionen der Atemwege
- übelriechend-fauliges Sputum bei einem Gewebszerfall der Lunge, z. B. bei Lungenkrebs
- rotbraune Verfärbungen sind Hinweise auf geringe Blutbeimengungen, die bei Lungenentzündungen, Bronchialtumoren, Tuberkulose oder einer Lungenembolie möglich sind
- dünnflüssiges, schaumiges, eventuell leicht blutiges Sputum bei einem akuten Lungenödem

TIPP

Menge, Farbe, Konsistenz und Geruch des Sputums können Hinweise auf bestimmte Erkrankungen geben. Im Zweifelsfall sollten Sie es immer aufbewahren und dem Arzt oder der Ärztin zeigen. Verwechseln Sie Sputum nicht mit Speichel.
Beim Umgang mit Sputum ist das Tragen flüssigkeitsdichter Handschuhe angezeigt, es besteht Infektionsgefahr!

Der Atemgeruch kann physiologisch von der entsprechenden Mundhygiene und von Nahrungsmitteln beeinflusst werden (lat. foetor ex ore = Mundgeruch). Pathologische Atemgerüche werden z. B. beim Diabetes mellitus und anderen Erkrankungen beobachtet.

→ AUFGABE

Recherchieren Sie die Ursachen unterschiedlicher Atemgerüche, wie z. B.

- Azetongeruch,
- Fäulinisgeruch,
- Eitergeruch,
- Ammoniakgeruch,
- Foetor hepaticus,
- Foetor urämicus.

4.2 Pneumonieprophylaxe

Um einer Pneumonie (Lungenentzündung) vorzubeugen, ist es erforderlich, das individuelle Risiko zu erkennen und bei Bedarf die vorbeugenden Maßnahmen zu planen und durchzuführen. Wichtig ist außerdem, den Menschen mit Pflegebedarf zur Mitwirkung anzuleiten. Gefährdet sind besonders bettlägerige Menschen, Menschen mit chronischer Bronchitis, Herzschwäche oder auch Menschen mit einer Schonatmung, die meist aufgrund von Schmerzen auftritt. Personen mit Schluckstörungen haben ebenfalls ein erhöhtes Risiko, eine Pneumonie zu erleiden, wenn sie sich z. B. bei der Nahrungsaufnahme verschluckt haben.

Mithilfe der sogenannten „Atemskala“ kann das individuelle Pneumonierisiko ermittelt werden. Dieses Instrument wird meist in Krankenhäusern benutzt. Zur Verbesserung der Lungenventilation können atemerleichternde Lagerungen, Atemgymnastik und Atemübungen sowie die atemstimulierende Einreibung erfolgreich sein. Zur Vermeidung von Sekretansammlung in den Lungen können unterstützende Maßnahmen zur Sekretlösung und Einreibungen sowie Inhalation hilfreich sein.

TIPP

Die Atemerfassungsskala von Bienstein kann online zu Übungszwecken von Auszubildenden heruntergeladen werden.

Atemerleichternde Positionen

Lageveränderungen im Allgemeinen sowie alle Formen der Mobilisation führen bereits zu einer Verbesserung der Lungenbelüftung. Die folgenden Lagerungen müssen im Zweifelsfall mit dem Arzt oder der Ärztin abgeklärt werden:

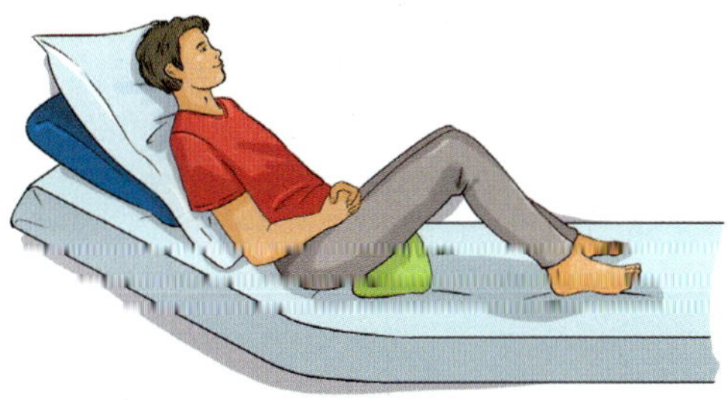

Oberkörperhochlagerung mit „Rutschbremse“

- Die **Oberkörperhochlagerung** führt zur Atemerleichterung und zur besseren Belüftung der Lungenspitzen. Die Lage kann mithilfe einer „Rutschbremse“ (zusammengerolltes Handtuch) stabilisiert werden.
- Die **Halbmondlage** dehnt im Wechsel den linken und rechten Thorax. Die Betreffenden haben das subjektive Gefühl von Weite und Entspannung. Die Lungenbelüftung wird verbessert und die Gasaustauschfläche wird vergrößert.

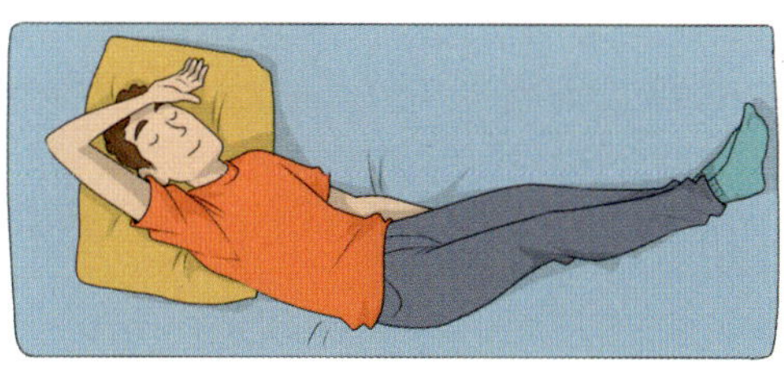

Halbmondlage

Die Durchführung sollte mehrmals täglich ca. fünf bis fünfzehn Minuten zur rechten und linken Seite hin erfolgen. Verletzungen oder Schmerzen und ein Nichttolerieren der flachen Lage sprechen gegen diese Lagerung.

- Die **V-Lagerung** führt zu einer Dehnung der seitlichen unteren Lungenabschnitte. Die Belüftung wird gesteigert und die Gasaustauschfläche vergrößert. Diese Lagerung sollte mehrmals täglich für zehn bis zwanzig Minuten im Liegen oder Sitzen durchgeführt werden. Der Kopf wird mit einem separaten Kissen gestützt. Hier sind ähnliche Kontraindikationen wie bei der Halbmondlage zu beachten.

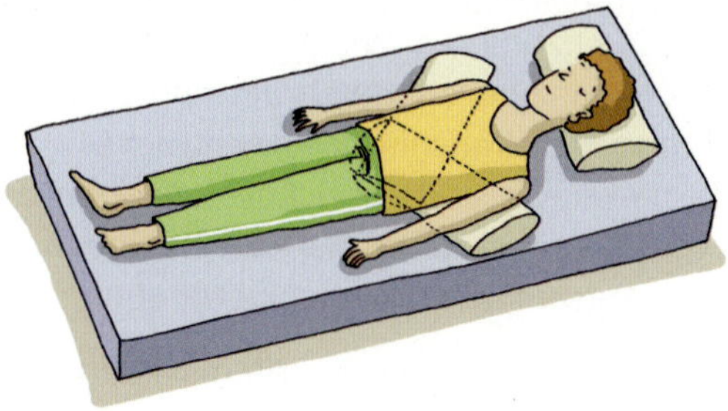

V-Lagerung

- Die **A-Lagerung** führt zu einer Dehnung der Lungenspitzen, d. h. dem oberen Teil der Lungen. Die Belüftung wird gesteigert und die Gasaustauschfläche vergrößert. Die Durchführung erfolgt wie bei der V-Form, nur hier als „A“. Die Überlappung der Kissen wird in Höhe des siebten Halswirbels platziert (Kontraindikationen s. V-Lagerung).

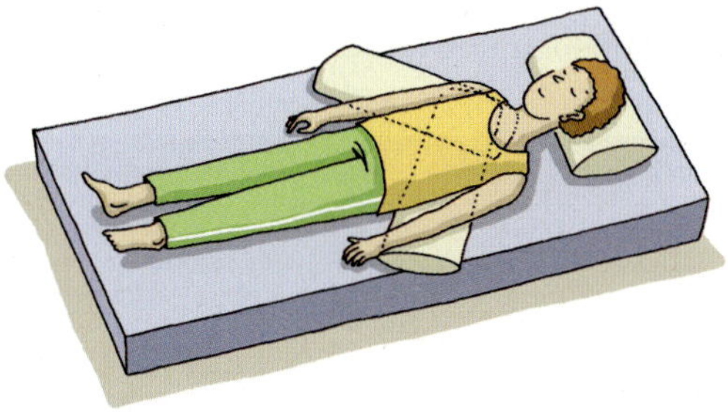

A-Lagerung

- Die **T-Lagerung** führt zu einer Dehnung der Thoraxseiten. Die Atmung wird erleichtert. Die Belüftung wird gesteigert und die Gasaustauschfläche vergrößert. Zwei schmale, zu Schiffchen geformte Kissen werden in T-Form unter die Person gelegt. Die Wirbelsäule liegt auf dem Längskissen, das Querkissen wird so gelegt, dass die Schultern unterlagert werden (Kontraindikationen s. V- und A-Lagerung).

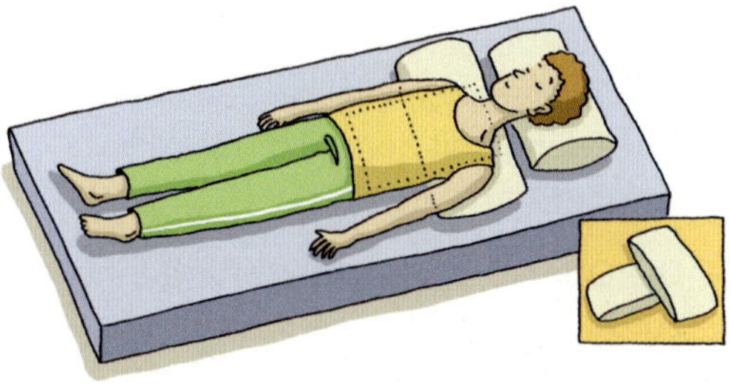

T-Lagerung

Atemgymnastik und Atemübungen

Die Atemübungen sollten in Oberkörperhochlagerung oder auf einem Stuhl durchgeführt werden. Bei Schmerzen und/oder starken Atembeschwerden sind die Übungen nur nach Rücksprache mit dem Arzt bzw. der Ärztin weiterzuführen.

- Der Mensch mit Pflegebedarf wird dazu angehalten, bewusst ein- und auszuatmen. Er atmet tief durch die Nase ein und locker gegen die Lippenbremse wieder aus. Der pflegebedürftige Mensch sollte diese Übung für vier bis fünf Atemzüge mit Pausen dreimal wiederholen. Die ganze Übung ist viermal täglich zu wiederholen.
- Der Mensch mit Pflegebedarf wird dazu angehalten, ein auseinandergefaltetes Papiertaschentuch wegzupusten (Häufigkeit und Dauer s. o.).
- Die Person mit Unterstützungsbedarf wird unter Anleitung der Pflegekraft gezielt dazu angehalten, die Bauch- oder Flankenatmung zu verstärken. Dazu legt die Pflegekraft ihre Hände an die entsprechenden Körperstellen und fordert die Person auf, ihre Hände „wegzuatmen“. Diese Übungen sollten drei- bis viermal täglich für fünf bis sechs Atemzüge wiederholt werden.

Atemstimulierende Einreibung (ASE)

Die atemstimulierende Einreibung ermöglicht dem pflegebedürftigen Menschen eine gleichmäßige, ruhige und tiefe Atmung. Durch gezielte Bewegungen werden Körperwahrnehmung und die Konzentration gefördert. Während der Kreisbewegungen haben die Hände eine unterschiedliche Akzentuierung: abwärts entlang der Wirbelsäule und nach außen zu den Flanken mit ganz leichtem Druck, um dabei die Ausatmung zu ermutigen, während sie beim Aufwärts- und Zur-Mitte-Führen nur sanft berührend gleiten und dabei Raum geben zum Einatmen. Eine volle Kreistour läuft im Tempo und Rhythmus der Atmung (Aus- und Einatmung) ab, nicht schneller. Die ASE wird im Allgemeinen drei- bis fünfmal mit einer Körperlotion durchgeführt; sie kann im Sitzen, in Bauchlage oder in einer 30°-Seitenlage durchgeführt werden. Während der gesamten Anwendung wird keine Unterhaltung geführt. Die Hände werden ganz aufgelegt, der Kontakt wird während des gesamten Vorgangs gehalten.

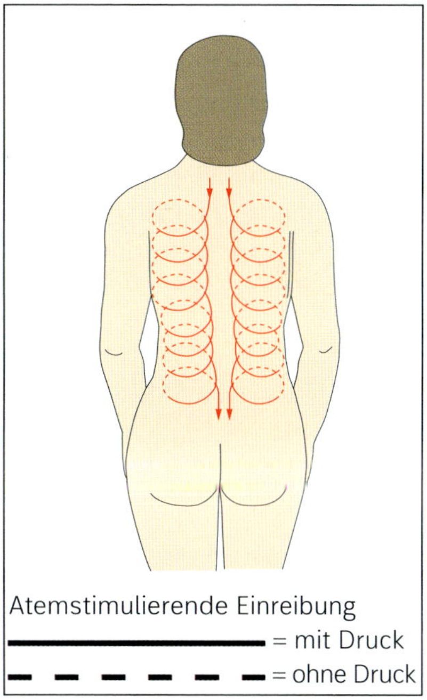

Verlauf der Handbewegung bei der atemstimulierenden Einreibung

→ AUFGABE

Erarbeiten Sie zu den aufgeführten Aspekten der ASE eine Präsentation. Berücksichtigen Sie auch Rahmenbedingungen für diese Pflegemaßnahme. Diese Methode muss intensiv geübt werden, wenn sie erfolgreich sein soll.

Unterstützende Maßnahmen zur Sekretlösung und Einreibungen

Zu den unterstützenden Maßnahmen zählen Abklopfen des Brustkorbs, Vibrationsmassagen, Einreibungen mit Franzbranntwein oder Alkohol sowie Einreibungen mit einem Bronchialbalsam.

Das Abklopfen des Brustkorbs, umgangssprachlich als Abklatschen bezeichnet, und die Vibrationsmassage erleichtern das Lösen des Bronchialsekrets. Mit der hohlen Hand, der Faust, der Kleinfingerkante oder dem Vibrationsgerät wird unter Aussparung der Wirbelsäule und der Nierengegend vorsichtig abgeklopft. Rücken oder Brust werden von unten nach oben und zur Mitte hin und nur während der Ausatmung abgeklopft oder vibriert, sonst gelangt das Bronchialsekret mit der Einatmung in tiefere Lungenabschnitte. Bei der Vibrationsmassage wird statt der Hand ein Vibrationsgerät benutzt. Die Pflegemaßnahme kann im Sitzen und in der Seitenlage durchgeführt werden.

Es sollten Papiertaschentücher und/oder ein Sputumbecher mit Deckel und Einwegeinsatz bereitgestellt werden. Falls eine zu pflegende Person auf ärztliche Anordnung abgesaugt werden muss, können zur Vorbereitung sekretlösende Maßnahmen hilfreich sein. Nicht abgeklopft werden darf bei Thrombose, Lungenembolie, Herzinfarkt, Osteoporose oder Knochenmetastasen, Rippen- oder Wirbelfrakturen bzw. Tumoren der Wirbelsäule sowie bei Schädel-Hirn-Verletzungen.

Franzbranntwein und Alkohol zum Einreiben empfinden viele Menschen als sehr erfrischend. Alkohol trocknet sehr stark die Haut aus, bei Franzbranntweinpräparaten kann die Pflegekraft auf die Produkte mit rückfettenden Substanzen zurückgreifen. In Bronchialbalsam sind ätherische Öle in einer Salbengrundlage eingebracht, die bei entsprechender Indikation auf Brust und Rücken aufgetragen werden. Unter Umständen muss der behandelnde Arzt bzw. die behandelnde Ärztin die Produkte verordnen oder mindestens über den Gebrauch informiert werden.

MERKEN

Im Zweifelsfall entscheidet der Arzt oder die Ärztin über die unterstützenden Maßnahmen zur Sekretlösung.

Inhalation

DEFINITION

Inhalation
Unter einer Inhalation versteht man das Einatmen von Dämpfen, Gasen, fein zerstäubten Flüssigkeiten bzw. Stoffen verschiedener Konsistenz und Zusammensetzung.

Da sich der Durchmesser (Lumen) der Atemwege nach und nach bis zu den Alveolen hin verengt, muss die Partikelgröße der eingeatmeten Teile unterschiedlich sein. Man spricht von einer Eindringtiefe, mit der die Teilchen unterschiedlichen Durchmessers in die Atemwege gelangen.

Die Eindringtiefe ist abhängig von

- der Größe der Tröpfchen; je kleiner die Tröpfchen, desto tiefer dringen sie ein,
- der Atemtiefe- und frequenz; je flacher und schneller geatmet wird, desto geringer sind die Eindringtiefe und der Kontakt mit der Schleimhaut,
- dem Durchmesser des Bronchialsystems; das Lumen kann durch Tumoren, Sekret, Spasmen, Bronchiektasen oder ein Emphysem eingeengt oder erweitert sein.

Inhalationsformen

Tröpfchendurchmesser/Inhalat	Ort der Anwendung	Indikation
über 30 µm/Dampf, z. B. Kopfdampfbad	Mund-Nasen-Rachenraum bis Kehlkopf	Erkältungen, Schnupfen
10 µm bis 30 µm/Aerosol, z. B. Zerstäuber	Luftröhre bis Hauptbronchien	Bronchitis, Asthma bronchiale
unter 10 µm/Nebel, z. B. Ultraschallvernebler	bis zu den Alveolen	zur Anfeuchtung der Atemluft

Die Entscheidung für oder gegen eine Inhalation fällt in den Aufgabenbereich des Arztes oder der Ärztin. Inhaliert werden können Aqua destillata, isotonische Kochsalzlösung 0,9 %ig, besonders zum Mischen mit Medikamenten oder ätherischen Ölen. Bei den Inhalaten ist auf eine einwandfreie, unter Umständen sterile Flüssigkeit zu achten.

Im Zusammenhang mit der Inhalation ist der Mensch mit Unterstützungsbedarf genau zu instruieren. Wichtig sind zudem die Wahl des richtigen Zeitpunktes, die Lagerung des pflegebedürftigen Menschen und ggf. die Entsorgung des abzuhustenden Sputums (Bereitstellen von Sputumbecher).

4.3 Sauerstofftherapie

MERKEN

Sauerstoff ist ein Medikament und darf grundsätzlich nur auf ärztliche Anordnung gegeben werden. Diese Anordnung muss Angaben über die **Verabreichungsform**, die **Menge in Liter/Minute** und die **Dauer der Sauerstofftherapie** enthalten.

Der Sauerstoff wird zur Applikation immer mit sterilem Wasser angefeuchtet und kann über

- eine Sauerstoffsonde,
- eine Sauerstoffbrille oder
- eine Sauerstoffmaske

verabreicht werden. Bei allen hier genannten Artikeln handelt es sich um Einmalware.

TIPP

Bei allen Applikationsarten ist der Mensch mit Unterstützungsbedarf vorher gut zu informieren, er sollte vorher die Nase schnäuzen. Besonderes Augenmerk ist vor allem auf die Schleimhäute der Nase zu legen, es besteht Dekubitusgefahr! Ein streng aseptisches Arbeiten ist hier erforderlich.

Die **Sauerstoffsonde** ist die am häufigsten verwendete Applikationsart. Sie wird ca. 1 cm in ein Nasenloch vorgeschoben und durch ein Schaumgummipolster gehalten. Es können bis zu 5 l Sauerstoff/Minute gegeben werden, was einer Sauerstoffkonzentration der Einatmungsluft von 30 % bis 40 % entspricht. Die Akzeptanz der Sonde bei den Menschen mit Pflegebedarf ist relativ hoch, da die Sonde nicht bei der Nahrungsaufnahme und beim Sprechen stört.

Bei der **Sauerstoffbrille** werden die 1–2 cm langen Einflussstutzen in die Nasenlöcher des pflegebedürftigen Menschen eingeführt. Die sauerstoffzuführenden Schläuche werden wie Brillenbügel hinter die Ohren gelegt und unter dem Kinn zusammengeführt. Es können bis zu 8 l Sauerstoff/Minute gegeben werden, was einer Sauerstoffkonzentration der Einatmungsluft von 30 % bis 50 % entspricht. Die Akzeptanz der Sauerstoffbrille ist niedrig, da die Brille beim Sprechen und der Nahrungsaufnahme stört.

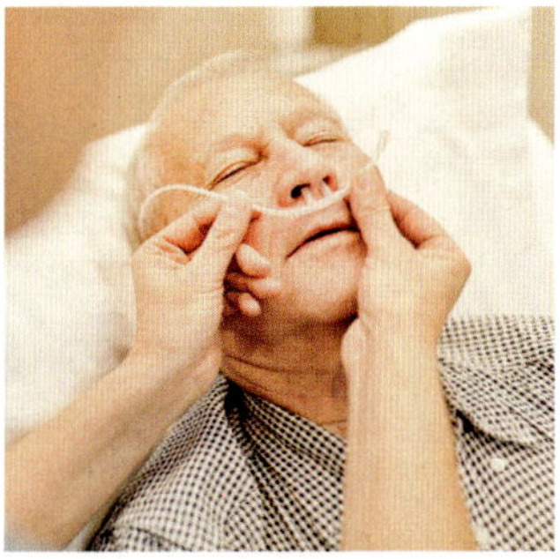

Sauerstoffbrille

Die einfache **Sauerstoffmaske** erlaubt kurzzeitig eine hohe Sauerstoffdosierung von 6–10 l/Minute. Dies entspricht einer Sauerstoffkonzentration von 40 % bis 60 %. Sie wird locker auf Mund und Nase aufgesetzt und mit einem Gummiband am Hinterkopf befestigt. Die Akzeptanz der Sauerstoffmaske ist gering, da sie das Sprechen behindert und die Nahrungsaufnahme nicht möglich ist.

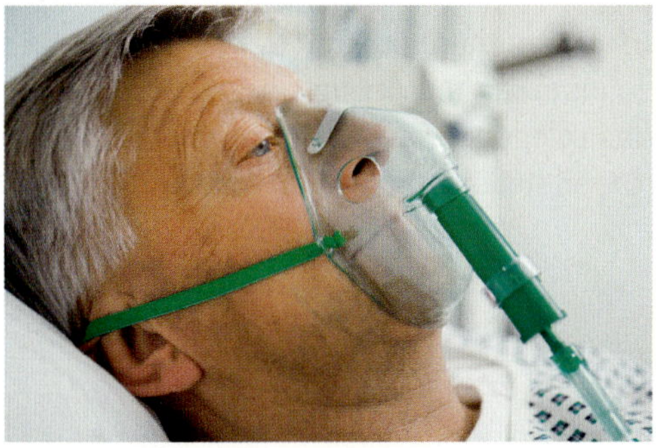

Sauerstoffmaske

Sauerstoff wird, je nach Einrichtung, aus einem zentralen Reservoir über Wandanschlüsse oder aus fahrbaren Sauerstoffflaschen angeboten. Sauerstoffflaschen sind immer blau. Beim Umgang mit den Flaschen gibt es einige Sicherheitsvorschriften, die es zu berücksichtigen gilt:

- Die Flaschen dürfen nicht fallen, deshalb sind sie in geeigneten Halterungen zu sichern.
- Sauerstoff ist eine verbrennungsfördernde Flüssigkeit, deshalb ist offenes Feuer in jeder Form verboten! Die Flaschen dürfen nicht der Sonneneinstrahlung und Heizkörpern ausgesetzt sein.

- Die Ventile dürfen nicht mit Fett oder Öl in Berührung kommen.
- Die Flaschen sollten regelmäßig auf ihren Inhalt und die Funktion hin überprüft werden, damit sie im Notfall auch zur Verfügung stehen.
- Die Gebrauchsanweisung ist zu beachten. Bei Störungen sollte die Fachkraft für Sauerstoffflaschen informiert werden.
- Der Inhalt einer Sauerstoffflasche lässt sich ausrechnen. Dies kann notwendig werden, wenn Sie mit den Menschen mit Unterstützungsbedarf unterwegs sind und wissen möchten, wie lange der Sauerstoff in der Flasche ausreicht. Die Flaschengröße in Liter wird mit dem Druck in bar multipliziert und ergibt die Menge an Sauerstoff in Liter (Beispielrechnung: 2-Liter-Flasche · 200 bar = 400 l Sauerstoff).

MERKEN

Während der Sauerstofftherapie ist der Mensch mit Unterstützungsbedarf bezüglich folgender Kriterien aufmerksam zu beobachten:
- Atmung
- Pulsfrequenz
- Bewusstseinslage
- Haut (Zyanose, Druckstellen)
- Nasen- und Mundschleimhaut
- Sauerstoffdosierung, Sondenlage und Aqua-destillata-Menge

4.4 Absaugen

DEFINITION

Absaugen
Unter Absaugen versteht man das Entfernen von Sekret oder aspirierten Stoffen mithilfe eines mit einem Absauggerät verbundenen sterilen Absaugkatheters aus den Atemwegen.

Das Absaugen muss von entsprechend ausgebildeten Pflegekräften unter aseptischen Bedingungen durchgeführt werden und erfordert eine ärztliche Anordnung.

Bei den Absaugtechniken werden unterschieden:

- das sogenannte blinde Absaugen: durch den Mund (oral), durch die Nase (nasal)
- das Absaugen unter Sicht: (ausschließlich ärztliche Tätigkeit)
  - endotracheales Absaugen über den Endotrachealtubus oder eine Trachealkanüle
  - bronchoskopisches Absaugen während einer Spiegelung, meist zu diagnostischen Zwecken

Folgende Aspekte gilt es beim Absaugen zu beachten:

- Der Absaugvorgang erfordert streng aseptisches Arbeiten.
- Das Absauggerät ist vor dem Absaugen zu überprüfen.

- Das sterile Material ist in ausreichender Menge bereitzulegen. Die Größe der Absaugkatheter (10, 12, 14 ch) richtet sich nach der Zähflüssigkeit des Sekrets.
- Vor dem Absaugen sind sekretlösende Maßnahmen sinnvoll.
- Den Menschen mit Pflegebedarf informieren und beruhigen, in Oberkörperhochlagerung oder Seitenlagerung bringen.
- Beim Absaugen immer zu zweit arbeiten.
- Der Absaugvorgang darf nicht länger als 5–10 Sekunden dauern, da die Person während dieser Zeit nicht atmen kann und der vorhandene Sauerstoff abgesaugt wird.
- Die Häufigkeit richtet sich nach der Menge und Beschaffenheit des Sekrets und nach der ärztlichen Anordnung.
- Das Absaugen muss zunächst an Modellen geübt werden.

Durchführung

- zu pflegende Person beruhigen, zum tiefen Durchatmen anregen, lagern, Mund- und Nasenpflege durchführen
- Gerät auf Sog einstellen, Sauerstoffgabe nach ärztlicher Anordnung
- Händedesinfektion
- Absaugkatheter mit Absaugschlauch des Absauggerätes verbinden, aber noch in der Verpackung lassen
- steriler Handschuh an absaugender Hand, unsteriler an anderer Hand
- sterilen Katheter mit destilliertem, sterilem Wasser durchspülen und ohne Sog einführen; Tiefe beim Einführen vorher klären
- Katheter unter Sog mit leicht drehenden Bewegungen zurückziehen, der Mensch, der abgesaugt wird, wird währenddessen von einer zweiten Person beobachtet (Atmung, Puls, Hautfarbe).
- nicht länger als 10 Sekunden absaugen, da auch die Luft zum Atmen abgesaugt wird
- Katheter mit bereitgestellter Desinfektionslösung durchspülen, vom Absaugschlauch trennen, aufwickeln und den Handschuh beim Ausziehen darüberziehen und außerhalb des Zimmers entsorgen
- eventuell Mund- und Nasenpflege, Mensch mit Pflegebedarf beruhigen
- bei Bedarf, nach ärztlicher Anordnung und Verschnaufpause mit neuem Material erneut absaugen
- Vorgang dokumentieren

Mögliche Komplikationen

- Infektionen der Atemwege durch unsteriles Arbeiten, Verschleppung von Erregern aus den oberen in die unteren Atemwege sowie durch Verletzungen der Schleimhaut
- Verletzungen der Atemwege
- Vagusreizung mit Bradykardie, Rhythmusstörungen oder Erbrechen (Aspirationsgefahr)
- Sauerstoffmangel

4.5 Pflege eines Tracheostomas

Das Tracheostoma

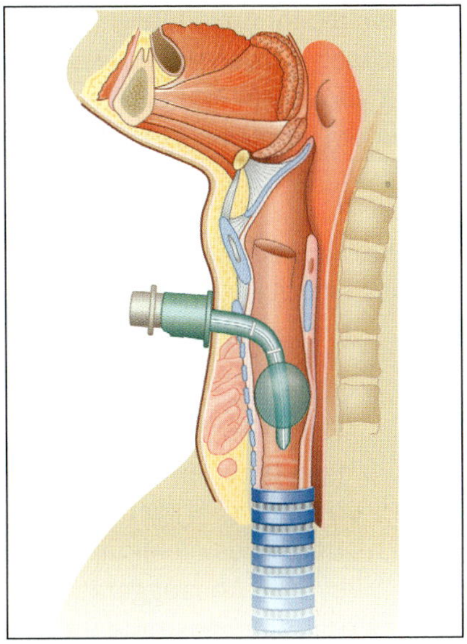

Tracheostoma mit geblockter Trachealkanüle

Als Tracheostoma bezeichnet man eine operativ geschaffene Öffnung der Trachea (Luftröhre) mittels einer Tracheotomie (Luftröhrenschnitt am Hals). Das Tracheostoma wird je nach Krankheitsbild vorübergehend, z. B. bei Langzeitbeatmung oder endgültig, beispielsweise nach Kehlkopfkrebs, angelegt. Zum Offenhalten des Tracheostomas werden je nach Indikation unterschiedliche Trachealkanülen eingesetzt. Alle Kanülen haben ein Kanülenschild, das bei eingeführter Kanüle auf der Haut aufliegt, und am sogenannten Kanülenbändchen um den Nacken gebunden wird. Dies bewahrt die Trachealkanüle vor dem versehentlichen Herausrutschen. Im Fachhandel werden verschiedenste Trachealkanülen angeboten.

Besondere Pflegemaßnahmen bei tracheotomierten Personen

Den betreffenden Personen werden entsprechend ihrer Möglichkeiten die besonderen Pflegemaßnahmen vor der Entlassung aus dem Krankenhaus erläutert. Ist ein pflegebedürftiger Mensch nicht in der Lage, diese auszuführen, muss die Pflegekraft diese Tätigkeiten übernehmen.

Da die Funktion der Nase bei tracheotomierten Personen fehlt, trifft die Atemluft ohne Vorfilterung, Befeuchtung und Anwärmung auf die Schleimhäute der oberen Luftwege. Die dadurch bedingte vermehrte Sekretion erfordert ein **regelmäßiges Absaugen**, damit die Trachealkanüle immer durchgängig bleibt. Als Folge der fehlenden **Befeuchtung der Schleimhäute** kann es zur Borkenbildung kommen, was zur Verengung der Luftröhre führt. Deshalb ist eine konsequente Befeuchtung der Schleimhäute unabdingbar. Als Nasenersatz kann eine sogenannte **künstliche Nase** auf die Trachealkanüle gesteckt werden. Diese befeuchtet und filtert die Atemluft. In Reichweite des Menschen mit Trachealkanüle sollten immer ein Absauggerät, ein Inhaliergerät und alle Materialen zum Wechseln einer Trachealkanüle bereit stehen.

MERKEN

In die Trachealkanüle darf kein Wasser gelangen. Beim Duschen oder Baden kann ein **Duschschutz** getragen werden, der verhindert, dass Wasser in die Trachea eindringt. Der männliche Tracheostoma-Patient sollte die **Nassrasur** bevorzugen, da bei der Trockenrasur Bartstoppeln in die Trachealkanüle gelangen könnten.

Die Tracheostomapflege wird je nach Sekretion ein- bis zweimal täglich, bei Bedarf auch öfter durchgeführt. Es erfolgt ein aseptischer Verbandwechsel (s. Kapitel 3.3), bei dem die Innenkanüle gereinigt wird und unter Umständen auch die Außenkanüle gewechselt werden muss. Das Wechseln der Außenkanüle sollten sich Pflegekräfte vorher von einem Arzt bzw. einer Ärztin oder erfahrenen Pflegekräften zeigen lassen. Außerdem empfiehlt es sich, den Wechsel an Modellen zu üben.

MERKEN

Trachealkanülen müssen regelmäßig auf ihren einwandfreien Zustand hin überprüft werden, damit es durch Materialschäden nicht zu Schleimhautschäden kommt.

→ AUFGABEN

1. Erarbeiten Sie einen Pflegestandard „Pflege und Wechseln der Trachealkanüle" unter Berücksichtigung der Vorbereitung, Durchführung und Nachbereitung. Folgendes Material ist zu verwenden:
   Händedesinfektionsmittel, Einmalhandschuhe (steril und unsteril), Nierenschale, Absauggerät, sterile Absaugkatheter, geeignete Reinigungsmittel für das Tracheostoma (reinigend und desinfizierend), dünne Reinigungsbürste, Kompressen, Hautpflegemittel, Trachealkanüle mit eingelegtem Haltebändchen, Innen- und Außenkanüle mit etwas Stoma-Öl eingerieben oder mit Silikon-Öl eingesprüht, spezielles Tracheostoma-Tuch, Mundpflegemittel, Schlitzkompressen, Abfallbehälter, Inhaliergerät mit Zusatz. Hilfreich ist die Anwesenheit einer zweiten Pflegekraft.
2. Entwickeln Sie Pflegemaßnahmen zur Pneumonieprophylaxe mit gezieltem Blick auf folgende Situationen mit erhöhter Pneumoniegefährdung:
   a) unzureichende Lungenbelüftung bei eingeschränkter Atemmechanik oder schmerzbedingter Schonatmung
   b) vermehrte Sekretansammlung in den Atemwegen bei vermehrter Sekretproduktion (sehr zähem Sekret oder mangelndem Abhusten aus unterschiedlichen Gründen).
   c) absteigende Infektionen aus der Mundhöhle
   d) Aspiration

TIPP

Jede Pflegekraft muss für sich klären, inwieweit sie in der Lage ist, einen Menschen mit Unterstützungsbedarf fachgerecht absaugen zu können oder auch eine Trachealkanüle wechseln zu können. Die Durchführungsverantwortung kann nicht übertragen werden.

4.6 Beobachtung des Pulses

Der Puls (lat. pulsus = Stoß) gibt das Anstoßen der Blut- oder Druckwelle an die Arterienwände wieder. Er ist ein wichtiges Kriterium zur Einschätzung der Kreislaufsituation eines Bewohners. Der Puls kann überall dort getastet werden, wo oberflächlich verlaufende Arterien gegen einen Widerstand, Knochen oder Muskulatur gedrückt werden können.

Am häufigsten wird der Puls an der Speichenschlagader (Daumenseite) gemessen. Mit den Kuppen der ersten drei Finger einer Hand ertastet man mit leichtem Druck die Pulswelle. Es sollte nicht mit dem Daumen gezählt werden, da so der eigene Puls tastbar ist. Bei Personen, deren Pulsfrequenz noch unbekannt ist, und denjenigen, die einen unregelmäßigen Puls haben, wird eine Minute durchgezählt. Ansonsten reicht es aus, den Puls 15 Sekunden zu messen und das Ergebnis mit 4 zu multiplizieren. Der erste Schlag gilt als 0.

BEISPIEL

16 Schläge in 15 Sekunden × 4 = 64 Schläge pro Minute

→ AUFGABEN

1. Die nebenstehende Abbildung zeigt die entsprechenden Arterien, an denen Sie den Puls ertasten können. Versuchen Sie einige der Pulse, soweit möglich, bei sich selbst bzw. einer anderen Person zu ertasten.
2. Benennen Sie die Pulse mit Fachbegriffen.

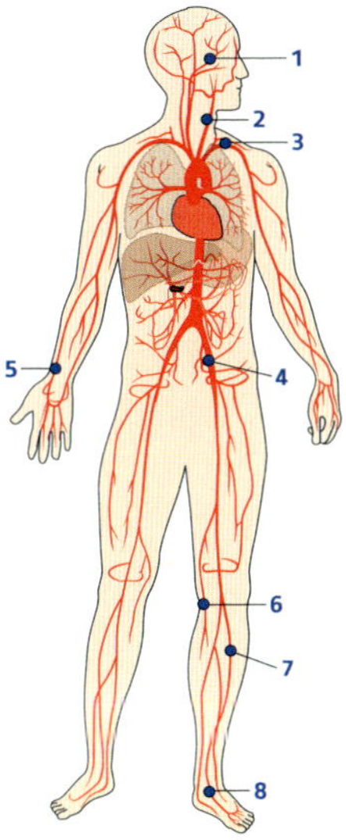

Arterien mit ertastbaren Pulsen

Unter **Pulsfrequenz** versteht man die Anzahl der Pulsschläge pro Minute. Sie ist identisch mit der Anzahl der Herzschläge und beträgt in Ruhe normalerweise:

Pulsfrequenz	
Säugling	ca. 140 Schläge pro Minute
Kleinkind	100 bis 120 Schläge pro Minute
Erwachsene	60 bis 80 Schläge pro Minute

Pathologische Veränderungen der Pulsfrequenz

Veränderung/Grenzwert	Pathologische Ursachen	Physiologische Ursachen
Pulsverlangsamung = Bradykardie bei weniger als 60 Schlägen pro Minute	bei Hirndruckerhöhung, Reizleitungsstörung des Herzens, Vergiftung, Schilddrüsenunterfunktion	im Schlaf, bei Sportlerinnen und Sportlern sowie alten Menschen
Pulsbeschleunigung = Tachykardie bei mehr als 100 Schlägen pro Minute	bei Fieber, Herzschwäche, Blutverlust/Schock, Schilddrüsenüberfunktion	bei Anstrengung und Erregung

Der **Pulsrhythmus** ist bei einem gesunden Herzen regelmäßig. Folgende krankhafte Veränderungen können gefühlt werden (im Zweifel immer eine Ärztin bzw. einen Arzt informieren):

- Extrasystolen sind als zusätzliche, vorzeitig einsetzende Pulswelle tastbar.
- Extrasystolen im regelmäßigen Rhythmus, der Zwillingspuls (Bigeminus), sind charakteristisch bei einer Überdosierung von Digitalis.
- Bei einer absoluten Arrhythmie ist die Schlagfolge beschleunigt und vollständig unregelmäßig. Hier muss eine Minute durchgezählt werden. Die Ärztin bzw. der Arzt muss informiert werden.

Die **Pulsqualität**, d.h. die Härte des Pulses, kann wichtige Hinweise auf die Kontraktionsleistung des Herzens und die zirkulierenden Blutmenge geben:

- Der Druckpuls wird bei erhöhtem Hirndruck getastet. Er ist als langsame (50 und weniger Schläge/Minute) und harte Pulswelle tastbar.

MERKEN

Achtung: Beim Druckpuls besteht Lebensgefahr!

- Der fadenförmige Puls ist kaum tastbar, schnell (mehr als 100 Schläge/Minute, bei Erwachsenen) und weich. Er ist typisch für Kollaps- und Schockzustände.

4.7 Beobachtung des Blutdrucks

Der Blutdruck

Der Blutdruck stellt die Kraft dar, die das Blut auf die Gefäßwand der Arterien und Venen ausübt. Er wird in Millimeter Quecksilbersäule (mmHg) gemessen. Der mit üblichen Messgeräten ermittelte Blutdruck entspricht dem Druck in den größeren Arterien. Systolisch entspricht er dem Druck in den Arterien nach der ventrikulären Systole und diastolisch dem niedrigsten Druck während der Ventrikelfüllung.

Der Blutdruck hängt **physikalisch** gesehen von drei Faktoren ab:

1. Gefäßwiderstand der Arterien
2. Herzminutenvolumen
3. Blutvolumen im Gefäßsystem

MERKEN

Der Normalbereich für den systolischen Blutdruck liegt beim Erwachsenen zwischen 105 und 140 mmHg, für den diastolischen Blutdruck zwischen 60 und 90 mmHg. Die Blutdrucknormwerte liegen beim Neugeborenen systolisch zwischen 60 und 80 mmHg, diastolisch zwischen 25 und 30 mmHg; beim Säugling systolisch zwischen 80 und 90 mmHg, diastolisch bei 60 mmHG. Die diastolischen Werte sind beim Säugling und Kleinkind häufig nicht hörbar. Beim Kind bis zum zehnten Lebensjahr liegt der systolische Wert bei 90 mmHg und der diastolische bei 60 mmHg. Alle Werte gelten für den in Ruhe gemessenen Blutdruck.

Von einer **Hypertonie** (Bluthochdruck) spricht man, wenn der arterielle Blutdruck dauerhaft, also nicht situationsabhängig, erhöht ist:

- leichte Hypertonie: systolisch 140 bis 179 mmHg/diastolisch 90 bis 104 mmHg
- schwere Hypertonie: systolisch > 180 mmHg und/oder diastolisch > 105 mmHg

Von einer **Hypotonie** spricht man, wenn eine dauernde Blutdruckerniedrigung auf Werte unter 105/60 mmHg bei gleichzeitigen Beschwerden des Menschen durch die Minderdurchblutung der peripheren Organe vorliegt.

Die Blutdruckmessung

Zur Blutdruckmessung stehen unterschiedliche Geräte zur Verfügung. Der Fachhandel bietet, vor allem für die Selbstmessung, vollautomatische Geräte an, die den Blutdruck am Oberarm oder Handgelenk messen. Hier muss besonders auf die Messgenauigkeit der Geräte geachtet werden.

In vielen Pflegeeinrichtungen und in ärztlichen Praxen wird der Blutdruck mit einem Blutdruckmessgerät gemessen, das aus einer größenverstellbaren, durch einen Handblasebalg aufblasbaren Gummimanschette besteht, die mit einem Manometer verbunden ist. Das Gerät wurde 1896 von dem italienischen Kinderarzt **Riva Rocci** entwickelt, daher stammt auch die Abkürzung **RR** zur

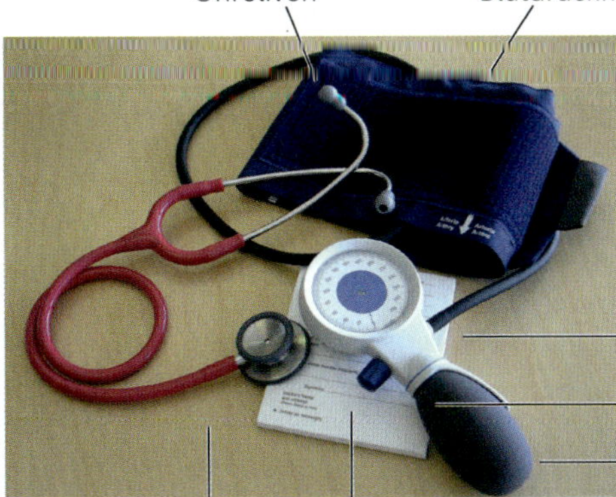

Gerät zum Blutdruckmessen

Dokumentation von Blutdruckwerten. Zum Abhören der Blutdruckwerte während der Messung wird ein Stethoskop benötigt.

TIPP

Die Blutdruckmessung sollte nicht nach Aktivitäten oder besonderen Aufregungen der Person mit Pflegebedarf stattfinden. Auch sollte die Person eine Stunde vorher weder Alkohol noch Nikotin konsumiert haben. Der Blutdruck kann dadurch erhöht sein.
Die Bedingungen der Blutdruckmessung sollten entsprechend dokumentiert werden: Wurde die Messung im Liegen, Sitzen oder Stehen durchgeführt?

Messmethoden

Die Messung des Blutdrucks wird in stationären Einrichtungen fast ausschließlich nach der **Korotkoff-Methode** mit dem oben abgebildeten Gerät durchgeführt. Wenn der Arzt oder die Ärztin mit dem Stethoskop misst, werden die Blutdruckwerte über die Töne des Blutflusses bestimmt. Benannt ist diese Methode nach dem Arzt Nikolai S. Korotkoff, der sie erstmals 1905 in der russischen Stadt St. Petersburg vorgestellt hat.

Für die eigene Messung und bei Menschen mit Hörproblemen bietet sich die **oszillometrische Methode** an, bei der ein Gerät die Pulswellen erfasst. Ein Prozessor errechnet die wahrscheinlichen Blutdruckwerte. Beim Kauf eines solchen Gerätes sollte auf geprüfte Messgenauigkeit geachtet werden.

Vorbereitung

- Bei Personen, deren Blutdruck erstmalig gemessen wird, wird an beiden Armen gemessen. Weitere Messungen werden dann immer am selben Arm durchgeführt, und zwar dem mit dem höheren Wert. Die Pflegefachkraft desinfiziert sich die Hände; die Person wird über die bevorstehende Messung informiert.
- Das Blutdruckgerät und das Stethoskop werden auf ihre Funktionstüchtigkeit hin überprüft. Die Oliven des Stethoskops sollten, besonders wenn das Stethoskop von mehreren Teammitgliedern benutzt wird, abgeschraubt und von Ohrschmalz befreit werden.
- Die Person hatte optimalerweise eine Stunde vorher keine Aktivität, keine Aufregung, sie hat nicht geraucht und keinen Alkohol konsumiert.
- Es wird eine angemessene Manschettengröße gewählt.
- Die Messung wird üblicherweise im Sitzen oder Liegen durchgeführt.
- Zwischen Oberarm und Manschette darf keine Kleidung sein, die Kleidung darf den Oberarm nicht einschnüren, bei Bedarf ist die Kleidung auszuziehen.
- Der Oberarm muss sich auf Herzhöhe befinden.
- Eine ruhige Atmosphäre erleichtert das Hören der „Geräusche“ während der Messung.

Durchführung

1. Die luftleere Manschette wird an den entkleideten Oberarm oberhalb der Ellenbeuge angelegt und mit dem Klettverschluss fixiert. Die Pflegekraft hängt sich das Stethoskop um den Hals, ohne dabei schon die Oliven in die Ohren zu stecken.

Sie dreht sich die Bügel bereits passend, sodass sie dem Verlauf des Gehörganges angepasst sind. Dabei zeigen die Ohroliven zur eigenen Nasenspitze.

2. Jetzt wird der Puls am Handgelenk ertastet.
3. Bei geschlossenem Ventil wird die Manschette zügig und gleichmäßig aufgepumpt, bis kein Puls mehr zu fühlen ist. Das Ventilrad bleibt geschlossen.
4. Die Hand kann von der Pulstaststelle entfernt werden.
5. Zur Sicherheit werden noch 20–30 mmHg dazugegeben (noch einmal pumpen).
6. Die Ohroliven des Stethoskops werden in die Ohren gesteckt.
7. Danach wird der Schallempfänger vom Stethoskop auf die Innenseite der Ellenbeuge gelegt.
8. Jetzt ist die Arterie durch den Gewebedruck verschlossen, sodass kein Geräusch auftreten kann.
9. Nun das Ventilrad langsam öffnen. Durch langsames gleichmäßiges Ablassen der Luft (2–3 mmHg/Sekunde) nimmt der Druck in der Manschette ab.
10. Das Blut vom Herzen wird durch die noch verengte Arterie gepresst, wobei Verwirbelungen auftreten. Hierbei entsteht ein hörbares Strömungsgeräusch (sogenannte „Korotkoff-Geräusche“).
11. Der Druck beim Auftreten des ersten Geräusches ist der systolische Blutdruck.
12. Lesen Sie den Wert auf dem Manometer ab und merken Sie ihn sich.
13. Durch weiteres gleichmäßiges Ablassen der Luft aus der Manschette wird das Blutgefäß wieder vollständig geöffnet, wodurch die Strömungsgeräusche langsam „verschwinden“.
14. Der Druck, bei dem das letzte Geräusch gehört wird, ist der diastolische Blutdruck.
15. Die Pflegekraft liest den Wert auf dem Manometer ab und merkt ihn sich.
16. Sind keine Geräusche mehr hörbar, wird der Druck ganz abgelassen, Stethoskop und Manschette werden entfernt.
17. Konnte der Wert nicht richtig ermittelt werden, muss bis zur erneuten Messung eine Minute Pause eingehalten werden. Es darf nicht nachgepumpt werden.

→ AUFGABE

Beschreiben Sie die nachfolgend abgebildeten Schritte der Blutdruckmessung.

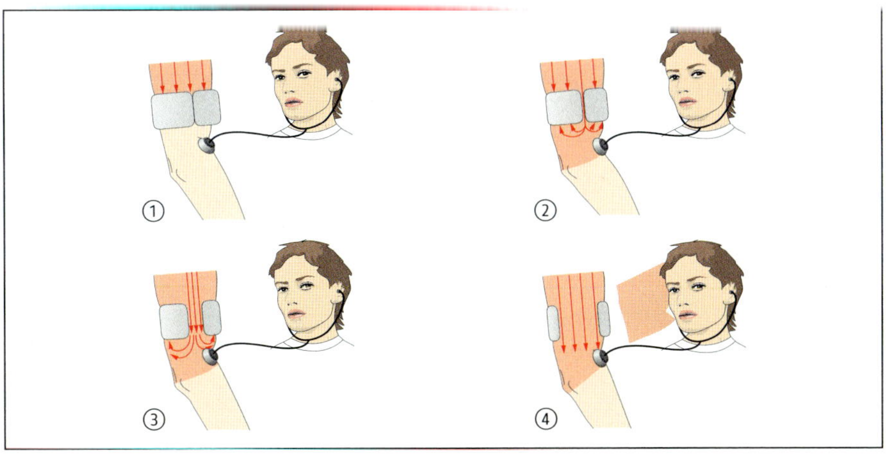

Nachbereitung

- Der pflegebedürftigen Person wird bei Bedarf beim Wiederankleiden geholfen.
- Der ermittelte Wert wird zeitnah dokumentiert.
- Bei Auffälligkeiten ist der Arzt bzw. die Ärztin zu informieren.
- Geräte und Hände werden nach Gebrauch desinfiziert.

→ AUFGABEN

1. Üben Sie gegenseitig das Blutdruckmessen. Gehen Sie dabei Schritt für Schritt vor.
2. Übertragen Sie die unten stehende Tabelle in Ihr Heft und tragen Sie die Werte ein, die Sie bei den Übungen gemessen haben. Schauen Sie sich die Teilschritte für RR und Puls dabei genau an.

Name

RR grün	**Puls** rot	**Temp.** blau	**Datum**			
			8.00	12.00	18.00	22.00
250	140	40°				
200	120	39°				
150	100	38°				
100	80	37°				
50	60	36°				
0	40	35°				

4.8 Thromboembolieprophylaxe

Die Thromboembolieprophylaxe orientiert sich an den drei ursächlichen Störungen, die auch als **Virchowsche Trias** (Rudolf Virchow, Pathologe, 1821–1902) bezeichnet werden:

1. Veränderung der Gefäßwand
2. Veränderung der Blutströmung
3. Veränderung der Blutzusammensetzung

Das Risiko eines Menschen, eine Thrombose zu entwickeln, wird durch unterschiedliche Faktoren beeinflusst. Einige Faktoren kann die Person durch eigenverantwortliches Handeln positiv beeinflussen.

Folgende **Risikofaktoren** können eine Thrombose zur Folge haben:

- Nikotin als starkes Gefäßgift
- Tumoren produzieren unter Umständen gerinnungsaktive Substanzen und können Gefäße verlegen.
- Erkrankungen wie Herz-Kreislauf-Erkrankungen und schwere Infektionserkrankungen
- pathologische Zellvermehrungen wie Polyzythämie
- postthrombotisches Syndrom, eine chronische Rückflussstauung
- Besenreiser (kleinste erweiterte Venen), Varizen (Krampfadern), Varikosis (umfangreiche Krampfadern) aufgrund der venösen Insuffizienz
- Alter > 65
- Schwangerschaft
- Operationen und Verletzungen
- Verbrennungen
- Fieber und starkes Schwitzen
- Immobilität
- Medikamente wie Antikonzeptiva („die Pille“) und Diuretika
- Adipositas
- Flüssigkeitszufuhr und Ernährung
- Narkose

→ AUFGABEN

1. Lesen Sie die Risikofaktoren aufmerksam und recherchieren Sie ggf. in einem Fachlexikon oder im Internet Ihnen unbekannte Begriffe. Überlegen Sie, welche der hier genannten Risikofaktoren von einer pflegebedürftigen Person (realistischerweise) selbst positiv beeinflusst werden können.
2. Versuchen Sie die Risikofaktoren den Virchowschen Trias zuzuordnen.

MERKEN

Die Ziele einer Thromboembolieprophylaxe sind:

- Gesunderhaltung der Gefäßwand durch Beratung und Information
- Erhaltung und Förderung des venösen Rückflusses durch physikalische Maßnahmen.
- Erhaltung und Förderung der physiologischen Gerinnung durch medikamentöse Maßnahmen

Insgesamt gilt es, eine tiefe Beinvenenthrombose und damit eine mögliche Lungenembolie zu verhindern.

Maßnahmen zur Gesunderhaltung des Venensystem

Folgende Maßnahmen dienen dazu, die Veränderungen der Gefäßwand positiv zu beeinflussen:

- Eine abwechslungsreiche und ballaststoffreiche Ernährung sorgt für eine geregelte Verdauung. Eine Obstipation (Stuhlverstopfung) erschwert den venösen Rückfluss im Becken. Eine ausreichende Flüssigkeitszufuhr hilft, die Kreislauffunktionen aufrechtzuerhalten. Außerdem wirkt eine dem Bedarf angepasste Ernährung möglichem Übergewicht entgegen.

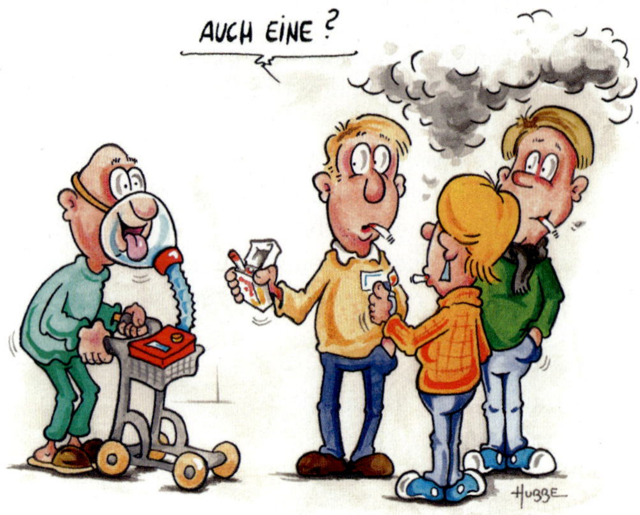

- Der Konsum von Alkohol und Nikotin sollte vermieden bzw. stark eingeschränkt werden. Alkohol und Nikotin sind gefäßschädigend.
- Stresssituationen beeinflussen das Herz-Kreislauf-System besonders negativ. Es gibt verschiedene Möglichkeiten, zu lernen mit negativen Stresssituationen umzugehen, z. B. Muskelentspannung nach Jacobson, Autogenes Training, Yoga, Supervision, Sport.
- Mit Bewegung kann besonders positiv auf die Gefäßwände eingewirkt werden. Sportarten wie Schwimmen, Radfahren, Wandern und Gymnastik üben einen positiven Einfluss auf das Kreislauf- und Gefäßsystem aus. Langes Stehen sollte dagegen möglichst vermieden werden. Wenn es sich nicht vermeiden lässt, sollte man sich ab und zu auf die Zehenspitzen stellen, sodass die Wadenmuskulatur angespannt und dadurch die Muskelpumpe aktiviert wird. Die Beine sollten beim Sitzen nicht über Kreuz geschlagen werden, da dies zum Abknicken der Beinvenen führt. Die Beine sollten auch nicht durch die Sitzfläche abgeknickt oder abgeschnürt werden.
- Es sollte keine beengende Kleidung getragen werden, z. B. Strümpfe und Unterwäsche mit einengenden Gummibändern sowie zu enge Hosen und eng sitzende Gürtel. Durch zu enge Kleidung kommt es zu Abschnürungen und damit zum verminderten Rückfluss des venösen Blutes. Enge und hohe Schuhe hindern den Fuß daran, richtig bewegt zu werden. Unter der Fußsohle befindet sich ein Venengeflecht, das bei entsprechender Abrollbewegung ausgepresst wird und sich wieder füllt.
- Warme Duschbäder und vor allem das Baden führt zur Weitstellung der Venen und damit zu einem starken Versacken des venösen Blutes in die Beinvenen. Kaltes Wasser hingegen zieht die Gefäße zusammen. Wechselwarme Wasseranwendungen erhöhen die Venenwandspannung, da ein Wechsel zwischen Eng- und Weitstellung erfolgt. Vorsicht ist bei Menschen mit krankhaften (arteriellen und venösen) Gefäßveränderungen geboten.
- Eine tiefe und bewusste Atmung trägt ebenfalls zur Gesunderhaltung des venösen Rückflusses bei. Die Bauchatmung ist für den Blutabfluss aus den Beinvenen verantwortlich.

→ AUFGABE

Stellen Sie sich vor, Sie arbeiteten als Heilerziehungspfleger/-in in einer neu gegründeten Wohngruppe mit zehn jungen Frauen und Männern im Alter zwischen 18 und 25 Jahren mit geistigen und körperlichen Behinderungen. Alle arbeiten in der nahe gelegenen Werkstatt an unterschiedlichen Arbeitsplätzen. Wo sähen Sie Möglichkeiten, im Alltag der jungen Frauen und Männer gemeinsam konkrete Maßnahmen zur Gesunderhaltung des Venensystems einzubauen und umzusetzen? Beschreiben Sie diese Maßnahmen und stellen Sie Ihre Ergebnisse der Klasse vor.

Erhaltung und Förderung des venösen Rückflusses durch physikalische Maßnahmen

Es gibt Maßnahmen, die geeignet sind, um Veränderungen der Blutströmung positiv zu beeinflussen. Sie stellen den Schwerpunkt der Thromboembolieprophylaxe dar.

Bewegungsübungen und Mobilisation

TIPP

Achten Sie bei allen Bewegungsübungen darauf, den pflegebedürftigen Menschen nicht zu über- oder zu unterfordern, orientieren Sie sich an dessen Ressourcen. Leiten Sie entsprechend seiner Aufnahmefähigkeit angemessen an, bei Bedarf auch mehrmals. Bewegungsübungen werden in Intervallen durchgeführt. So können Sie z. B. eine Serie von 10 bis 30 Bewegungsübungen stündlich wiederholen (lassen). Achten Sie auf Ermüdungserscheinungen der pflegebedürftigen Person. Sind nur passive Übungen möglich, so lassen sich diese gut in die Körperpflege integrieren.

Das Prinzip der Bewegungsübungen besteht hauptsächlich darin, die Muskelpumpe zu aktivieren und so den venösen Rückfluss zu verstärken.

Wird die Bewegung z. B. bei hochgehaltenem Bein durchgeführt, verdreifacht sich die venöse Strömungsgeschwindigkeit. Außerdem verstärkt sich die Atmung bei stark aktivierenden Übungen, z. B. beim Gehen und Treppensteigen. Durch die Druckveränderung, die dadurch im Thorax und Abdomen entsteht, wird ebenso der venöse Rückfluss unterstützt.

a) **Bewegungsübungen im Sitzen**
Allein das Sitzen in einem Sessel oder auf einem Stuhl aktiviert schon die Muskelpumpe. Wichtig dabei: Der Sessel bzw. Stuhl sollte eine Rückenlehne und eine nicht allzu scharfkantige Sitzfläche haben. Die Beine sollten dabei nicht übereinandergeschlagen werden. Folgende Übungen sind möglich:

- Füße im Wechsel kräftig auf den Boden stemmen und wieder locker lassen
- Fußsohlen ganz aufsetzen und im Wechsel von der Ferse zu den Zehen abrollen
- Beine schräg runter nach vorne strecken, die Zehen strecken wie eine Ballerina, dann die Zehen nach oben ziehen
- Beine abwechselnd anheben, dabei die Zehen
einkrallen, strecken und den Fuß im Fußgelenk
in beide Achsen kreisen lassen

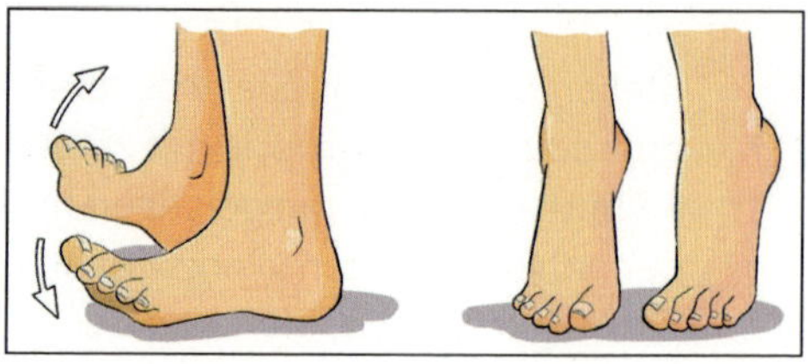

Auf den Fernsen, dann auf den Fußspitzen stehen

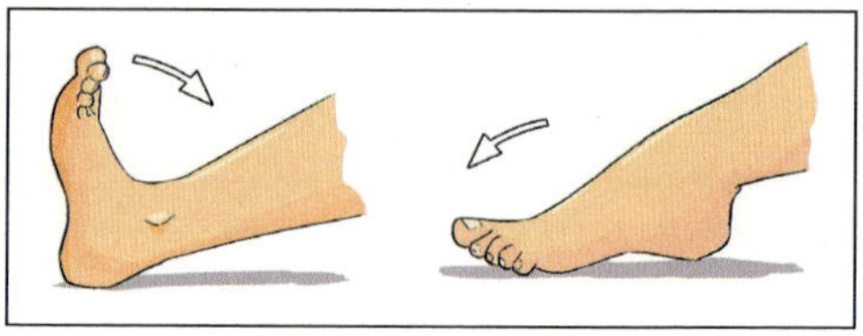

Zehen nach oben ziehen und nach vorne strecken

b) Bewegungsübungen im Liegen

Um wirksam zu sein, müssen diese Übungen häufig stattfinden und der Bauch bzw. Beckenboden immer angespannt sein:

- Zehen einkrallen und wieder strecken
- Füße erst rechtsherum und dann linksherum kreisen lassen
- Füße strecken und beugen
- Beine abwechselnd zur Decke strecken
- im Bett Rad fahren (mit und ohne Hilfsmittel)

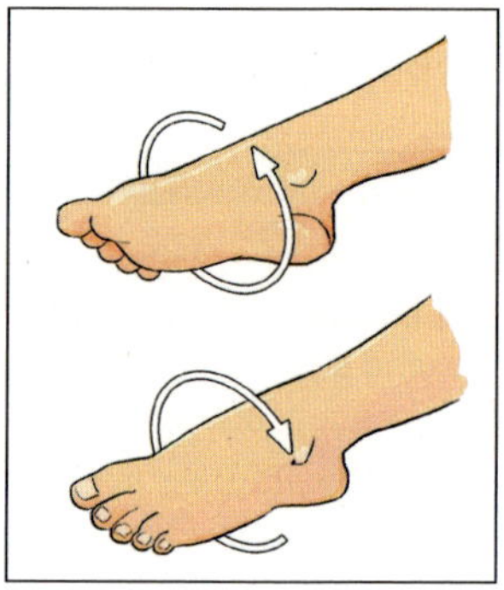

Füße nacheinander nach links und nach rechts kreisen

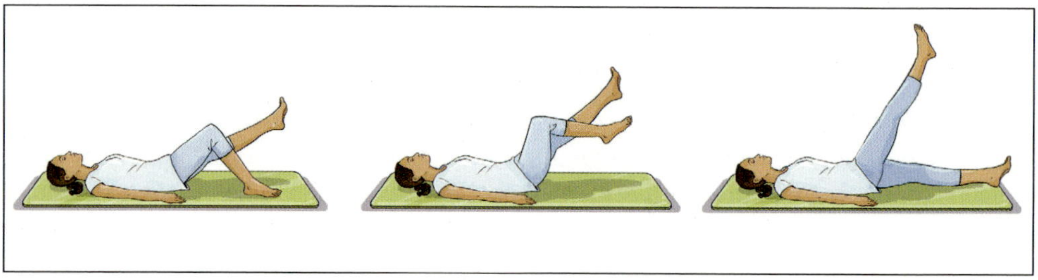

Beingymnastik

c) Gehen und Treppensteigen

Voraussetzung zum Gehen ist, dass ein fester Auftritt und ein Abrollen des Fußes möglich sind. Einen verstärkten Effekt erzielt man durch Gehen auf einer weichen Unterlage (dicker Teppich), auf Sand oder feinem Kies, weil hier vermehrt Muskelarbeit geleistet werden muss.

Das Treppensteigen fördert den venösen Rückstrom, da hierbei Oberschenkel, Waden und Fußsohlen Muskelarbeit leisten. Wichtig dabei: Oberkörper gerade halten, sonst vermindert sich die Muskelarbeit des Oberschenkels.

Atemübungen

Bei einer vertieften Atmung entsteht durch den Druckwechsel bei Ein- und Ausatmung eine gesteigerte venöse Rückströmung. Weiterhin wirkt eine vertiefte Atmung beruhigend und steigert somit das Wohlbefinden.

a) **Kontaktatmung**
Durch das Auflegen der Hände in verschiedenen Regionen des Brust- und Bauchraumes wird dem Menschen ein Widerstand vermittelt, gegen den er atmen soll. Auf diese Weise vertieft sich die Atmung.

b) **Bauchatmung**
Bei der Bauchatmung legt die Pflegekraft die Hände auf das Abdomen. Bei der Einatmung werden diese leicht angehoben, bei der Ausatmung wird leichter Druck ausgeübt.

c) **Flankenatmung**
Bei der Flankenatmung werden die Hände seitlich so am Brustkorb angelegt, dass die kleinen Finger einen Gegendruck auf die unterste Rippe ausüben können. Bei der Einatmung wird gegen den Druck geatmet, bei der Ausatmung ein leichter Druck auf den Brustkorb ausgeübt.

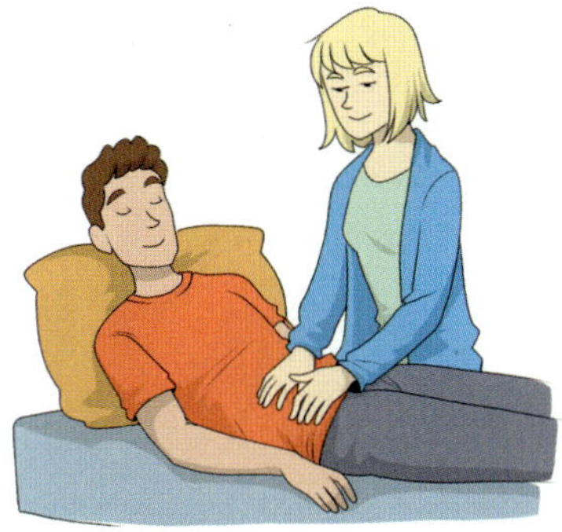

Bauchatmung

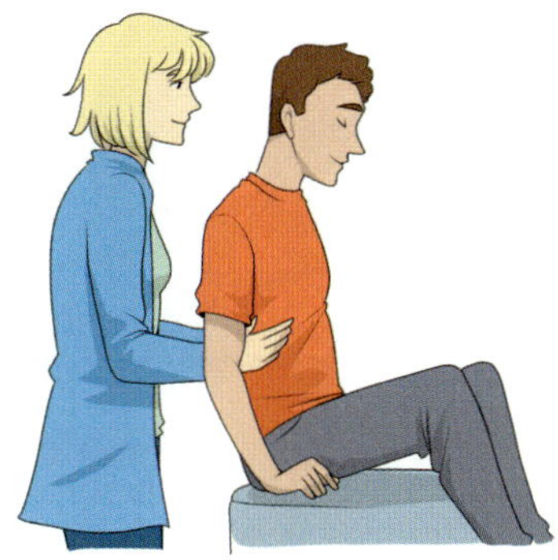

Flankenatmung

Medizinische Thromboprophylaxestrümpfe (MTS)

Das Wirkprinzip der medizinischen Thromboprophylaxestrümpfe besteht in der Kompression der oberflächlichen Venen in Ruhephasen. Der Druck auf die oberflächlichen Venen verkleinert das Lumen (Durchmesser) des Venensystems. Somit erhöht sich die Fließeigenschaft des venösen Blutes um das Doppelte. Die MTS arbeiten mit Ruhedruck, sind also als Bett- und Liegestrumpf gedacht. Sie sollen optimalerweise bei Bettlägerigkeit tags und nachts prophylaktisch getragen werden.

MERKEN

Grundregeln für das Tragen von MTS:
- nur passende Strümpfe, deren Größe vorher ausgemessen wurde, verwenden (MTS gibt es in standadisierten Größen)
- Strümpfe im Liegen anpassen und anziehen, nachdem die Beine entstaut sind
- Haut einmal täglich auf Veränderungen, wie z. B. Einschnürungen oder Druckstellen, kontrollieren
- Strümpfe alle zwei bis drei Tage wechseln, bei Bedarf natürlich öfter
- Strümpfe Tag und Nacht tragen
- Rückfettung der Haut mit Emulsionen, um Juckreiz aufgrund trockener Haut zu vermeiden

→ AUFGABEN

1. Bringen Sie die unten stehenden Handlungsanweisungen zum Anziehen der MTS in die richtige Reihenfolge. Die Buchstaben ergeben dann einen Begriff, der zum Thema passt.
2. Überlegen Sie, welche Funktionen die Zehenöffnungen an den MTS haben könnten.

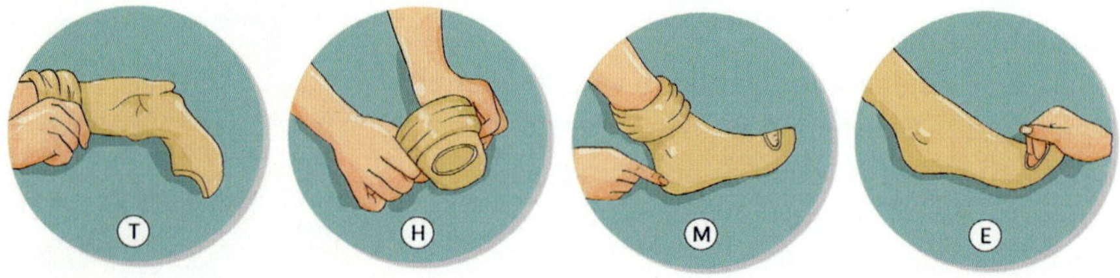

Den Strumpf über den Arm ziehen … | … und bis zur Ferse aufkrempeln. | … bis die Ferse genau in der Rundung liegt. | Fußteil faltenfrei ausrichten.

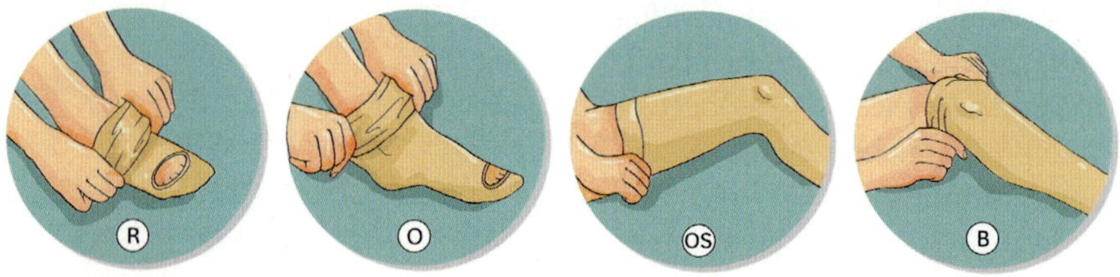

Das Fußteil über den Vorfuß stülpen. | Den Strumpf über die Ferse ziehen, … | … und auf faltenfreien Sitz achten. | Den Strumpf gleichmäßig am Bein hochziehen …

Kompressionsstrümpfe/-strumpfhosen und Kompressionsverbände

Das Wirkprinzip von Kompressionsstrümpfen bzw. -strumpfhosen und Kompressionsverbänden besteht in der dauerhaften Steigerung des venösen Rückflusses bei einer bestehenden Störung durch Venenerkrankungen wie chronischer Venenschwäche.

Kompressionsstrümpfe üben einen hohen Druck in verschiedenen Stärken (Klasse 1 bis 4) aus, sodass auch die tieferen Venen bei Mobilität komprimiert werden. Allerdings besteht bei längeren Ruhephasen die Gefahr von Druckstellen. Zur individuellen Anpassung der Strümpfe oder Strumpfhose werden die Beine morgens vor dem Aufstehen, nach dem Entstauen, an mehreren Stellen nach einem standardisiertem Ablauf gemessen. Ein Kompressionsverband muss nur dann angelegt werden, wenn beim Ausmessen der Beine festgestellt wird, dass kein passender Strumpf vorhanden ist. Dies kann bei extrem adipösen oder kachektischen, sehr kleinen oder sehr großen Menschen der Fall sein.

Kontraindikationen gegen das Anlegen von MTS und Kompressionsstrümpfen/ -strumpfhosen:

- periphere arterielle Durchblutungsstörung (pAVK)
- periphere Neuropathie
- dekompensierte Herzinsuffizienz
- massive Ödeme
- septische Phlebitis
- Nekrosen
- Unverträglichkeit des Materials

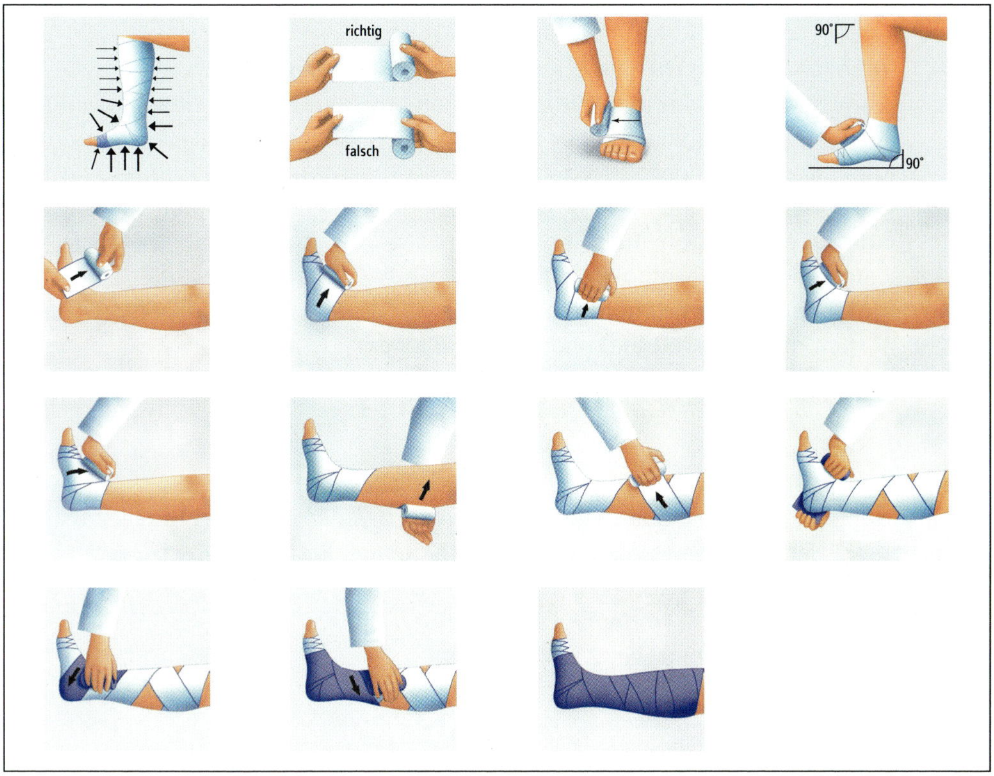

Modifizierter Pütterverband mit zwei gegenläufig angelegten Kurzzugbinden

Veränderung der Blutzusammensetzung

Flüssigkeitszufuhr

Das Wirkprinzip beruht auf dem Einfluss von Wassermangel und Wasserüberschuss auf den Venendruck. Normalerweise verfügt der Körper über einen geregelten Wasserhaushalt. Wasserzufuhr und Wasserabgabe halten sich also die Waage. Empfohlen werden 2,5–3,0 l Flüssigkeit für einen Erwachsenen pro Tag. Genauer bestimmt die Formel 40 ml/kg Körpergewicht den individuellen Flüssigkeitsbedarf. Bei erhöhtem Flüssigkeitsverlust, z. B. bei Fieber und/oder Durchfall (Diarrhö), muss die Flüssigkeitsmenge erhöht werden. In diesem Fall sollte Rücksprache mit der Ärztin oder dem Arzt gehalten werden.

Gerinnungshemmung mit Heparin

Das Arzneimittel Heparin ist in der Lage, über eine komplizierte Reihe von chemischen Prozessen die Gerinnbarkeit des Blutes herabzusetzen. Somit stellt dieses Medikament die wichtigste und am häufigsten verordnete medikamentöse Maßnahme dar. Durch das Heparin kann man das Risiko tiefer Venenthrombosen und Lungenembolien um 50 % minimieren. Die Ärztin bzw. der Arzt muss das Medikament verordnen und überwacht den Menschen auf mögliche Nebenwirkungen hin. Bei einer Überdosierung von Heparin kann es zu Spontanblutungen in Organen und gefährlichen Hirnblutungen kommen.

→ AUFGABEN

1. Arbeiten Sie mit dem Fallbeispiel „Herr Sonntag“ (Kapitel 3.3). Entwickeln Sie anhand der Informationen aus dem Beispiel einen individuellen Pflegemaßnahmeplan zur Thromboembolieprophylaxe für Herrn Sonntag.
2. Üben Sie miteinander alle Maßnahmen zur Förderung des venösen Rückflusses. Bereiten Sie die praktischen Übungen mithilfe von Lernstationen vor, die Sie anhand eines „Laufzettels“ abarbeiten.
   Lernstationen Thromboembolieprophylaxe:
   - Kompressionsstrümpfe anziehen
   - Kompressionsverband nach Pütter anlegen
   - MTS anziehen
   - Bewegungsübungen
   - Atemübungen
   - Anziehhilfen verwenden
3. Stellen Sie Informationen über folgende Arzneimittel in einer Tabelle zusammen: Heparin, Acetylsalicylsäure und Cumarine. Berücksichtigen Sie dabei: Wirkungsweise, Wirkungsbeginn und -ende, Art der Verabreichung, Kontrolle, praktische Besonderheiten, Indikationen.

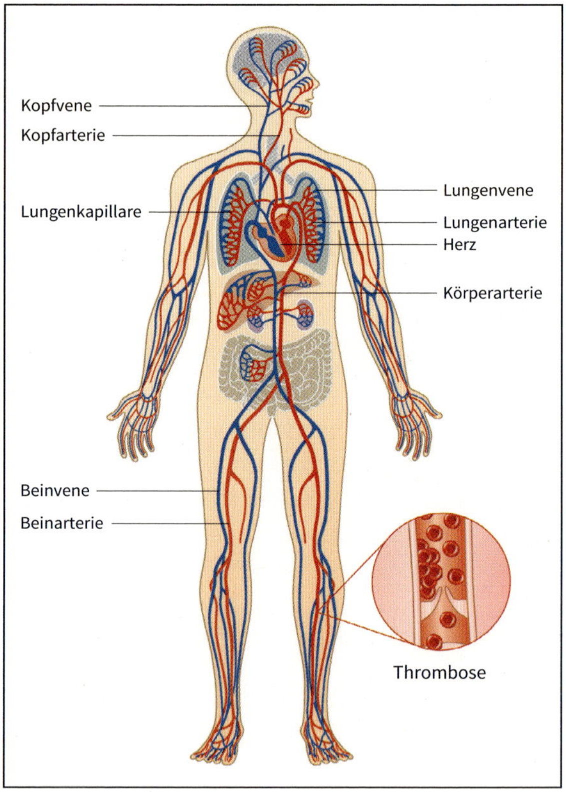

4. Bei einer tiefen Bein- oder Beckenvenenthrombose stellt die Lungenembolie eine gefürchtete Komplikation dar. Verfolgen Sie den Weg eines Blutgerinnsels auf dem Weg zur Lunge und beschreiben Sie die einzelnen Bereiche des „Weges“ mit den entsprechenden Fachbegriffen. Erkundigen Sie sich nach Symptomen und Therapiemöglichkeiten einer Lungenembolie.
5. Tragen Sie die in diesem Kapitel eingeführten Fachbegriffe und deren Definitionen in Ihre Lerntabelle/Lernkartei ein.
6. Recherchieren Sie im Internet, was unter frei verkäuflichen „Stützstrümpfen“ verstanden wird. Wie unterscheiden sich diese von MTS und Kompressionsstrümpfen?

5 Körpertemperatur regulieren

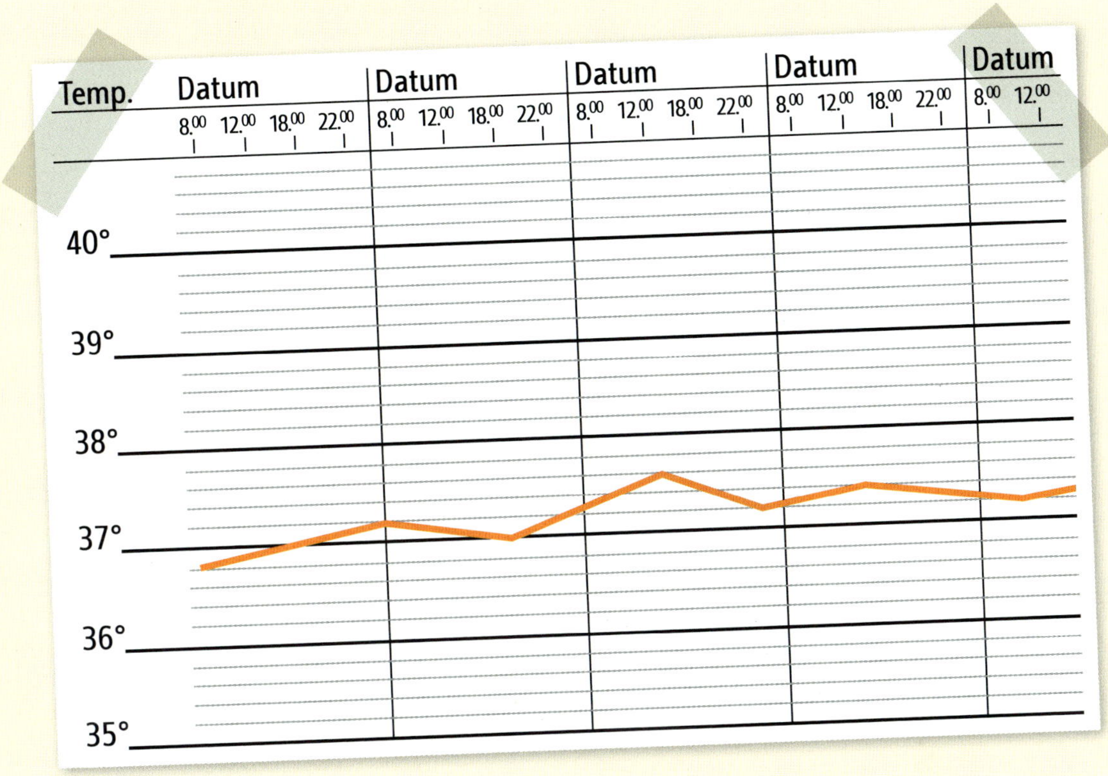

Angestrebte Kompetenzen

Fachkompetenz (Wissen und Fertigkeiten):

- Regelkreis zur Regulierung der Körpertemperatur erläutern können.
- Möglichkeiten der Temperaturmessung kennen.

Personale Kompetenz (Sozialkompetenz und Selbstständigkeit):

- Bei Fieber adäquate Pflegemaßnahmen entwickeln und durchführen können.

Der menschliche Körper braucht Wärme, um leben zu können. Nicht nur die Temperatur als physikalische Größe ist von Bedeutung, sondern auch das individuelle Temperaturempfinden. Körperliche, seelische, geistige und soziale Aspekte stehen im Zusammenhang mit dem Empfinden und Wahrnehmen von Kälte und Wärme. Der Mensch gehört zu den gleichwarmen Lebewesen. Um die Körpertemperatur konstant bei 37 °C zu halten, werden Mechanismen zur Wärmebildung oder Wärmeabgabe eingeleitet. Das ist für den Körper lebenswichtig, um die Funktionen seiner Organe und Systeme aufrechtzuerhalten.

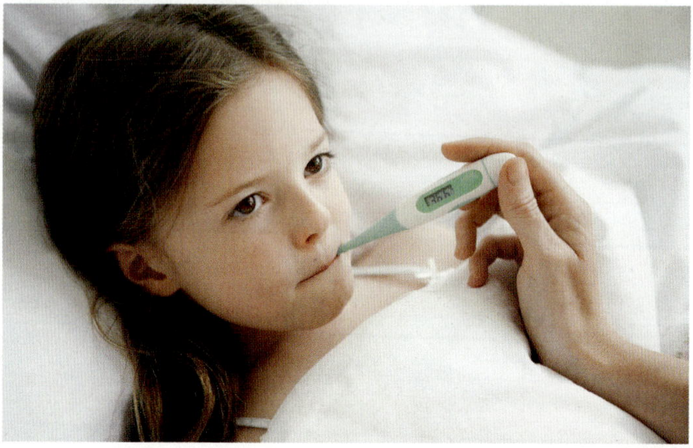

Der Kontrollmechanismus für die Wärmeregulierung befindet sich im Wärmeregulationszentrum des Hypothalamus. Die körpereigene Messung der Temperatur erfolgt durch innere Thermorezeptoren im Körperkern (Schädel, Brust und Abdomen) und durch äußere Thermorezeptoren der Körperschale (Haut und Extremitäten). Die Körperschalentemperatur liegt je nach Lokalisation zwischen 28 und 33 °C, die Kerntemperatur bei 37 °C. Die Informationen der Thermorezeptoren (= Ist-Wert) werden über Nervenfasern an den Regler im Gehirn weitergeleitet. Dort wird der Ist-Wert mit dem Soll-Wert von 37 °C im Körperkern verglichen.

Der Soll-Wert unterliegt leichten Schwankungen, er ist beispielsweise abhängig vom weiblichen Zyklus und den tageszeitlichen Schwankungen. Bei Infektionen kann der Soll-Wert deutlich erhöht sein. Liegt der Ist-Wert über dem Soll-Wert werden über Nervenfasern **Maßnahmen zur Wärmeabgabe** eingeleitet:

- vermehrte Schweißabsonderung über die Schweißdrüsen
- periphere Gefäßweitstellung (Vasodilatation), erkennbar an der Rötung der Haut
- Der größte Teil der Wärmeabgabe erfolgt über Wärmestrahlung an die umgebende Luft, Wärmeleitung auf Gegenstände wie Kleidung sowie Konvektion. Konvektion ist er Wärmeabtransport durch die Umgebungsluft.

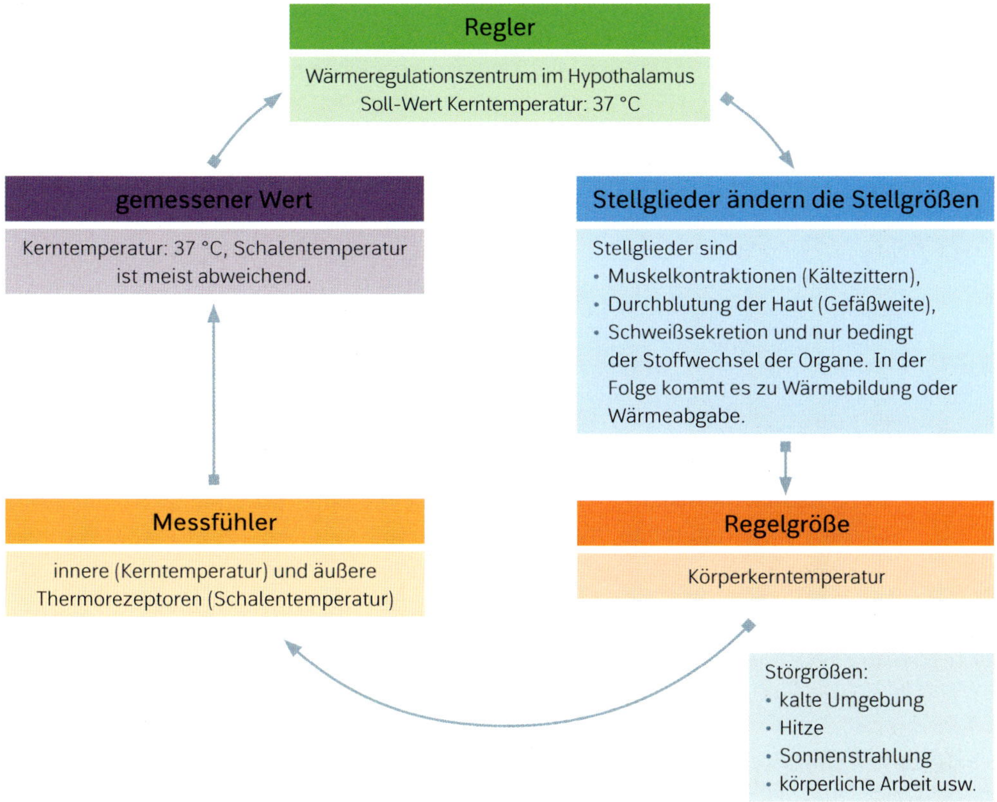

Regelkreis der Temperaturregulation

Alle genannten Maßnahmen zur Wärmeabgabe gemeinsam können zur Fiebersenkung eingesetzt werden, z. B. Wadenwickel, Ventilator. Der „Kreis“ schließt sich dadurch, das die veränderten Temperaturwerte durch die Rezeptoren ermittelt werden und an das Wärmeregulationszentrum weitergeleitet werden. Das Prinzip ist eine kontinuierliche Überprüfung, ob der Ist-Wert mit dem Soll-Wert übereinstimmt.

Fällt die Körpertemperatur andererseits unter 37 °C, werden vom Körper **Maßnahmen zur Wärmebildung und -erhaltung** eingeleitet.

- periphere Gefäßengstellung (Vasokonstriktion), die Haut wird blass und kühler.
- Es kommt zum Kältezittern, das durch Muskelkontraktionen verursacht wird.
- Ein kleiner Anteil der Wärme kann durch die Körperbehaarung gehalten werden (Gänsehaut).
- Bedingt durch den Leberstoffwechsel kann auch Wärme produziert werden.
- Das subkutane Fettgewebe dient als Isolierung, die durch das Tragen von entsprechender Kleidung im Winter noch verstärkt wird.

Ergänzend ist noch die Verhaltensregelung zu nennen. Diese beinhaltet die veränderte Körperhaltung des Menschen bei Temperaturveränderungen, das Tragen von entsprechender Kleidung und die willkürlichen Bewegungen.

BEISPIELE

- Frau Seier, 80 Jahre alt, lebt seit ihrer Kindheit in der Einrichtung. Sie ist leicht geistig behindert und seit einem Unfall vor einigen Jahren auf den Rollstuhl angewiesen. Trotz des Handicaps ist sie relativ selbstständig. Sie liebt es, im Sommer draußen zu sein. Auch an einem besonders heißen Sommertag fährt sie in den Park. Sie bleibt den ganzen Nachmittag draußen.
- Herr Keller ist 60 Jahre alt und lebt erst seit Kurzem in einem Pflegeheim. Die rasch fortschreitende Demenz machte ein eigenständiges Leben unmöglich. Ausgerechnet an einem Wintertag verlässt Herr Keller das Heim, ohne dass jemand vom Personal dies bemerkt. Orientierungslos irrt er im nahe gelegenen Park umher. Müde von der ungewohnten Bewegung setzt er sich auf eine Bank und schläft ein.

→ AUFGABEN

1. Welche körperlichen Veränderungen werden bei Frau Seier und Herrn Keller zu beobachten sein? Erläutern Sie diese mit einer schematischen Darstellung der Wärmeregulation im Körper.
2. Leiten Sie aus den Beispielen mögliche Hitze- und Kälteschäden des Körpers ab. Klären Sie ab, welche (Sofort-)Maßnahmen erforderlich sind.

5.1 Beobachtung der Körpertemperatur

Arten der Temperaturmessung

Art der Temperaturmessung	Vorteile	Nachteile
Orale/sublinguale Messung: Das Thermometer wird unter die Zunge gelegt, die Lippen sind während der Messung geschlossen zu halten.	• angenehm • gut zugänglicher Bereich	• Der Einfluss der Nahrung kann den Wert verfälschen, also erhöhen oder erniedrigen. • Die Mitarbeit des Menschen mit Unterstützungsbedarf ist unbedingt erforderlich. Bei unruhigen oder verwirrten Menschen sowie bei Kindern ist die sublinguale oder orale Messung nicht möglich. Bei Atemnot, Hustenreiz oder einer Gesichtslähmung ist die Messung ebenfalls nicht möglich, weil die Person die Lippen nicht schließen kann. • Des Weiteren können bei einigen pflegebedürftigen Menschen hygienische Bedenken bestehen.

Art der Temperaturmessung	Vorteile	Nachteile
Messung im äußeren Gehörgang: Infrarotstrahlen des Ohrthermometers treffen bei optimal durchgeführter Messung auf das Trommelfell. Es ist wichtig, dass sich die Pflegekraft mit der Handhabung des Ohrthermometers vertraut macht und diese übt. Bei korrekter Handhabung ist es möglich, in Sekundenschnelle die exakte Körpertemperatur zu ermitteln.	• schneller Messvorgang • genaue Werte • angenehm für alle Beteiligten • keine Keimübertragung (für jede Messung neuen Messfilter aufsetzen) • Der Mensch mit Unterstützungsbedarf muss nicht umgelagert oder ausgezogen werden.	• Durch äußere Einflüsse, z. B. die Verlegung des Gehörganges durch einen Ohrpfropf, kann es zu falschen Werten kommen.
Axillare Messung: Bei dieser Methode misst man die Temperatur in der trockenen Achselhöhle.	• hygienisch, unproblematisch • angenehm	• lange Messzeiten • Die Kooperation des Menschen mit Unterstützungsbedarf ist erforderlich. • Äußere Einflüsse, z. B. Achselschweiß, können zu falschen Werten führen.
Rektale Messung: Das Thermometer wird mit einer Schutzhülle (Einmalware) versehen und mit leichter Drehung in den After eingeführt. Die Spitze des Thermometers kann leicht angefeuchtet werden, um das Gleiten zu erleichtern. Bei Kindern und unruhigen Menschen ist es erforderlich, bei der Messung dabeizubleiben.	• kurze Messzeit • Ergebnis kommt der Kerntemperatur am nächsten.	• unangenehm • Verletzungsgefahr • durch die Umlagerung und das Entkleiden zeitaufwendiger • hohe hygienische Anforderungen • Der Enddarm muss leer sein, da Stuhl Wärme speichert.

Die Körpertemperatur ist abhängig von:

- Emotionslage
- Alter
- Geschlecht
- körperlicher Aktivität, Sport
- Ovulationszyklus (bei Frauen)
- Tageszeit
  - Die niedrigste Tagestemperatur kann frühmorgens gegen 06:00 Uhr gemessen werden.
  - Die höchste Tagestemperatur wird spätnachmittags gegen 17:00 Uhr gemessen.

Zur Ermittlung der Körpertemperatur stehen verschiedene Thermometer zur Auswahl:

- **Quecksilberthermometer**
  können mittlerweile der Geschichte der Krankenpflege zugeordnet werden. Es gibt sie vielleicht noch im privaten Haushalt, aber auf keinen Fall mehr in stationären Einrichtungen. Quecksilberthermometer sollten heutzutage nicht mehr benutzt werden.

- **Digitale Thermometer**
  Die batteriebetriebenen quecksilberfreien Thermometer sind einfach in der Handhabung und zeigen nach 60 bis 90 Sekunden optisch und akustisch den richtigen Wert an. Verschiedene Kontrolleinrichtungen erleichtern die Anwendung.

- **Infrarot-Ohrthermometer**
  Jeder Körper sendet Wärmestrahlen (= Infrarotstrahlen) aus. Das gut durchblutete Trommelfell hat dieselbe Temperatur wie der Körperkern. Ohrthermometer ermitteln in ein bis drei Sekunden die aktuelle Temperatur.

MERKEN

Die Ermittlung von exakten Temperaturwerten ist erforderlich:
- zur Beobachtung von Krankheitsverläufen
- zur Wirksamkeitskontrolle von Medikamenten wie Antibiotika
- zur Überwachung der Wundheilung

Die Werte müssen in einer sogenannten Fieberkurve dokumentiert werden, um den Verlauf über Tage bewerten zu können. Exakt dokumentierte Fieberverläufe können bereits Hinweise auf Erkrankungen geben, da für einige Krankheiten typische Verläufe bekannt sind. Ein Beispiel stellt das **kontinuierliche Fieber** dar. Die Temperatur ist gleichbleibend hoch, meist über 39 °C, mit Schwankungen unter 1 °C. Dieses kontinuierliche (gleichbleibende) Fieber ist typisch für eine Lungenentzündung.

→ AUFGABE

Übertragen Sie die Fieberkurve, die zu Anfang dieses Kapitels abgebildet ist, in Ihr Heft. In diese Kurve tragen Sie die folgenden Temperaturwerte ein: 38,5 °C, 39,4 °C, 39,1 °C, 39,5 °C, 39,2 °C, 39,7 °C, 39,4 °C, 39,1 °C, 39,0 °C. Alle Werte sind rektal gemessen worden. In der Praxis können die Werte mit dem Zeichen • dokumentiert werden.

MERKEN

Bei der regelmäßigen Ermittlung der Körpertemperatur gilt es zu berücksichtigen, dass nur Messungen an derselben Körperstelle vergleichbar sind.

Fieber

DEFINITION

Fieber

„Fieber (lat. = febris), Erhöhung der Körpertemperatur infolge einer Sollwertverstellung im hypothalamischen Wärmerregulationszentrum."

(Quelle: Pschyrembel, 2020, S. 536)

Fieber allein stellt „nur" ein Symptom dar, mit dem der Körper sich gegen Infektionen etc. zu wehren versucht. Bei Fieber wird der Soll-Wert im Hypothalamus erhöht. Dies kann unterschiedliche Ursachen haben:

- die Anwesenheit von fiebererzeugenden Stoffen, die von Mikroorganismen freigesetzt werden (Fieber bei Infektionskrankheiten)
- zelluläre Bestandteile des Blutes (Transfusion, Allergie) oder von verletztem Gewebe (Verbrennung, Verletzung) (= Resorptionsfieber)
- Schädel-Hirn-Verletzungen, die zu Störungen der Wärmeregulation im Wärmeregulationszentrum führen (= zentrales Fieber)
- Bei Flüssigkeitsmangel kann es zu sogenanntem Durstfieber kommen. Besonders gefährdet sind Säuglinge und alte Menschen.

MERKEN

Nach ihrer Temperatur werden folgende Fieberhöhen unterschieden:

- Normaltemperatur: 36,3–37,4 °C
- subfebrile Temperatur: 37,5–38,0 °C
- leichtes Fieber: 38,1–38,5 °C
- mäßiges Fieber: 38,6–39,0 °C
- hohes Fieber: 39,1–39,9 °C
- sehr hohes Fieber: 40,0–42,0 °C

Ab einer Temperatur von ca. 42 °C beginnt im menschlichen Körper die Eiweißgerinnung, die zum Tode führt.

5.2 Pflege fieberkranker Menschen

Die Pflegemaßnahmen bei einem Menschen mit Fieber orientieren sich an den Symptomen. Das erfordert eine genaue Krankenbeobachtung. Die Entscheidung, welche Maßnahmen durchgeführt werden, liegt beim behandelnden Arzt bzw. bei der behandelnden Ärztin und der verantwortlichen Pflegefachkraft.

Die Fieberphasen und die erforderlichen Pflegemaßnahmen

Erste Phase: Fieberanstieg

Durch Reizung des Wärmeregulationszentrums kommt es zur Erhöhung des Soll-Wertes. Der Anstieg des Ist-Wertes ist mit Frösteln, Muskelzittern, Zähneklappern und Schüttelung des ganzen Körpers verbunden. Je höher die Differenz zwischen Soll- und Ist-Wert ist, desto intensiver ist der Schüttelfrost. Kreislauf und Atmung sind beschleunigt, um den erhöhten Bedarf an Sauerstoff und Energie zu decken.

Maßnahmen:

- Wärmezufuhr mittels Decken, Wärmequellen wie Wärmflasche, heiße Getränke
- beim kranken Menschen bleiben und dadurch Sicherheit geben
- eventuell ärztliche Information, vor allem bei Menschen mit Anfallsleiden
- Temperatur am Ende der ersten Phase messen, wenn der betroffene Mensch nicht mehr zittert

Zweite Phase: Fieberhöhe

Der Mensch mit Fieber friert nicht mehr und hört auf zu zittern. Die Haut fühlt sich warm an. Die Heizquellen werden entfernt.

Maßnahmen:

- Der kranke Mensch verliert sehr viel Flüssigkeit über die Haut und die Atmung, die durch (kühle, nicht zu kalte!) Getränke ersetzt werden muss. Es kann außerdem leichte Kost, z. B. in Form von Hühnerbrühe, gereicht werden.
- Hält die Fieberhöhe länger an, muss über Prophylaxen nachgedacht werden, wie z. B. Thrombose-, Pneumonie- Obstipations- oder Dekubitusprophylaxe.
- Es müssen regelmäßige Temperatur- und Kreislaufkontrollen durchgeführt werden.
- Fiebersenkende Maßnahmen sind erst bei hohem Fieber erforderlich, da Fieber die Abwehrmechanismen des Körpers unterstützt. Bei Menschen mit schwerer Herzschwäche oder Anfallsleiden ist wegen einer frühzeitigen Fiebersenkung mit dem Arzt bzw. der Ärztin Rücksprache zu halten.
  - Fiebersenkende Medikamente, z. B. Paracetamol® oder Aspirin®, werden auf ärztliche Anordnung gegeben.
  - Die fiebersenkende Ganzkörperwaschung wurde in Kapitel 2.3 vorgestellt.
- Menschen mit Fieber sollten nicht baden, weil der Kreislauf zu sehr belastet wird.
- Der kranke Mensch ist während der fiebersenkenden Maßnahmen genau zu beobachten, und zwar hinsichtlich Blutdruck, Puls, Temperatur und Hautfarbe. Sollte er wieder frieren, Schüttelfrost bekommen oder sich sogar unwohl fühlen, sind die fiebersenkenden Maßnahmen zu unterbrechen.

Wadenwickel

Wadenwickel gehören zu den am häufigsten durchgeführten fiebersenkenden Maßnahmen. Neben sehr seltenen Fieberursachen wie dem zentralen Fieber sind es meistens Anwendungsfehler, die verhindern, dass ein Wadenwickel fiebersenkend wirken kann. Auf folgende Bedingungen bei der Durchführung ist unbedingt zu achten:

- Wadenwickel dürfen nicht im Stadium des Fieberanstiegs angelegt werden, weil der Körper dadurch bei der Wärmebildung behindert wird.
- Wadenwickel dürfen nicht zu kalt sein. Die Wassertemperatur darf nicht mehr als acht bis zehn °C unter der aktuellen Körpertemperatur liegen. Zu kaltes Wasser führt zu Gefäßverengung und damit zu einer verringerten Wärmeableitung über die Haut. Bei kalten Füßen und kalten Waden sind Wadenwickel kontraindiziert, da eine Wärmeabgabe durch Wärmeleitung nicht möglich ist.
- Wadenwickel müssen nach acht bis zehn Minuten gewechselt werden. Das Tuch wirkt sonst isolierend und kann sogar zum Temperaturanstieg beitragen. Auch dürfen die Waden nicht mit Gummi- oder Kunststoffunterlagen umwickelt werden, da dies jegliche Verdunstung verhindert.
- Wadenwickel dürfen nicht zu oft gewechselt werden. Eine zu rasche Senkung des Fiebers kann zu einem Kreislaufkollaps führen (maximale Senkung von 1 bis 1,5 °C).
- Wadenwickel dürfen nicht zu trocken sein. Je nasser und mehrlagiger das Wickeltuch angelegt wird, umso höher ist der fiebersenkende Effekt. Die Pflegekraft muss einen Wickel anlegen, der nicht zu trocken ist, mit dem der kranke Mensch aber auch nicht „wegschwimmt".
- Wadenwickel wirken ausschließlich durch Wärmeableitung. Der Gebrauch verschiedener Zusätze wie Alkohol, Zitrone, Essig oder Pfefferminzöl ist sorgfältig zu prüfen.

Anlegen von Wadenwickeln

Benötigtes Material:

- ein Gummituch oder eine andere wasserfeste Unterlage
- ein Stecklaken
- zwei Tücher (dünne Frotteetücher oder andere Baumwoll- oder Leinentücher)
- eine kleine Plastikschüssel mit Wasser (Wassertemperatur mit Badethermometer kontrollieren)

Durchführung:

- Die Bettdecke wird bis zu den Knien zurückgeschlagen.
- Das Gummituch und das Stecklaken werden zum Schutz der Matratze unter den Beinen eingespannt.
- Die Tücher werden den Unterschenkeln des Menschen mit Fieber angepasst und im Wasser angefeuchtet und leicht ausgewrungen.
- Der Wickel wird locker, jedoch nicht zu locker, angelegt.

- Die Bettdecke wird so über die Beine gelegt, dass eine Verdunstung noch stattfinden kann. Die Bettdecke kann eventuell gegen ein dünnes Laken ausgetauscht werden. (Hilfreich können eine Kiste oder ein Bettbogen sein, die über die Unterschenkel gestellt werden.)
- Damit die Füße warm bleiben, kann es nützlich sein, dem kranken Menschen Socken anzuziehen.

Dritte Phase: Fieberabfall

Der Fieberabfall ist meistens mit Schweißausbruch verbunden. Der Fieberabfall kann sich über einen längeren Zeitraum hinziehen (mehrere Tage), was in der Regel besser verkraftet wird (Lysis). Lebensgefährlich kann der plötzliche Fieberabfall werden, wenn das Fieber innerhalb weniger Stunden gesenkt wird. Die Krisis kann zu einem allgemeinen Kreislaufversagen mit Schock führen.

Maßnahmen:

- Der Mensch mit Fieber ist sehr stark verschwitzt. Er muss gewaschen werden, Kleidung und Bettwäsche sind zu wechseln.
- Nach dem Fieberabfall braucht der kranke Mensch unbedingte Ruhe. (Es wird auch vom Erschöpfungsschlaf gesprochen.)
- Getränke sind in ausreichender Menge bereitzustellen.
- Weiterhin ist die Kontrolle von Puls, Blutdruck und Temperatur durchzuführen, um frühzeitig eine Krisis zu erkennen.

Fieberkrämpfe

DEFINITION

Fieberkrämpfe
Bei Fieberkrämpfen handelt es sich um zerebrale Krampfanfälle, die meist nur wenige Minuten andauern. Zu Beginn ist häufig ein Bewusstseinsverlust zu beobachten. Fieberkrämpfe treten bei fiebrigen Infektionen auf.

Betroffen sind Kinder im Alter von sechs Monaten bis fünf Jahren mit erniedrigter Krampfschwelle. Das entspricht ca. 3 % bis 4 % dieser Altersgruppe. Es bleiben meist keine Schäden zurück, die Prognose ist günstig. Die Therapie besteht in der Gabe von Antipyretika, Diazepam und Antiepileptika in Absprache mit dem Arzt oder der Ärztin.

Umgang mit Wärme- und Kältequellen

Da Wärme, aber auch Kältequellen zu Hautschädigungen führen können, sollten sie nicht oder nur mit größter Vorsicht bei Menschen mit Lähmungen, Sensibilitätsstörungen und Durchblutungsstörungen oder nach Regionalanästhesien (lokale Betäubung) angewendet werden. Wärme- und Kältequellen und ihre Auswirkungen auf den jeweiligen Menschen müssen genau überwacht werden. Besondere Vorsicht ist bei elektrisch betriebenen Heizgeräten geboten!

→ AUFGABEN

1. Erkundigen Sie sich, welche unterschiedlichen Wärme- und Kältequellen der Fachhandel zur Verfügung stellt. Überlegen Sie, welche Vor- und Nachteile die verschiedenen Modelle bieten. Erarbeiten Sie darüber hinaus kurze Gebrauchsanweisungen.
2. Stellen Sie in Form einer Tabelle die folgenden Beobachtungskriterien eines Menschen mit Fieber dar. Erarbeiten Sie zu den Beobachtungskriterien mithilfe der Informationen aus Kapitel 5 mögliche Ursachen, erforderliche Pflegemaßnahmen und Ziele der Pflegemaßnahmen:
   - allgemeines Krankheitsgefühl
   - Kopf- und Gliederschmerzen
   - Blässe
   - Frieren/Schüttelfrost/Gänsehaut
   - gerötete Haut/Hitzegefühl
   - Schwitzen
   - trockene Lippen und Mund
   - großer Durst
   - wenig Appetit
   - geringe Urinausscheidung
   - Obstipation
   - Tachykardie
   - Tachypnoe
3. Wie schützen Sie gefährdete Menschen vor den Auswirkungen heißer Sommertage?
4. Recherchieren Sie online zu unterschiedlichen Fiebertypen und den entsprechenden Erkrankungen.
5. Ergänzen Sie Ihre Tabelle oder Karteikarten mit den Fachbegriffen, die Sie in diesem Kapitel gelernt haben.

6 Essen und Trinken

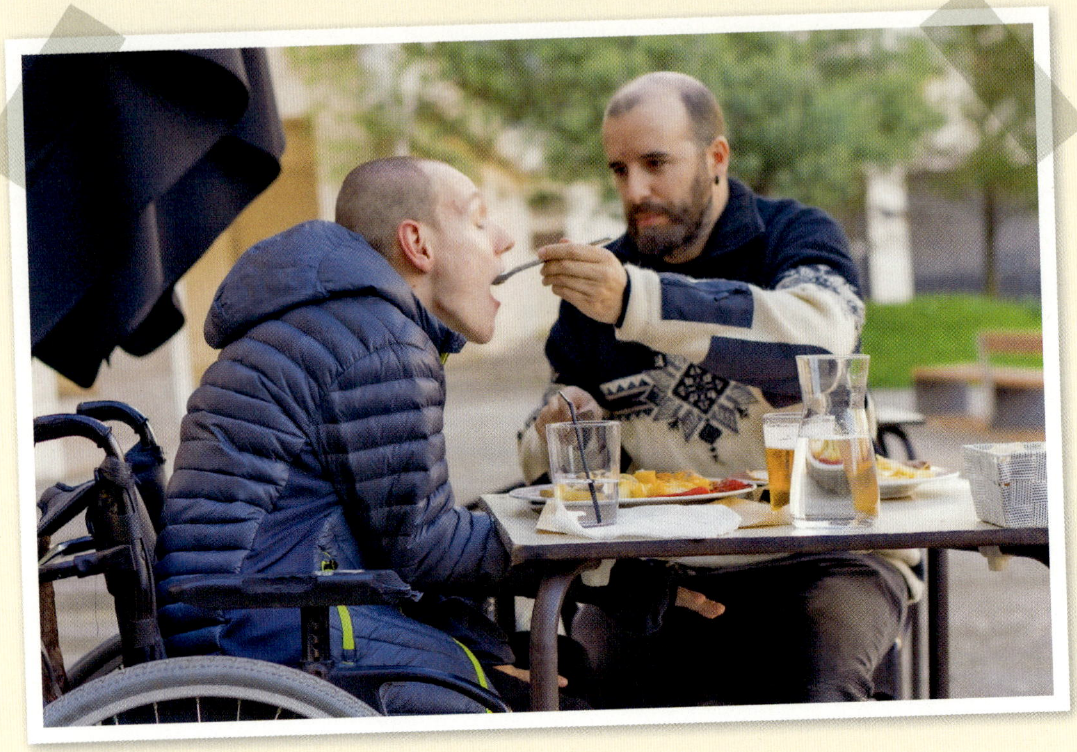

Angestrebte Kompetenzen

Fachkompetenz (Wissen und Fertigkeiten):

- Nahrungsaufnahme beobachten, bei Bedarf unterstützen sowie in Quantität und Qualität beurteilen können.
- Möglichkeiten der Ernährung über eine Sonde kennen.

Personale Kompetenz (Sozialkompetenz und Selbstständigkeit):

- Hilfestellung beim Erbrechen leisten können.

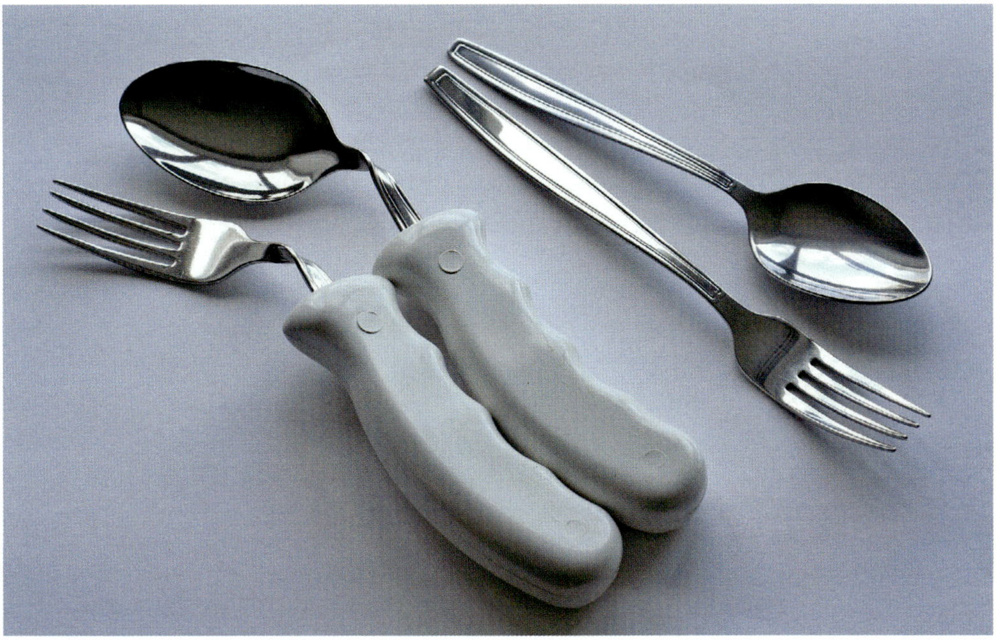

Esshilfen: Besteck

Essen und Trinken sind nicht nur wichtig für die Sicherstellung des Stoffwechsels und die Deckung des Flüssigkeitsbedarfes, sondern auch ein wichtiges Element zur Gestaltung der Gemeinschaft in einer Wohngruppe. Für die Menschen mit Unterstützungsbedarf sind die gemeinsamen Mahlzeiten wichtige Strukturelemente des Alltags. Für die Pflegekräfte bedeutet das, die Mahlzeiten entsprechend angenehm zu gestalten, auch sind geeignete Hilfsmittel zur Nahrungsaufnahme bereitzustellen. Mit wenig Aufwand, z. B. mit entsprechender Tischdekoration, Hilfsmitteln, die den Bedürfnissen der Menschen mit Unterstützungsbedarf angepasst sind, und genügend Zeit für die Nahrungsaufnahme, kann die Atmosphäre positiv verändert werden.

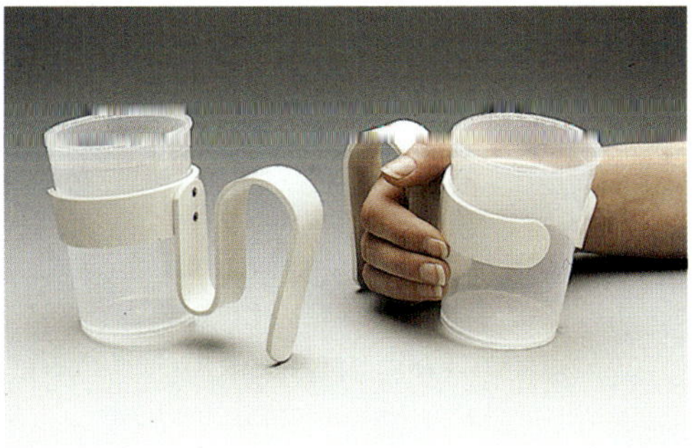

Trinkhilfen

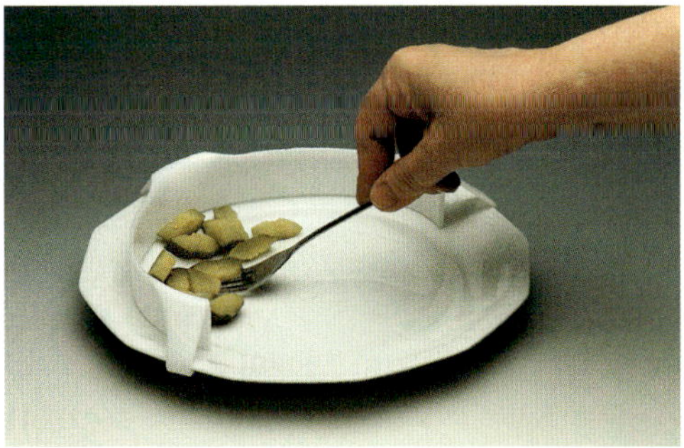

Esshilfe: Teller mit hochgestelltem Rand

MERKEN

Gemeinsame Mahlzeiten stillen nicht nur den Hunger, es kann auch das Bedürfnis nach Zuwendung und Kommunikation befriedigt werden.

6.1 Beobachtung der Nahrungsaufnahme

Schlucken

Die Verdauung beginnt im Mund. Dort fängt die Aufbereitung der Nahrung an. Die optimalen „Werkzeuge" dazu sind die Zähne, die Zunge und der Speichel. Im Magen beginnt dann die chemische Zersetzung der Nahrung.

Die **Zunge** ist ein am Mundboden verankerter, mit Schleimhaut überzogener, gut beweglicher Muskelkörper. Die Zungenoberfläche ist darauf spezialisiert, den Geschmack der Nahrung aufzunehmen. Kleinste zwiebelförmige Nervenstrukturen, die sogenannten Geschmacksknospen, befähigen uns zu Geschmacksempfindungen und warnen vor dem Schlucken verdorbener Nahrung. Die Muskulatur der Zunge wird reichlich mit Nerven versorgt, die das Bewegen der Speisen im Mund und das Zerkauen zwischen den Zahnreihen steuern. Die Zunge hilft beim Formen der Sprachlaute und wirkt als Stempel, der den Nahrungsbrei zum Rachen stößt.

Die Nahrung wird im Mund durchgekaut und mit **Speichel** gemischt. Der Speichel macht den Bissen (Bolus) gleitfähig. Hauptlieferanten sind drei große Drüsen in Mundnähe, die durch den Geruch, den Geschmack oder auch nur durch den Gedanken an ein bestimmtes Essen angeregt werden. Die Ohrspeicheldrüsen (Glandula parotis) befinden sich zwischen Kieferwinkel und Ohr. Die Unterkieferdrüsen (Glandula submandibularis) befinden sich auf der Innenseite des Unterkiefers. Die Unterzungendrüsen (Glandula sublingualis) befinden sich am Mundboden unterhalb der Zunge.

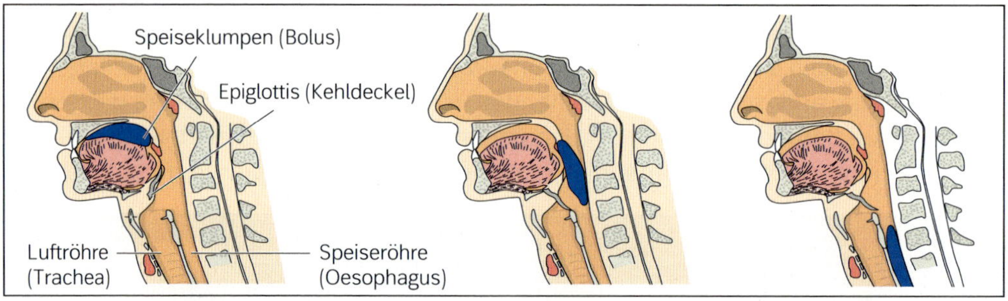

Der Schluckakt: Weg des Nahrungsbreis durch die Speiseröhre

Zu Beginn des Schluckaktes berührt die Zungenspitze den harten, vorderen Teil des Gaumens. Der Zungenkörper hebt sich und drückt den Bolus nach hinten in den Rachen (Pharynx). Dieser hat in seiner Wand Muskeln, die den Bissen jetzt weiter zur **Speiseröhre** befördern. Da sich im Rachen Atem- und Speiseweg kreuzen, kann der Bolus in die falsche „Röhre" gelangen, man verschluckt sich. Um dies zu verhindern, wirken verschiedene Schutzmechanismen. Mit dem Schlucken wird die Luftröhre durch die Unterzungenmuskulatur nach vorne oben gezogen und verengt. Der Kehldeckel (Epiglottis) am Zungengrund klappt nach hinten und verschließt den Eingang zum Kehlkopf. Außerdem befinden sich hier Nervenendigungen, bei deren Reizung ein Hustenreflex ausgelöst wird. Der Schluckakt wird von einer Reihe von Reflexen gesteuert, die die Nahrung und Flüssigkeiten in den Verdauungstrakt weiterleiten. Man schluckt unbewusst ca. 100-mal am Tag, jeder Schluck aber kann zur Katastrophe werden, wenn der Bissen den „falschen Weg" nimmt.

Der Bolus durchwandert also drei Räume: Mund, Rachen, Speiseröhre. Es müssen 50 gepaarte Muskelgruppen, fünf Hirnnerven, das Kiefergelenk und die Zähne für den Schluckakt optimal zusammenarbeiten.

Schluckstörungen

Dysphagie wird definiert als Schluckstörung oder Schluckbeschwerden. Treffen kann sie Menschen jeden Alters, ältere Menschen sind aber häufiger betroffen. Die Beschwerden reichen von leichten Einschränkungen bis hin zur völligen Unfähigkeit, schlucken zu können. Bei der Versorgung von Menschen mit Schluckstörungen geht es vorrangig um die Sicherstellung der Ernährung und um den optimalen Schutz der tiefen Atemwege unter Erhalt größtmöglicher Lebensqualität.

Die Diagnostik obliegt dem Arzt bzw. der Ärztin, die Behandlung wird je nach Ursache auch von Logopädinnen oder Logopäden übernommen. Die Pflegekraft, die den Menschen mit Schluckstörungen täglich begleitet, sollte aber wichtige Symptome erkennen können.

Symptome, die auf eine Schluckstörung hinweisen können:

- Steckenbleiben von Nahrung im Hals, „Kloß“ im Hals
- Schluckakt überhaupt kann willentlich nicht oder nur erschwert ausgelöst werden
- kein Schluckreflex sichtbar oder tastbar
- häufiges Verschlucken, Husten, Räuspern und Würgen während des Essens
- Nahrung/Speichel läuft aus dem Mund.
- gurgelnde Geräusche, Veränderung der Stimme nach der Nahrungsaufnahme, belegte, raue, heisere Stimme
- Vermeiden bestimmter Speisen, vorsichtige, sehr langsame Nahrungsaufnahme
- Nahrungsreste verbleiben im Mundraum.
- eingeschränkte Lebensqualität, Tendenz zu sozialem Rückzug in Bezug auf das Essen in der Öffentlichkeit
- Appetitlosigkeit/Nahrungsverweigerung
- Gewichtsabnahme ohne andere bekannte Ursache
- chronische Bronchitis, Lungenentzündung unklaren Ursprungs

Die Ursachen sind sehr vielseitig. Neurologische und psychiatrische Erkrankungen spielen eine Rolle ebenso wie Infektionen, Tumoren, Verletzungen, aber auch die Einwirkung von Medikamenten. Im höheren Alter sind altersbedingte Veränderungen der Geruchs- und Geschmackswahrnehmung häufig, die Speichelproduktion nimmt ab und die Muskelkraft lässt nach. Der Schluckreflex ist im Alter verlangsamt. Scheinbar banal erscheint dagegen das Problem der schlecht sitzenden Zahnprothese.

Die Therapie setzt bei der Behandlung der Ursachen an. Diätetische Maßnahmen können die Schluckstörung kompensieren. Die Körper- und Kopfhaltung zu korrigieren erleichtert das Schlucken und kann Aspirationen verhindern. Treten schwerwiegende Schluckstörungen auf, so ist das Hinzuziehen von Fachkräften aus den Bereichen Ergotherapie und/oder Logopädie erforderlich, bevor es zu schweren Aspirationen kommt.

6.2 Unterstützung bei der Nahrungsaufnahme

Nationaler Expertenstandard zum Ernährungsmanagement in der Pflege

Mangelernährung hat eine hohe gesundheitspolitische Bedeutung. Die betroffenen Menschen leiden unter einer Verschlechterung ihres Gesundheitszustandes, unter einer Einschränkung des Wohlbefindens sowie der Lebensqualität und sind gefährdet hinsichtlich weiterer Komplikationen. Schätzungen zufolge entstehen in Deutschland Kosten von rund neun Milliarden Euro jährlich durch pflegerische Maßnahmen oder Krankenhausaufenthalte aufgrund von Mangelernährung. Mangelernährung ist auch ein medienwirksames Thema, das immer wieder für Schlagzeilen sorgt.

Folgen der Mangelernährung sind:

- Abnahme der Muskelkraft
- erhöhtes Sturzrisiko
- beeinträchtigte Immunfunktion, Infektanfälligkeit
- Haut-/Schleimhautdefekte
- Wundheilungsstörungen und Dekubitusrisiko
- neurologische und kognitive Beeinträchtigungen
- Beeinträchtigung der Herzleistung und Atemfunktion
- verlangsamte Rekonvaleszenz

Zur Einschätzung des Ernährungszustandes gibt es verschiedene Instrumente:

- **Screening**
  Kurze, leicht durchführbare Erhebung zum frühzeitigen Identifizieren von Menschen, die gefährdet sind, ein Gesundheitsproblem (z. B. Mangelernährung) zu entwickeln, oder davon bereits betroffen sind.
- **Assessment**
  Differenzierte Erfassung und Einschätzung einer gesundheitsbezogenen Situation, woraus sich Maßnahmen ableiten und begründen lassen.

Screening des Ernährungszustands

MERKEN

Das Ernährungsmanagement bezieht sich auf die Nahrungs- und Flüssigkeitsaufnahme.

Anzeichen für Mangelernährung im Screening sind:

- sichtbare Zeichen eines Gewichtsverlustes
- sichtbare Zeichen eines Flüssigkeitsmangels
- erhöhter Nährstoffbedarf
- verstärkter Nährstoffverlust
- auffallend geringe Nährstoffzufuhr

DEFINITION

Mangelernährung
Unter Mangelernährung versteht man ein anhaltendes Defizit an Energie und/oder Nährstoffen. So werden weniger Nährstoffe verbraucht bzw. zu sich genommen, als der Körper benötigt. Dies hat Konsequenzen für den Ernährungszustand, die physiologischen Funktionen und den Gesundheitszustand eines Menschen.

Body-Mass-Index (BMI)

Experten warnen ausdrücklich vor einer unkritischen Bewertung des BMI. Faktoren wie die Veränderung der Körpergröße, Ödeme oder Exsikkose und Amputationen können zu Verfälschungen des BMI-Wertes führen.

MERKEN

Ein Gewichtsverlust von über 5 % in ein bis drei Monaten oder über 10 % in sechs Monaten ist als Anzeichen eines Ernährungsproblems zu betrachten.

Ein ausreichender Ernährungszustand oder gar Übergewicht bedeutet nicht gleich, dass keine Mangelernährung vorliegen kann.

Um das Körpergewicht zu kontrollieren empfiehlt die Expertenarbeitsgruppe Intervalle von einem Tag bis hin zu drei Monaten je nach Pflegesektor. Bei akuten Veränderungen des Zustands (z. B. Durchfallerkrankung) muss eine sofortige Kontrolle erfolgen.

➔ AUFGABE

Nennen Sie Kriterien für eine Gewichtskontrolle mit objektiv verwertbaren Werten.

Zu berücksichtigen ist auch das Risiko der Dehydration (Flüssigkeitsmangel).

Anzeichen einer Dehydration:

- tiefliegende Augäpfel
- stehende Hautfalten
- konzentrierter Urin
- trockene Schleimhäute
- trockene Haut
- belegte, borkige Zunge
- Orientierungsstörungen

DEFINITION

Dehydration
Unter Dehydration oder Exsikkose wird ein Mangel an Körperwasser und Natrium verstanden, der durch eine zu geringe Aufnahme oder eine zu große Ausscheidung entsteht. Die Folgen können vital bedrohlich sein und relativ schnell entstehen.

Folgen der Dehydration:

- Übelkeit, Appetitlosigkeit
- Tachykardie
- Obstipation
- Apathie, Antriebslosigkeit
- Unruhe, Desorientiertheit
- Krämpfe

Risikofaktoren

Werden Risikofaktoren jeglicher Art bemerkt, beobachtet oder vom Betroffenen geäußert, wird ein ausführliches **Assessment** durchgeführt.

Für den Bereich stationäre Altenpflege, geriatrische Pflege und Wohngruppen wird das **Mini Nutritional Assessment (MNA)** angewendet. Für die ambulante Pflege wird die Verwendung des **Malnutrition Universal Screening Tool (MUST)** empfohlen.

Ess- und Trinkprotokoll

Im weiteren Verlauf des Assessments werden die Ernährungsgewohnheiten und die oral zugeführten Nahrungsmengen sowie die Flüssigkeitsversorgung beurteilt. Ein geeigneter Zeitraum wäre drei bis fünf Tage, dieser Zeitraum kann allerdings auch ausgedehnt werden.

Menschen mit Schluckproblemen benötigen Hilfestellungen. Diese werden auch als „Essregeln“ bezeichnet und lauten:

1. Möglichst keine oder wenig Ablenkung durch Medien oder andere Menschen.
2. Das Essen sollte schmackhaft sein, ansprechend aussehen und gut riechen.
3. Hilfsmittel zur Nahrungsaufnahme sollten bereitliegen.
4. Die korrekte Körperhaltung ist zu beachten. Der Mensch mit Schluckproblemen sitzt optimalerweise während der Nahrungsaufnahme aufrecht im Stuhl (oder Rollstuhl). Ist er bettlägerig, so sollte das Kopfteil hochgestellt und der Rücken mit einem Kissen gestützt werden. Die Pflegekraft begibt sich auf Augenhöhe mit der pflegebedürftigen Person.
5. Vor der Nahrungsaufnahme ist auf die Atemgeräusche zu achten (Sekretansammlung?).
6. Als Vorbereitung auf das Schlucken den pflegebedürftigen Menschen immer erst am Essen riechen lassen.
7. Für das Essen muss dem Menschen mit Schluckstörung ausreichend Zeit gegeben werden. Zu große Schlucke oder Bissen sind zu vermeiden.
8. Nicht mit der Person während des Essens „plaudern“.
9. Der Mund muss leer sein, bevor eine neue Portion eingenommen wird.
10. Sind nach dem Essen noch Speisereste im Mund, dann ein- bis zweimal nachschlucken lassen.
11. Um Refluxprobleme zu verhindern, sollte der Mensch mit Schluckstörung nach dem Essen eine Stunde aufrecht sitzen bleiben. Auch sollte er nicht unmittelbar vor dem Zubettgehen Nahrung zu sich nehmen.

Auf die Vielzahl der möglichen Schluckstörungen einzugehen, würde den Rahmen dieses Buches sprengen. Dennoch soll kurz auf allgemeine Maßnahmen eingegangen werden:

- Immer auf die **Körperhaltung** achten!
- Bei der Auswahl der **Nahrung** darauf achten, dass breiige Kost, nicht pürierte, gereicht wird. Es darf nichts Schleimendes, mit Fäden oder Stückchen gegeben werden. Vorsicht ist bei Flüssigkeiten geboten, denn sie können schlecht kontrolliert geschluckt werden. Zu Anfang nur stilles Wasser, unter Umständen löffelweise, eingeben. Folgende Nahrungsmittel sollten bei Schluckstörungen nicht gegeben werden: Hackfleisch, Paniertes, grobe Wurst, harte Eier, trockenes Rührei, Schokolade mit Nüssen, faseriges Obst (z. B. Ananas) und Gemüse wie Spargel, Hülsenfrüchte, CO_2-haltige Getränke. Die Wahrnehmung zum kontrollierten Schlucken wird durch deutlich heiße (Vorsicht: Verbrennungsgefahr!) und deutlich kalte Speisen gefördert. Lauwarme Speisen können im Mundraum schlecht lokalisiert werden.
- Der Fachhandel bietet eine große Anzahl an **Hilfsmitteln**, die individuell eingesetzt werden können. Bei Beißreflexen sollte kein Metallbesteck verwendet werden, es besteht die Gefahr des Zahnausbrechens. Bei Schluckstörungen dürfen keine hohen Becher benutzt werden, denn der Kopf muss zu weit nach hinten gebeugt werden, um trinken zu können. Hilfreicher ist ein Becher mit Nasenausschnitt oder eine Tasse mit weiter Öffnung.

→ AUFGABEN

1. Sanitätshäuser halten oft eine ansprechende Auswahl an Hilfsmitteln vor. Informieren Sie sich vor Ort, welche „Esshilfen“ auf dem Markt sind.
2. Begleiten Sie eine Person mit Schluckstörung zu einer Sitzung, falls dieser logopädische Behandlungen bekommt. Lassen Sie sich von der Fachkraft für Logopädie beraten und beobachten Sie genau.

Was tun beim Verschlucken?

Trotz großer Vorsicht kann es vorkommen, dass ein Mensch sich beim Essen verschluckt. Man spricht von einer Aspiration, bei der Fremdkörper, wie z. B. Essensreste, in die Atemwege gelangen. Das Verschlucken kann anhand der Symptome wie Husten, Würgen, Angst- und Panikreaktionen erkannt werden. Es ist wichtig, selbst Ruhe zu bewahren und bei der Person zu bleiben, die sich verschluckt hat. Diese sollte abhusten und beim Ausatmen unterstützt werden. Es darf nur auf den Rücken (zwischen den Schulterblättern) geklopft werden, wenn der Oberkörper und der Kopf nach vorne gebeugt werden. Bei hartnäckigem Verschlucken wird der Mensch so gelagert, dass der Oberkörper über den Stuhl oder das Bett vornübergebeugt liegt und das Gesicht zum Fußboden blickt. In dieser Position wird das Klopfen wiederholt. Sollte diese Maßnahme nicht weiterhelfen, kann der sogenannte **Heimlich-Handgriff**, eine Oberbauchkompression, die zu den lebensrettenden Sofortmaßnahmen zählt, durchgeführt werden. Diese Maßnahme ist mit einem hohen Risiko, innere Verletzungen zu verursachen, verbunden. Interessierte Pflegekräfte sollten sich diesen „Griff“ von erfahrenen Ersthelferinnen und Ersthelfern zeigen lassen und an Modellen üben.

6.3 Erbrechen

Das Erbrechen ist ein wichtiger Schutzreflex des Körpers, es wird im verlängerten Mark vom Brechzentrum gesteuert. Unter Mithilfe einer gegenläufigen Muskelkontraktion wird Mageninhalt unwillkürlich durch die Speiseröhre und den Mund nach außen befördert. Die Stimmritze ist normalerweise geschlossen, sodass Erbrochenes nicht in die Lunge gelangen kann.

Dem Erbrechen geht meist ein Übelkeitsgefühl mit vermehrter Speichelabsonderung, Blässe, gesteigerter Schweißproduktion und vertiefter Atmung voraus. Erbrechen ist keine eigenständige Krankheit, sondern ein Symptom, dessen Ursache sehr unterschiedlich sein kann.

Ursachen

- **Reflektorisches Erbrechen**
  Das Brechzentrum wird indirekt über das vegetative Nervensystem gereizt. Dem reflektorischen Erbrechen geht meist Übelkeit voraus. Es kann verursacht werden durch:
  - Erkrankungen des Magen-Darm-Traktes (z. B. Magengeschwür, Appendizitis)
  - Magenüberdehnung (zu viel gegessen)
  - Reizung des Gleichgewichtsorgans (Reisekrankheit)
  - starke psychische Eindrücke wie Ekel, Angst, Nervosität, Schmerz
  - Reizung der Rachenschleimhaut durch Sonden oder eigene Manipulation mit dem Finger
  - hormonelle Umstellung in der Schwangerschaft
- **Zerebrales Erbrechen**
  Das Brechzentrum wird direkt gereizt. Zentrales Erbrechen kommt plötzlich, im Schwall. Gründe können sein:
  - Erkrankungen des Gehirns (erhöhter Hirndruck)
  - Vergiftungen durch Alkohol, Medikamente oder andere Gifte

Beobachtungskriterien beim Erbrechen

- **Zeitpunkt, Häufigkeit und Situation des Erbrechens**
  Interessant ist der zeitliche Zusammenhang von Erbrechen und der Aufnahme bestimmter Nahrungsmittel und/oder Medikamente: Wird immer nach dem Essen oder vor dem Essen erbrochen oder wird ausschließlich morgens nüchtern erbrochen? Die Nahrungsmittel, die nicht vertragen werden, können einfach weggelassen werden. Bei Medikamenten, die nicht vertragen werden, muss unbedingt Rücksprache mit dem Arzt bzw. der Ärztin gehalten werden. Bei Zytostatika, also Medikamenten gegen Krebserkrankungen, kommt es häufig zum Erbrechen. Diese Medikamente können nicht einfach ausgetauscht oder abgesetzt werden. Hier kann der Arzt bzw. die Ärztin Medikamente gegen das Erbrechen (Antiemetika) verordnen. Es kann auch von Bedeutung sein, wie häufig ein Mensch erbricht. Außerdem spielt bei der

Einschätzung des Erbrechens die jeweilige Situation eine wichtige Rolle. Wird immer in bestimmten Situationen erbrochen, z. B. immer wenn Besuch kommt?

- **Farbe, Geruch, Beschaffenheit und Beimengungen können Hinweise auf die Ursache des Erbrechens geben:**
  - mehr oder weniger stark angedaute Nahrungsreste, abhängig vom Zeitabstand Nahrungsaufnahme – Erbrechen. Durch die Magensäure riecht das Erbrochene säuerlich streng.
  - Bei lang anhaltendem Erbrechen oder Erbrechen bei nüchternem Magen ist das Erbrochene grünlich-gelb.
  - Frisches, hellrotes Blut zeigt sich im Erbrochenen bei Blutungen im oberen Magen-Darm-Kanal (Hämatemesis).
  - Braun-schwarze Färbung (Kaffeesatzerbrechen) tritt bei einem Magengeschwür oder Magenkrebs auf.
  - In seltenen Fällen kommt es im Rahmen eines Darmverschlusses zu einem Rückstau von Kot bis in den oberen Verdauungstrakt. Dies kann zu Koterbrechen (Miserere; lat. = „erbarme dich") führen. Das Erbrochene ist bräunlich und riecht wie Stuhl.

MERKEN

Ist das Erbrochene derart verändert, ist dies ein sehr ernstes Warnzeichen! Es muss umgehend eine Ärztin oder ein Arzt informiert werden. Das Erbrochene muss für die weitere Diagnostik aufbewahrt werden. Es wird abgedeckt und für andere unerreichbar aufbewahrt.

Hilfestellung beim Erbrechen

Kündigt sich das Erbrechen frühzeitig an, kann die Pflegefachkraft Nierenschale, Zellstoff und ein Glas Wasser bereitstellen. Die Begleitung des Menschen, der erbrechen muss, erfordert viel Einfühlungsvermögen.

- Damit es nicht zu einer Aspiration von Erbrochenem kommt, muss auf die richtige Körperhaltung geachtet werden. Vor allem bei bewusstlosen und schwachen Menschen besteht die Gefahr, dass Erbrochenes in die Lungen gelangt und dort eine schwere Lungenentzündung auslöst. Bewusstlose und schwache Menschen müssen in Seitenlage gebracht werden, notfalls muss der Mund mit dem Finger ausgeräumt werden. Wache Menschen werden in die sitzende Position gebracht, den Kopf leicht nach vorn gebeugt. Das Wort „**Aspiration**" hat mehrere Bedeutungen. Einmal wird mit Aspiration das Ansaugen von Luft, Gasen und Flüssigkeiten (z. B. Aufziehen eines Medikamentes in eine Spritze) bezeichnet. Hier meint Aspiration das Eindringen von Flüssigkeiten oder festen Stoffen in die Luftröhre oder Lunge beim Einatmen.
- Der Kopf wird leicht gehalten. Die Zahnprothese wird, falls vorhanden, entfernt. Der Mensch wird nicht allein gelassen.
- Nierenschale oder Schüssel reichen, das Bett und die Kleidung eventuell abdecken. Das Erbrochene bei Auffälligkeiten aufheben, zudecken und dem Arzt bzw. der Ärztin zeigen.

- Nach dem Erbrechen Mundpflege durchführen (lassen), dem Menschen mit Unterstützungsbedarf eine Teilwaschung anbieten, bei Bedarf Kleidung und Bettwäsche wechseln.
- Das Zimmer lüften.
- Das Erbrechen dokumentieren mit Angaben zu Uhrzeit, Menge, Art, Aussehen, Geruch und Häufigkeit.

6.4 Ernährung über eine Sonde

Seit der vorchristlichen Zeit in Ägypten bis heute hat sich in der Entwicklung der Sondenernährung einiges getan. Hat man vor 2000 Jahren noch Gemische aus Wein, bitterem Bier, Eselsmilch und zerkleinertem Brotteig hergestellt, stehen heute industriell gefertigte Produkte zur Verfügung, die für eine optimal ausgewogene Ernährung sorgen. Um 1600 wurde den Betroffenen die Nahrung über eine damals neu entwickelte „Schlundsonde“ verabreicht, deren gebogene silberne Röhre mit dem Darm eines Lammes umhüllt war. Heute stehen schleimhautfreundlichere Materialien zur Verfügung.

Erkrankungen des Verdauungstraktes, Kau- und Schluckstörungen, Tumorerkrankungen oder Bewusstlosigkeit können dazu führen, dass der Mensch nicht mehr in der Lage ist, die Nahrung oral aufzunehmen.

Es stehen grundsätzlich zwei Möglichkeiten zur Verfügung, den betroffenen Menschen mit Nährstoffen zu versorgen:

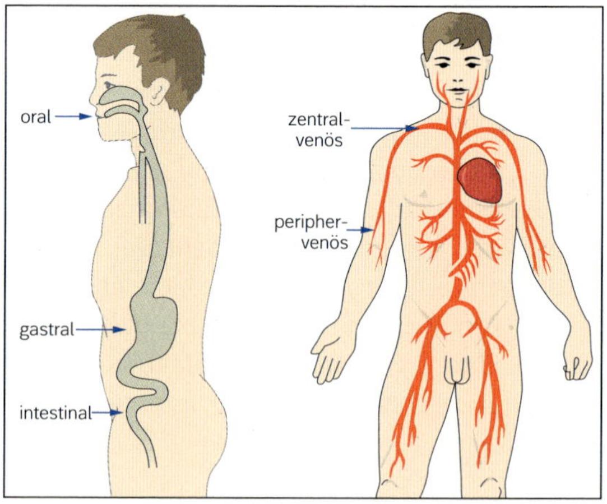

Enterale Ernährung *Parenterale Ernährung*

1. Die Form der **enteralen Ernährung** stellt immer die physiologischere Form der Nährstoffzufuhr dar und sollte deshalb bevorzugt werden. Wichtigste Voraussetzung ist ein weitgehend intakter Gastro-intestinaltrakt. Die enterale Ernährung nutzt den Magen-Darm-Trakt.
2. Bei der **parenteralen Ernährung** werden die Nährstoffe dem Körper direkt zugeführt. Über Venenkatheter oder einen Portkatheter (kurz: Port) werden entsprechende Infusionslösungen verabreicht.
   Hier entfällt die Verdauungsleistung des Gastrointestinaltraktes. Die parenterale Ernährung umgeht den Magen-Darm-Trakt.

Beide Ernährungsformen müssen nicht ausschließlich, sondern können auch als supportive (unterstützende) Maßnahmen neben einer oralen Ernährung Anwendung finden. Im Folgenden wird ausschließlich auf die notwendigen Pflegemaßnahmen im Zusammenhang mit der enteralen Ernährung eingegangen. Bei den Ernährungssonden werden zwei Systeme unterschieden: die transnasale Sonde, die durch den Nasen-Rachen-Raum gelegt wird, und die perkutane Sonde, die durch die Bauchdecke gelegt wird.

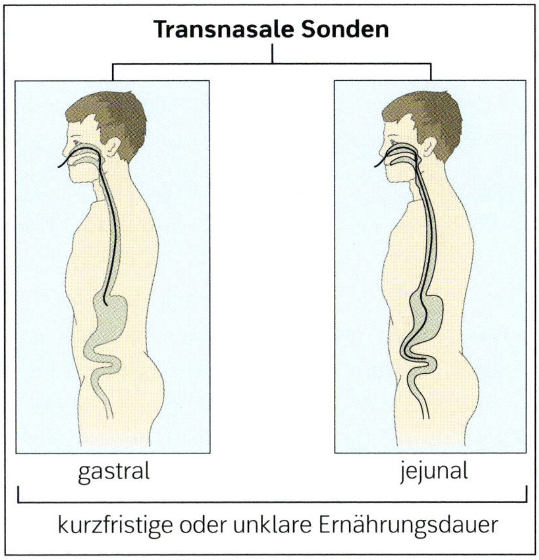

Die **transnasale Sonde** kann entweder bis in den Magen vorgeschoben werden (nasogastral) oder bis in das Duodenum (Zwölffingerdarm) oder Jejunum (Leerdarm) (nasogastral oder nasojejunal). Die nasogastrale Sonde wird bei einer voraussichtlich kurzen Dauer der enteralen Ernährung gelegt, wenn keine erhöhte Aspirationsgefahr besteht, z. B. bei entzündlichen Darmerkrankungen. Die nasoduodenale und nasojejunale Sonde wird auch bei einer voraussichtlich kurzen Dauer der enteralen Ernährung gelegt. Durch Reflux von Mageninhalt oder bei Magenentleerungsstörungen besteht eine erhöhte Aspirationsgefahr, die durch die Lage im Dünndarm weitestgehend ausgeschlossen ist, z. B. bei Betroffenen mit eingeschränktem Bewusstsein.

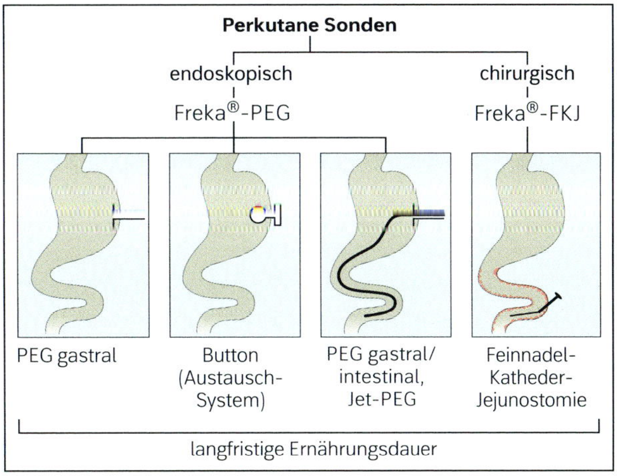

Die **perkutanen Sonden** werden während eines kleinen chirurgischen Eingriffs durch die Bauchdecke gelegt. Diese Form der Sondenernährung findet Anwendung bei Personen, die langfristig, also länger als zwei bis vier Wochen, ernährt werden müssen. Die **PEG (perkutane endoskopische Gastrostomie)** kann gastral und gastral/intestinal gelegt werden. Abhängig von der Indikation liegt das Sondenende im Magen (gastral) oder gastral/intestinal im Jejunum. Die Jet-PEG besitzt zwei Zugänge: gastral, z. B. zum Ableiten von Magensaft, und intestinal zur Ernährung. Wie bei der transnasalen Sonde hängt die Entscheidung zum einen von der Erkrankung selbst und zum anderen von der Aspirationsgefahr ab. Der Vorteil der perkutanen Sonden liegt u. a. auch darin, dass der Betroffene nicht sofort als Person mit Sonde zu erkennen ist. Außerdem ermöglicht ihm die perkutane Sonde weitere „Essversuche" über den Mund.

Eine Sonderform stellt die **Feinnadel-Katheter-Jejunostomie** dar, die bei einer länger dauernden enteralen Ernährung angelegt wird. Der Katheter wird während einer ohnehin geplanten Operation eingesetzt. Betroffen sind Menschen mit Tumorerkrankungen, denen große Bereiche, z. B. der Speiseröhre, entfernt wurden.

Der **„Button"**, ein neuartiges System, ermöglicht einen Austausch der Sonde ohne erneute Endoskopie. Er ist unauffällig und daher vor allem für mobile Personen von großem Nutzen. Das Sondenmaterial ist schleimhautfreundlich und zur langfristigen Anwendung geeignet. Die Sonden sind aus Silikonkautschuk oder Polyurethan.

Die Auswahl der Nahrung fällt in den Entscheidungsbereich der Ärztin oder des Arztes und richtet sich nach den individuellen Bedürfnissen des Menschen mit Ernährungssonde. Es gibt Sondennahrung für die unterschiedlichsten Bedürfnisse, z. B. für Diabetiker oder Leberkranke. Die Produktpalette ist vielfältig. Grundsätzlich lassen sich aber zwei Formen unterscheiden, die sich auf den Abbaugrad der Nährstoffe beziehen. Bei der **hochmolekularen** Nahrung liegen die Nährstoffe wie Eiweiß, Kohlenhydrate und Fett in weitgehend natürlicher Form vor. Der Mensch muss zur Verdauung und Resorption der hochmolekularen Nahrung über eine ausreichende Sekretion von Enzymen und eine genügend große Resorptionsfläche verfügen.

Sind Einschränkungen der Verdauung und Resorption zu erwarten, kann auf die **niedermolekulare** Nahrung zurückgegriffen werden. Hier liegen die Nährstoffe in „vorverdauter" Form vor. Die Nahrung wird einschleichend verabreicht zur Vermeidung gastrointestinaler Komplikationen.

Neben den Standarddiäten gibt es Spezialnahrungen, die auf Nährstoffbedürfnisse bei unterschiedlichen Erkrankungen abgestimmt sind, z. B. bei Diabetes mellitus, Niereninsuffizienz, Tumoren.

Die Berechung des Energiebedarfs obliegt ebenfalls dem Arzt bzw. der Ärztin. Die am häufigsten verabreichte Sondennahrung entspricht einem Energiewert von **1 kcal pro ml**. Außerdem stehen für einen erhöhten Energiebedarf Substrate mit 1,3–1,5 kcal pro ml zur Verfügung.

Die Nahrung kann über verschiedene Applikationssysteme erfolgen. Die **Blasenspritze** ermöglicht eine portionsweise Applikation von 50 bis 250 ml der entsprechenden Nahrung. Bei dieser Form der Verabreichung, der sogenannten Bolusgabe, dürfen in 20 Minuten maximal 250 ml verabreicht werden, da es sonst zu gastrointestinalen Nebenwirkungen kommen kann. Die Verabreichung mit Blasenspritze ist außerdem zeitaufwendiger und die Gefahr der bakteriellen Verunreinigung ist erhöht. Bei duodenaler/jejunaler Sondenlage ist diese Form der Applikation kontraindiziert. Allgemein kann festgehalten werden: **Je tiefer die Sonde liegt, umso langsamer muss die Nahrung verabreicht werden**. Außer der Applikation mittels Blasenspritze stehen noch das **Schwerkraftüberleitsystem** und das **Pumpenüberleitsystem** zur Verfügung. Beide Systeme ermöglichen eine kontinuierliche Verabreichung der Nahrung.

Pflegemaßnahmen

MERKEN

Denken Sie bei allen notwendigen Pflegemaßnahmen immer auch an den Verlust des Menschen. Er kann zwar oral keine oder nur noch wenig Nahrung aufnehmen, sollte aber trotzdem bei allen üblichen Aktivitäten dabei sein. Denken Sie daran, ihm – abhängig von seinen Vorlieben – geschmackliche und olfaktorische Reize anzubieten.

Nasenpflege

Bei einer transnasalen Sonde ist auf eine sorgfältige Nasenpflege zur Vermeidung von Infektionen und Druckulcera zu achten. Die Nasenpflege wird täglich in Verbindung mit dem Pflasterwechsel durchgeführt. Das Material, unsterile Einmalhandschuhe, Händedesinfektionsmittel, unsterile Kompresse, ggf. Alkohol, Pflaster zur Sondenfixierung, Watteträger, Wasser und Nasensalbe (z. B. panthenolhaltige Salbe) bereitstellen. Die Hände werden vor Beginn der Nasenpflege desinfiziert, flüssigkeitsdichte Einmalhandschuhe werden angezogen. Das alte Pflaster wird entfernt, wobei die Sonde mit den Fingern fixiert wird, damit sie nicht versehentlich entfernt wird. Die Nase wird mit einem wassergetränkten Watteträger vorsichtig gereinigt. Hier muss darauf geachtet werden, dass der Mensch mit Unterstützungsbedarf den Kopf still hält. Eine kleine Menge Salbe wird im Nasenloch verteilt. Die Haut am Nasenrücken wird eventuell mit Alkohol entfettet, damit das neue Pflaster besser klebt. Die Sonde wird bei Bedarf mit Alkohol von Pflasterresten befreit. Die Sonde wird in Höhe der anfangs festgestellten Markierung unter Beachtung der Zugentlastung fixiert. Material wird entsorgt, hygienische Händedesinfektion wird durchgeführt und die Pflegetätigkeit dokumentiert. Bei Rötungen, Entzündung oder sonstigen Schleimhautveränderungen ist der Arzt bzw. die Ärztin zu informieren. Die Sonde darf nicht abknicken und nicht in der Nase scheuern.

Mundpflege

Einen weiteren wichtigen Aspekt stellt die Mundpflege dar. Da die Selbstreinigung der Mundhöhle durch die fehlende Nahrungsaufnahme nicht gegeben ist, muss mehrmals täglich eine spezielle Mundpflege durchgeführt werden. Neben der Reinigung der Zähne mittels Zahnbürste und Zahnpasta können Mundspüllösungen die Entstehung von Munderkrankungen verhindern helfen. Um einer drohenden Austrocknung der Mundschleimhaut entgegenzuwirken, kann künstlicher Speichel eingesetzt werden. Aber auch Maßnahmen, die eigene Speichelproduktion anzuregen, sind durchzuführen (s. Kapitel 2.6). Bei aspirationsgefährdeten Personen ist die Mundpflege mit entsprechender Vorsicht und den passenden Maßnahmen durchzuführen.

Spülen der Sonde

Um die Sondendurchgängigkeit zu erhalten, muss die Sonde regelmäßig gespült werden. Es kann zu Sondenverstopfungen kommen, wenn Nahrungsreste zu lange in der Sonde bleiben, wenn Früchtetee oder Fruchtsaft gegeben wurde (Nahrungsbestandteile flocken aus) oder wenn die Nahrung mit Medikamenten in Berührung kommt.

MERKEN

Der passende Zeitpunkt zum Spülen der Sonde ist
- vor und nach jeder Nahrungszufuhr,
- vor, zwischen und nach der Gabe von Arzneimitteln,
- mindestens einmal täglich, auch wenn keine Sondennahrung gegeben wird.

Zum Spülen der Sonde werden ca. 20–30 ml Flüssigkeit verwendet. Es eignet sich stilles Mineralwasser oder abgekochtes Leitungswasser. Schwarzer Tee verfärbt die Sonde, er ist daher ungeeignet. Die Menge der Flüssigkeit, die täglich verabreicht wird, ist zu dokumentieren.

PEG-Verbandwechsel

Der aseptische Verbandwechsel zur Erhaltung einer intakten Haut wird bei Neuanlage der PEG täglich, bei reizlosen Wundverhältnissen nach sieben Tagen zwei- bis dreimal mal pro Woche durchgeführt. Die Lage der PEG im Magen wird durch eine innere Halteplatte gesichert. Diese darf nicht zu fest an die Magenwand angezogen werden, da es sonst zu Druckläsionen kommen kann. Von außen wird eine äußere Halteplatte befestigt. Sie hält die PEG an der Austrittsstelle auf der Bauchdecke in der richtigen Position. Zur Vorbereitung des Verbandwechsels sollte sich die Pflegekraft unbedingt mit dem jeweiligen Sondensystem vertraut machen. Die Jet-PEG darf nicht gedreht werden, um eine Dislokation zur vermeiden. Sie wird nur vorsichtig vor- und zurückgeschoben.

Werden Entzündungszeichen beobachtet, ist der Arzt bzw. die Ärztin zu informieren. Das Duschen oder Baden ist ohne Verband und bei reizlosen Wundverhältnissen ca. zwei Wochen nach Neuanlage möglich. Der Verband wird danach angelegt.

Der Ablauf des Verbandwechsels bei PEG-Sonde wird im Folgenden dargestellt:

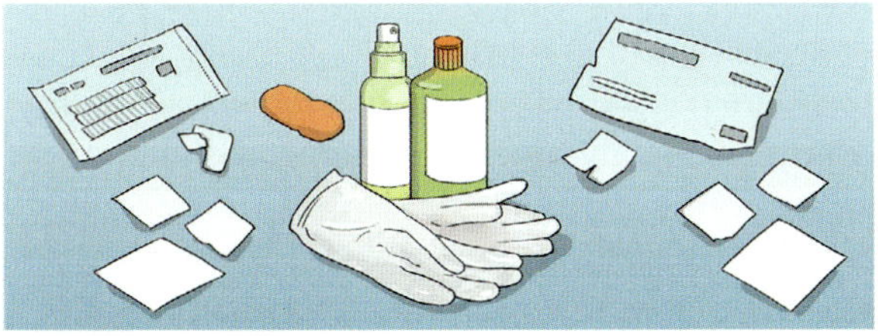

1. Bereitstellen des Materials:
   - Händedesinfektionsmittel
   - Desinfektionsmittel, z. B. Frekaderm
   - fertiges Verbandset, z. B. Erlanger oder nach Hermann
   - Handschuhe

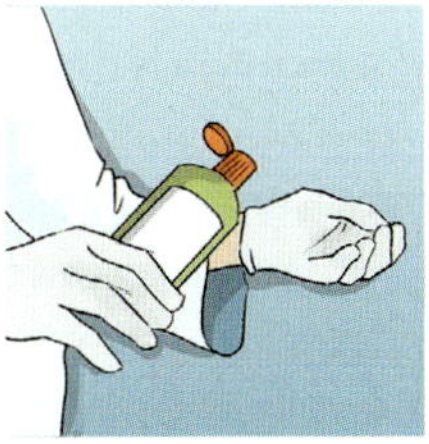

2. Hände waschen, desinfizieren und Handschuhe anziehen

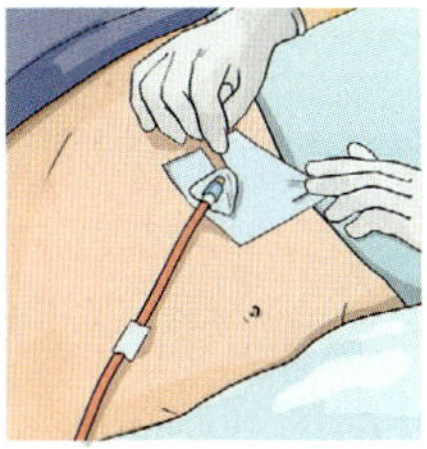

3. Alten Verband entfernen

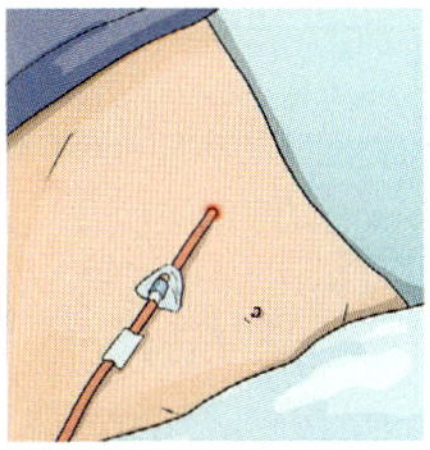

4. Die Fixierung an der Halteplatte öffnen, Halteplatte so weit zurückziehen, dass der Wundbereich sorgfältig gereinigt werden kann.

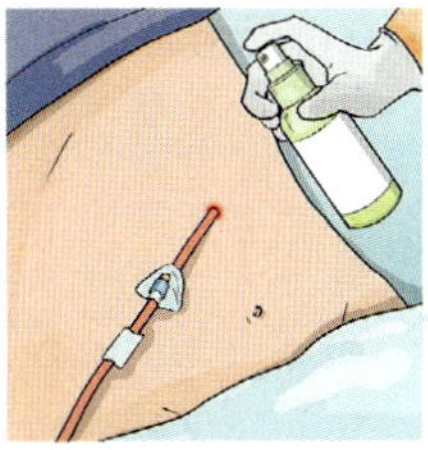

5. Einstichstelle, Sonde und Halteplatte mit Desinfektionsspray einsprühen, Händedesinfektion und Wechsel der Handschuhe

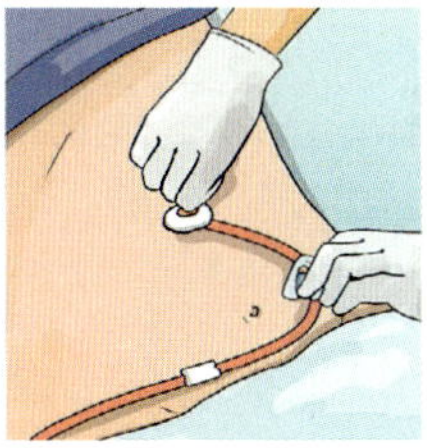

6. Die Haut und die Einstichstelle von innen nach außen mit einer sterilen Mullkompresse reinigen, Halteplatte mit Sonde reinigen.

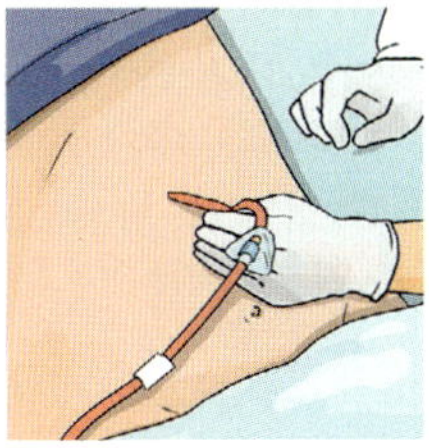

7. Punktionstelle mit Desinfektionsmittel einsprühen, einwirken und trocknen lassen (feuchte Kammer vermeiden). Sonde im Stomakanal vorsichtig vor- und zurückschieben und dann leicht bis zum spürbaren Widerstand anziehen. Die freie Beweglichkeit der Sonde im Stoma ist wichtig, um ein Einwachsen der inneren Halteplatte zu vermeiden (Buried-Bumper-Syndrom).

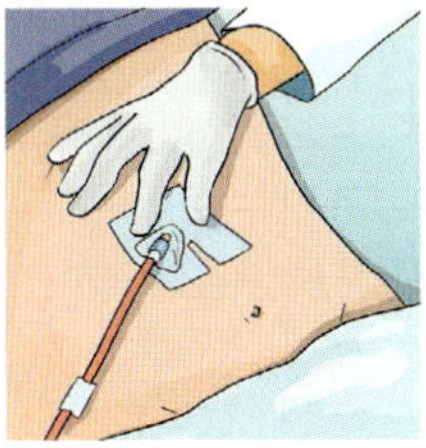

8. Sterile Schlitzkompresse zwischen Haut und Halteplatte um die Sonde legen. Nochmals kontrolllieren, dass die Sonde bis zum leichten spürbaren Widerstand angezogen ist (bei zu starkem Zug Gefahr von Drucknekrosen).

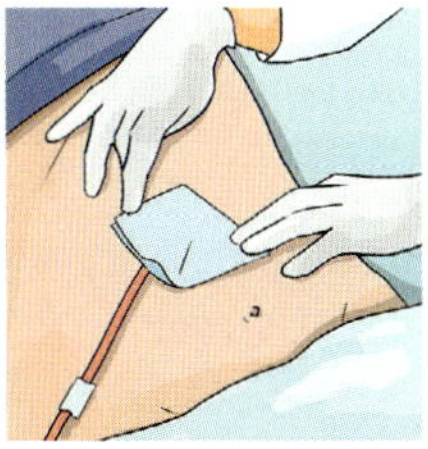

9. Halteplatte mit einer Mullkompresse abdecken

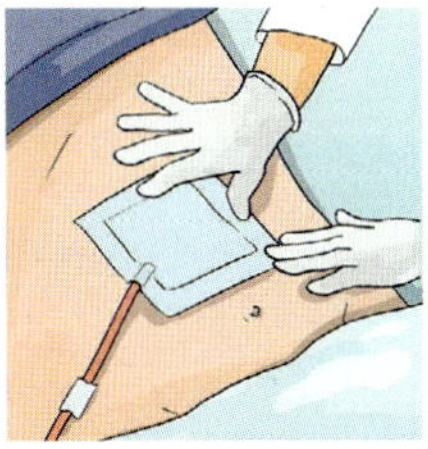

10. Fixieren mit Strechpflaster

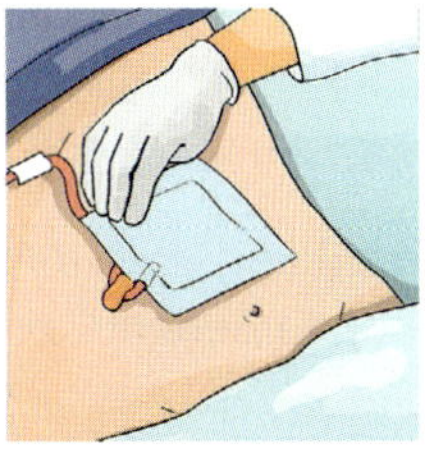

11. Sonde mit Secu-Tape-Pflaster fixieren, Dokumentation

→ AUFGABEN

1. Lesen Sie sich den Ablauf des Verbandwechsels genau durch. Welche Hygieneanforderungen müssen Sie beachten?
2. Welche Materialien müssen Sie bereitlegen, falls Ihnen kein fertiges Verbandset zur Verfügung steht? Gliedern Sie den Verbandwechsel in Vorbereitung, Durchführung und Nachbereitung.

Applikation von Medikamenten

Wenn der Mensch mit Pflegebedarf die Medikamente nicht schlucken kann oder eine rektale oder parenterale Applikation nicht erwünscht ist, können die Medikamente unter bestimmten Bedingungen über die Sonde gegeben werden. Bei der Applikation von Medikamenten über die Sonde muss Folgendes berücksichtigt werden:

- Die flüssige Darreichungsform ist zu bevorzugen, wobei dickflüssige und stark konzentrierte Flüssigkeiten mit Wasser zu verdünnen sind.
- Bei festen Arzneiformen wie Tabletten, Dragees, Kapseln muss die Ärztin bzw. der Arzt oder eine approbierte pharmazeutische Fachkraft befragt werden, ob diese zerkleinert oder geöffnet werden dürfen. Spricht nichts gegen eine Zerkleinerung, wird jedes Medikament einzeln gemörsert und in Wasser aufgelöst.
- Arzneimittel dürfen nie in Berührung mit der Sondennahrung kommen.
- Zur Applikation über die Sonde wird diese mit 20 bis 30 ml Wasser gespült, jedes Arzneimittel wird einzeln verabreicht, dazwischen wird mit 10 ml Wasser gespült. Nach der Medikamentengabe wird die Sonde erneut mit 20 bis 30 ml Wasser gespült.

Hygienemaßnahmen

- Der Umgang mit Sondennahrung erfordert die gezielte hygienische Händedesinfektion.
- Die Überleitsysteme sind Einmalmaterialien. Sie werden nach 24 Stunden ausgewechselt.
- Angebrochene Flaschen können 24 Stunden verschlossen im Kühlschrank aufbewahrt werden. Sondennahrung aus Flaschen sollte innerhalb von acht Stunden verbraucht werden.

Umgang mit Komplikationen

Im Zusammenhang mit der enteralen Ernährung kann es zu einer **Diarrhö** (Durchfall) kommen. Diese stellt nicht nur eine emotionale Belastung für den Menschen mit Sonde dar, sondern birgt auch die Gefahr von Wasser-, Elektrolyt- und Nährstoffverlusten. Mögliche Ursachen können sein:

- Grunderkrankung, z. B. Infektionen des Magen-Darm-Traktes. Hier sollte eine entsprechende Behandlung erfolgen.
- Medikamente, z. B. Antibiotika

- Sondernahrung, die zu kalt verabreicht worden ist. Diese kann im Wasserbad angewärmt werden. Eine Bolusapplikation bei intestinaler Lage führt zu Durchfall ebenso wie ein kontaminiertes Überleitungssystem. Aber auch kontaminierte Nahrung und eine zu rasche Zufuhr ohne Aufbauphase sind vermeidbare Faktoren.

Unter **Aspiration** wird in diesem Zusammenhang das Eindringen von Sondennahrung bzw. Mageninhalt in die Atemwege verstanden. Das Eindringen von Fremdstoffen kann zu Fieber und Pneumonie (Lungenentzündung) führen.

MERKEN

Die Folgen einer Aspiration können lebensbedrohlich sein und erfordern eine intensive medizinische Betreuung. Zu den Risikopersonen gehören verwirrte Menschen, die an der Sonde manipulieren, bewusstlose Menschen und Personen mit Magenentleerungsstörungen.

Die Sondenlage muss regelmäßig, alle ein bis zwei Tage, überprüft werden. Dies ist mit unterschiedlichen Methoden möglich. Die Lage der Sonde kann röntgenologisch überprüft werden. Durch Luftinsufflation oder pH-Wert-Bestimmung von aspiriertem Sekret kann die Lage der Sonde manuell überprüft werden.

DEFINITION

Insufflation

Unter Insufflation versteht man das Hineinblasen von Luft in den Magen mittels einer entsprechenden Spritze über die liegende Sonde. Während der Insufflation können entsprechende Geräusche anhand eines Stethokops über der Magengegend abgehört werden.

Schmerzen im Nasen-Rachen-Raum oder der Speiseröhre können Hinweise auf eine Fehllage der Sonde sein. In diesen Fällen ist der Arzt bzw. die Ärztin zu informieren. Bei gastraler Ernährung kann eine verzögerte Magenentleerung zu einem Reflux und damit zu einer erhöhten Aspirationsgefahr beitragen. Die Magenentleerung ist regelmäßig zu überprüfen. Bei Magenentleerungsstörungen ist eine intestinale Sondenlage zu empfehlen. Um einem Reflux von Sondennahrung vorzubeugen, muss der Oberkörper des Menschen während und auch einige Zeit (ca. 30 Minuten) nach der Verabreichung der Sondennahrung höher gelagert werden, und zwar um ca. 30° bis 40°.

7 Ausscheiden

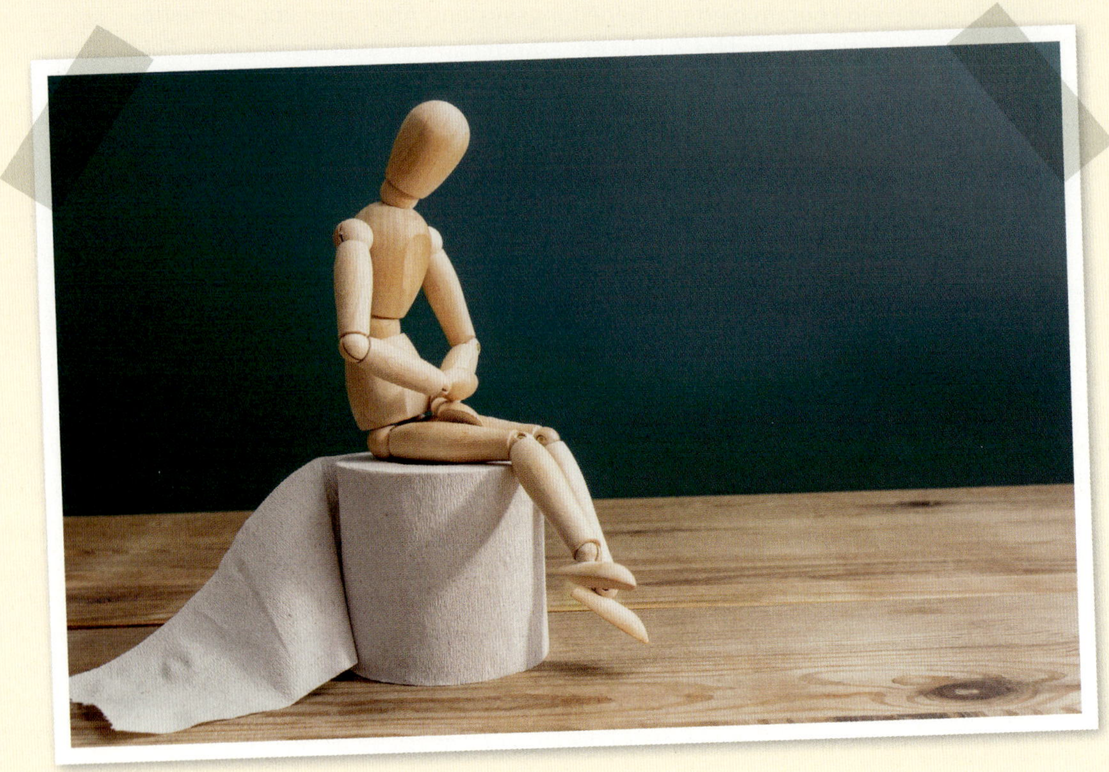

Angestrebte Kompetenzen

Fachkompetenz (Wissen und Fertigkeiten):

- Ausscheidungen begleiten und beurteilen können.
- Stomaanlagen kennen und sachgerecht versorgen können.

Personale Kompetenz (Sozialkompetenz und Selbstständigkeit):

- Die Anwendung von Hilfsmitteln erläutern können.

7.1 Beobachtung und Unterstützung der Urinausscheidung

Das Harnsystem umfasst zwei Nieren, zwei Harnleiter (Ureter), die Harnblase und die Harnröhre (Urethra). Die Niere ist das Organ der Harnbereitung. Harnleiter, Harnblase und Harnröhre dienen dem Abtransport des Urins. Die Niere ist ein wichtiges Regulations- und Ausscheidungsorgan. Sie hat folgende Aufgaben:

- Regulation des Wasser- und Elektrolythaushalts
- Regulation des Säure-Basen-Haushalts
- Ausscheidung harnpflichtiger Substanzen
- Blutdruckregulation
- Regulation des Knochenstoffwechsels
- Regulation der Blutbildung

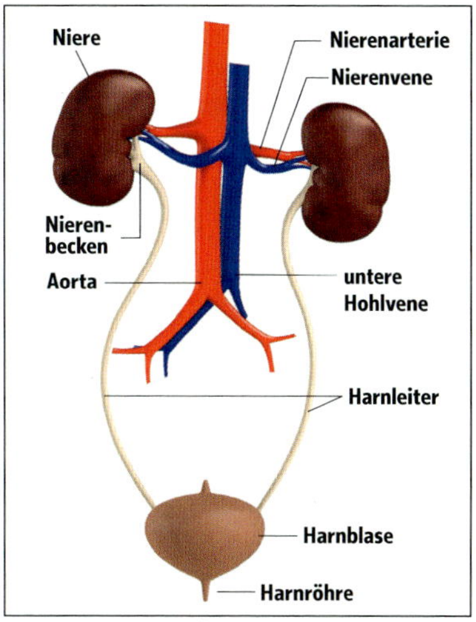

Nieren und Harnröhre

Wissenswertes zum Urin

- **Zusammensetzung**
  Der Urin eines gesunden Menschen setzt sich aus 96 % Wasser, 2 % Salzen (Natrium, Kalium) und 2 % harnpflichtigen Substanzen, abgestorbenen Epithelien, Schleim, ggf. Medikamenten, Vitaminen und Hormonen zusammen.

- **Farbe**
  Der Urin eines gesunden Menschen ist klar, hell- bis dunkelgelb. Die Konzentration des Urins wirkt sich auf die Farbe aus, je konzentrierter er ist, desto dunkler wird die Farbe. Bestimmte Nahrungsmittel und Medikamente können ebenfalls Einfluss auf die Farbe des Urins nehmen.

- **Menge**
  Die Urinmenge hängt von verschiedenen Faktoren ab und liegt in 24 Stunden beim Erwachsenen zwischen 1 500 und 2 000 ml. Einflussgrößen sind die oral aufgenommene Flüssigkeitsmenge und die Ausscheidung von Flüssigkeit über die Haut, die Lungen und den Darm sowie die Tätigkeit der Nieren. Die Funktion der Nieren ist wiederum abhängig vom Blutdruck und verschiedenen Hormonen.
  Die Harnmenge in 24 Stunden sieht in unterschiedlichen Altersgruppen folgendermaßen aus:

Harnmenge (24 Stunden)	
Neugeborene	ca. 20–50 ml
Säuglinge bis ein Jahr	ca. 400–500 ml
Kinder bis fünf Jahre	ca. 800–1 000 ml
Erwachsene	ca. 1 500–2 000 ml

- **Geruch**
  Der Geruch von frisch gelassenem Urin wird als leicht aromatisch beschrieben. Bei längerem Stehen und durch den Einfluss von Nahrung, z. B. Spargel, verändert sich der Geruch. Auch bestimmte Krankheiten können den Geruch des Urins verändern.

MERKEN

Urin ist normalerweise steril (keimfrei).

Beimengung	Bezeichnung	Mögliche Ursachen	Aussehen
Blut	Hämaturie	Zystitis, Nierensteine, Verletzung, Medikamente Antikoagulantien), Tumoren Beachte: Menstruation ausschließen	blassrot bis rot
Bilirubin (Gallenfarbstoff)	Bilirubinurie	Leber- und Gallenblasen-erkrankungen	bierfarben bis dunkelbraun mit Schüttelschaum
Eiter	Pyurie	Infektion	trüb, flockig
Bakterien	Bakteriurie	Infektion	kein verändertes Aussehen, Nachweis mittels Test-stäbchen
Protein	Proteinurie	vaginale Verunreinigung, Nierenerkrankung, Infektion, fieberhafte Erkrankung	s. Bakteriurie
Glucose	Glucosurie	Diabetes mellitus, unter bestimmten Umständen in der Schwangerschaft	s. Bakteriurie

Pathologische Veränderungen der Urinmenge

Abweichung	Definition	Mögliche Ursachen
Polyurie	krankhafte Vermehrung der Harnmenge über 3000 ml	• Diabetes mellitus • Diabetes insipidus • Nierenerkrankungen • Einnahme von Diuretika („Entwässerungsta-bletten“) • physiologisch bei großen Trinkmengen
Oligurie	Verminderung der täglichen Harnausscheidung auf Mengen von 100 bis 400 ml (weniger als 16 ml/Stunde)	• ungenügende Flüssigkeitsaufnahme • Dehydration infolge Erbrechen, Fieber, Durchfall • Schock

Abweichung	Definition	Mögliche Ursachen
Anurie	Harnausscheidung unter 100 ml/Tag (weniger als 4 ml/Stunde), Anurie über mehrere Tage führt zur Harnvergiftung	• Bei der prärenalen Anurie liegt die Ursache „vor“ der Niere, z. B. bei Schock, Kollaps, Hämolyse. • Bei der renalen Anurie liegt eine Nierenfunktionsstörung vor, z. B. bei akutem Nierenversagen. • Bei der postrenalen Anurie liegt eine Störung des Harnabflusses vor, z. B. mechanischer Verschluss durch Steine.

Die Miktion (das Wasserlassen) wird nerval gesteuert. Ab dem zweiten bis dritten Lebensjahr ist der Mensch in der Lage, auf die Füllung der Blase zu reagieren und die Ausscheidung bewusst zu steuern.

Vorgang der Miktion

Ab einer Menge von ca. 350 ml kommt es durch Dehnung der Blasenwand zum Harndrang. Über sensible Nerven läuft dann ein komplexer Vorgang ab, bei dem sich die Blasenmuskulatur zusammenzieht, die Schließmuskeln erschlaffen und die Bauch- und Beckenbodenmuskulatur sich ebenfalls zusammenzieht. Der Urin kann dann über die Harnröhre entleert werden. Die Miktion erfolgt willkürlich, schmerzlos und im Strahl. Es werden pro Miktion durchschnittlich 200 bis 400 ml Urin ausgeschieden. Nach spontaner Miktion verbleibt ein „kleiner“ Rest in der Blase, der Restharn. Die Menge kann zu diagnostischen Zwecken mittels Katheterisierung oder durch Ultraschall festgestellt werden. Die normale Restharnmenge beträgt 20 ml, die Toleranzgrenze liegt bei 100 ml.

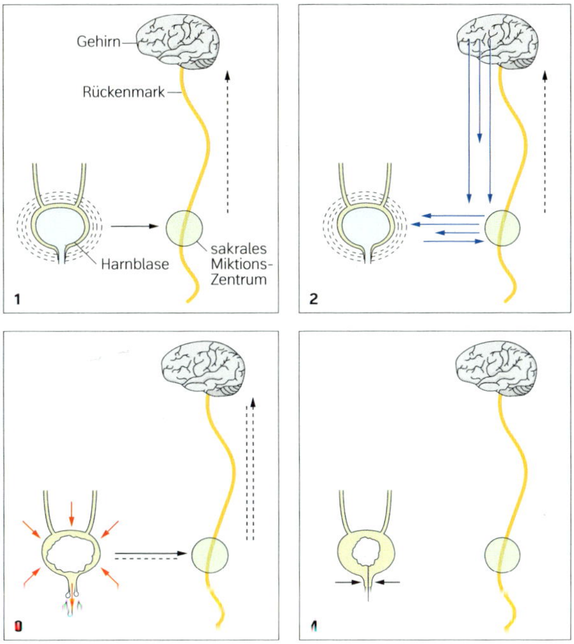

Ablauf der Miktion

Bedingungen für eine ungestörte Miktion sind:

- Die Überleitung der Nervenimpulse zwischen Gehirn, sakralem Miktionszentrum im Rückenmark und Blase muss intakt sein.
- Der Harnblasenmuskel sowie der äußere und innere Schließmuskel müssen intakt sein.
- Die Harnröhre muss durchgängig sein.

→ AUFGABE

Beschreiben Sie die Vorgänge 1–4 einer Miktion (s. o.) anhand der stark vereinfachten Darstellung der beteiligten Organe.

Miktionsstörungen nach Art und Häufigkeit der Harnentleerungen

Miktionsstörung	Definition	Mögliche Ursachen
Dysurie	schmerzhaftes, erschwertes Wasserlassen	• Harnröhrenverengung • Zystitis
Nykturie	nächtlicher Harndrang	• Herzinsuffizienz • Blasenentleerungsstörung • physiologisch nach der Aufnahme großer Flüssigkeitsmengen am Abend
Pollakisurie	häufiges Wasserlassen bei kleinen Mengen, wobei die 24-Stunden-Menge normal ist	• Harnröhrenverengung • Schwangerschaft, durch den erhöhten Druck auf die Blase • Nervosität/Aufregung
Harnretention	Harnverhalt trotz gefüllter Blase, die Blase kann nur unvollständig entleert werden. Folge sind erhöhte Restharnmengen	• psychische Gründe wie Angst oder Schamgefühl • Abflussbehinderung durch Blasensteine oder Prostataerkrankungen • erhöhter Muskeltonus des inneren Schließmuskels, z. B. nach Operation, infolge einer Gehirn- oder Rückenmarkserkrankung
Harninkontinenz	Unfähigkeit zur willkürlichen Steuerung der Blasenentleerung	Es können mehrere Formen der Harninkontinenz unterschieden werden. Diese werden im Folgenden gesondert aufgeführt.
Enuresis	unwillkürliche Blasenentleerung (häufig nachts) bei Kindern, die älter als fünf Jahre sind und bereits kontinent waren	Es kommen organische und vor allem psychische Ursachen infrage.

Für die **Uringewinnung** zu diagnostischen Zwecken sind folgende Methoden zu unterscheiden. Die Pflegekraft muss dem Menschen mit Unterstützungsbedarf eventuell Hilfestellung geben oder dem Arzt bzw. der Ärztin assistieren.

Methoden der Uringewinnung

Methode	Erläuterung	Nachteile
Spontanurin	normale Miktion ohne weitere Bedingungen	stark verunreinigter Urin
Mittelstrahl-urin	Nach sorgfältiger Intimpflege wird eine kleine Menge Urin gelassen, die die Harnröhre reinigt. Der Harnstrahl wird gestoppt und die nächste Urinportion wird in einem sterilen Behälter aufgefangen. Aus anatomischen Gründen wird die Urinentnahme bei der Frau mittels Katheter empfohlen.	bei entsprechender Hygiene brauchbare Urinprobe
Katheterurin	aufwendige Methode zur Uringewinnung, deren Indikation vom Arzt bzw. von der Ärztin streng gestellt werden muss	Bei entsprechender Hygiene sterile, nicht verunreinigte Urinprobe, allerdings stellt diese Methode eine enorme Belastung dar. Es besteht ein Infektions- und Verletzungsrisiko für den Menschen mit Unterstützungsbedarf.

Unterstützung bei der Urinausscheidung

Menschen übernehmen in der Regel die Forderung, sich ihrer Ausscheidungen eher im Verborgenen zu „entledigen“. In stationären Einrichtungen haben viele Menschen kein „Privatbad“. Sie müssen die Toilette mit mehreren Menschen teilen, was jedoch nicht ungewöhnlich ist. In jeder Familie ist das der Fall. Einen nicht unerheblichen Eingriff in die Intimsphäre stellt allerdings der Zustand dar, wenn der Mensch bei der Verrichtung seiner „Notdurft“ Unterstützung benötigt. Hier sind häufig „Kleinigkeiten“ wichtig, die die mögliche Belastung für den pflegebedürftigen Menschen reduzieren können.

TIPPS

- Achten Sie immer darauf, den Menschen mit Pflegebedarf mit einzubeziehen. Beachten Sie die Ressourcen!
- Achten Sie auf eine optimale Wahrung der Intimsphäre
- Achten Sie darauf, soweit möglich, gleichgeschlechtlich zu pflegen.

Inkontinenz

Inkontinenz beschreibt das Unvermögen, die Urin- und/oder Stuhlinkontinenz willentlich kontrollieren zu können. Inkontinenz ist kein klar definiertes Krankheitsbild, sondern Symptom verschiedener Erkrankungen und Funktionsstörungen, z. B. Schließmuskelschwäche, Harnwegsinfektionen oder Schlaganfall. Auch bestimmte Medikamente, seelische Belastungen und Unfallfolgen können eine Inkontinenz auslösen.

Die Diagnostik und Therapie einer Inkontinenz gehören in den Aufgabenbereich des Arztes bzw. der Ärztin. Die Pflegekraft ist allerdings tagtäglich mit dem betroffenen Menschen zusammen. Sie sollte entsprechende Veränderungen und Symptome erkennen können (soweit sie die Betroffenen nicht selbst erkennen) und einen notwendigen Behandlungstermin organisieren.

Pflegerische Maßnahmen bei Inkontinenz

1. Kontinenzförderung

Toilettentraining → Blasenentleerungszeiten ermitteln → Miktionsprotokoll

Konditionierung → positive Anreize schaffen

Training der Muskulatur → Beckenbodentraining

2. Versorgung mit Hilfsmitteln (parallel zur Kontinenzförderung!)

a) Aufsaugende Hilfsmittel

aufsaugende Hilfsmittel → offen → einteilig

aufsaugende Hilfsmittel → geschlossen → zweiteilig

b) Möglichkeiten der instrumentellen Harnableitung
- transurethraler Verweilkatheter, der dauerhaft getragen werden kann
- intermittierender Selbstkatheterismus: Die Betroffenen bedienen den Katheter selbst.
- suprapubischer Blasenkatheter: Verweilkatheter, der in der Blase liegt und dauerhaft eingesetzt werden kann
- Kondomurinal: externes Hilfsmittel für den Mann zum Auffangen des Urins

3. Begleitende Maßnahmen
- Hautpflege im Intimbereich
- psychische Begleitung
- Begleitung ärztlicher Diagnostik und Therapie

Versorgung mit Inkontinenzhilfsmitteln

Die Möglichkeiten der **instrumentellen Harnableitungen** sind mitunter notwendig, stellen aber einen enormen Eingriff in die Intimsphäre dar. Sie bedeuten für die Menschen mit Unterstützungsbedarf außerdem eine Mehrbelastung, verbunden mit der Gefahr von Infektionen und Schmerzen. Die Entscheidung für oder gegen eine dieser Formen der Versorgung trifft die Ärztin oder der Arzt. Es lassen sich folgende Möglichkeiten der Katheterableitung unterscheiden:

Intermittierender Selbstkatheterismus

Hier erlernen die betroffenen Personen, mithilfe speziell aufbereiteter Katheter und Kathetersets ihre Blase selbst zu entleeren. Nach entsprechender Beratung und Anleitung durch den Arzt oder die Ärztin bzw. eine Inkontinenzfachkraft werden die Frauen, Männer und auch Kinder dazu angeleitet, sich mehrmals am Tag zu katheterisieren. Wird der Selbstkatheterismus korrekt durchgeführt, ist das Risiko von Harnröhren- oder Blasenschäden äußerst gering. Ein enormer Vorteil liegt vor allem in der dadurch gewonnenen Unabhängigkeit von Pflegepersonal und dauerhaften Ableitungen. Außerdem ist der Intimbereich frei von störenden Kathetern.

Transurethraler Verweilkatheter

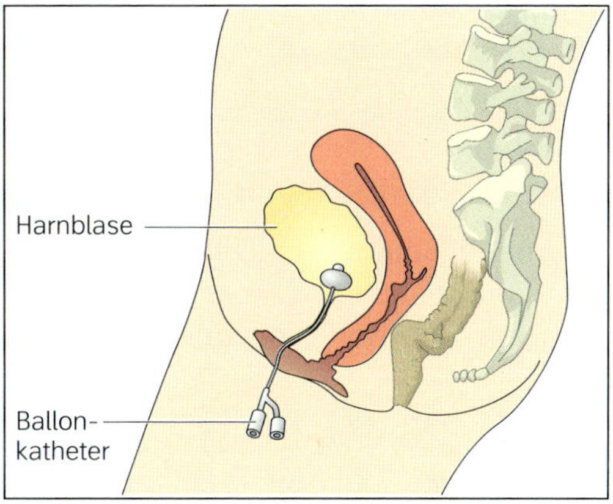

Transurethraler Verweilkatheter

Hierbei wird ein steriler „Ballonkatheter" aus schleimhautfreundlichem Material unter aseptischen Bedingungen durch die Harnröhre in die Blase gelegt. In einem ungefähren Wechselintervall von vier Wochen kann der Katheter unter Umständen Jahre getragen werden. Zum Legen eines Blasenkatheters stehen sterile Sets zur Verfügung. Das Legen des Katheters und die Entscheidung, ob ein Katheter erforderlich ist, liegt im Verantwortungsbereich des Arztes bzw. der Ärztin. Das Legen des Katheters kann an entsprechend qualifiziertes Personal delegiert werden. Probleme bei der Inkontinenzversorgung mit Kathetern liegen vor allem in der erhöhten Gefahr der Harnwegsinfekte, der Verstopfung des Katheters sowie der Verletzung der Harnröhre und Blase durch gewaltsames Herausziehen. Der Katheter muss vor dem Entfernen entblockt werden, d.h., der aufgefüllte Ballon, der in der Blase liegt und das versehentliche Herausrutschen des Katheters verhindert, muss entleert werden. Besondere Pflegemaßnahmen sind im Umgang mit dem Katheter erforderlich. Vor der Manipulation sind die Hände zu desinfizieren und Einmalhandschuhe zu tragen. Es ist erforderlich, zweimal täglich und bei Bedarf eine Intimpflege durchzuführen, um Verkrustungen am Harnröhreneingang und am Katheter zu entfernen. Nur im Einzelfall sind Schleimhautdesinfektionsmittel erforderlich. Ein geschlossenes Urindrainagesystem verhindert das Eindringen von Keimen über die Katheteröffnung in die Blase. Bei einem geschlossenen Urindrainagesystem ist der Katheter dauerhaft mit einem passenden Urinbeutel verbunden. Der Katheterbeutel darf nicht über Blasenniveau angehoben werden. Bei Menschen mit einer dauerhaften Urinableitung ist besonders auf die Aufnahme einer ausreichenden Trinkmenge zu achten.

Suprapubischer Blasenkatheter
Hierbei wird während eines kleinen chirurgischen Eingriffs ein Verweilkatheter durch die Bauchdecke in die gefüllte Blase gelegt. Diese Form der instrumentellen Harnableitung hat gegenüber der transurethralen Harnableitung mehrere Vorteile. Die Infektionsrate ist geringer, der Intimbereich ist frei von Ableitungen und es ist weiterhin ein Blasen- und Kontinenztraining möglich. Die Entscheidung nach Abwägung der Indikationen und Kontraindikationen liegt in der Verantwortung der Ärztin bzw. des Arztes, ebenso die Wahl der Wechselintervalle und das Wechseln des Katheters selbst. Die pflegerischen Aufgaben bestehen in der täglichen sorgfältigen Reinigung und Desinfektion der Katheteraustrittsstelle sowie der Anlage eines sterilen Verbandes. Auch hier muss auf eine ausreichende tägliche Trinkmenge geachtet werden.

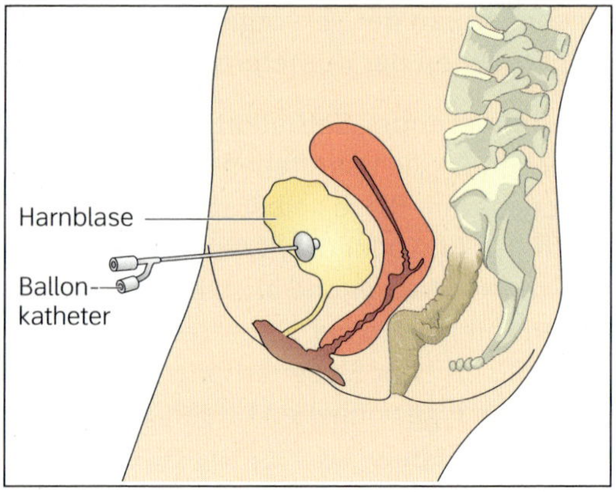

Suprapubischer Blasenkatheter

Externe Hilfsmittel zum Auffangen des Urins haben den Vorteil, nicht durch die Harnröhre oder Bauchdecke gelegt werden zu müssen. Sie sind leicht vom Pflegepersonal oder auch von der betroffenen Person selbst anzulegen.

Das entsprechend dem Penisumfang ausgewählte **Kondom-Urinal** wird über den gereinigten und trockenen Penis gerollt. Je nach Modell wird das Kondom mithilfe eines Klebestreifens am Penisschaft befestigt oder es besitzt eine breite Klebefläche. Kondome sind Einmalartikel und werden täglich gewechselt. Eventuell ist eine regelmäßige Rasur erforderlich. Das Anlegen muss geübt werden.

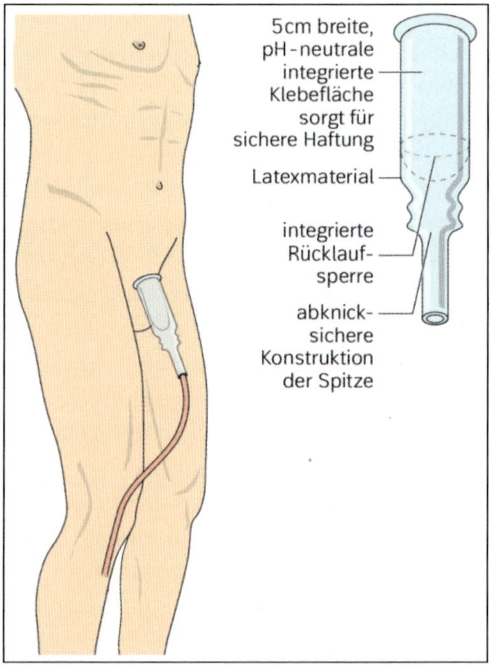

Kondom-Urinal

Bei den **aufsaugenden, absorbierenden Hilfsmitteln** werden körpernahe und körperferne Hilfsmittel unterschieden. Der inkontinente Mensch hat die Wahl zwischen Einmalware auf Zellstoffbasis und textilen Mehrweghilfsmitteln.

Die Anforderungen an Inkontinenzhilfsmittel sind vielfältig. Inkontinenzhilfsmittel sollen

- genügend Auslaufschutz bieten,
- geruchsdicht sein,
- unauffällig, geräuscharm, knisterfrei, gesellschaftsfähig und bequem zu tragen sein,
- sicher sein und alles auffangen können,
- hautfreundlich sein und vor Infektionen schützen,
- leicht zu beschaffen und lagerungsfähig sein,
- wirtschaftlichen Ansprüchen genügen,
- leicht zu entsorgen sein.

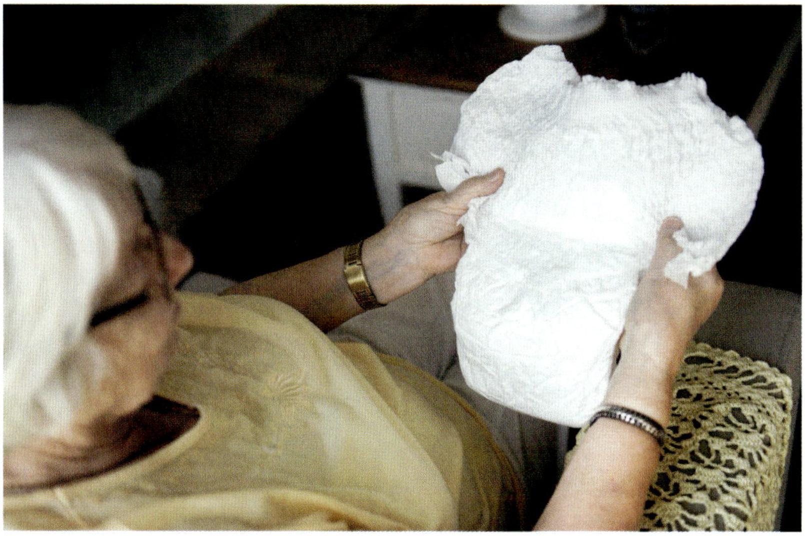

Inkontinenzhilfsmittel

Inkontinenzform	Definition	Symptome	Behandlung
Belastungs-inkontinenz (überwiegend bei Frauen)	Die häufigste Ursache ist eine Erschlaffung der Beckenbodenmuskulatur, wodurch die Harnblase und die Harnröhre in eine anatomisch ungünstige Lage geraten. Dadurch wird der Schließmuskel nicht mehr ausreichend geschützt und in seiner Funktionsfähigkeit beeinträchtigt. Ursachen für eine Erschlaffung der Beckenbodenmuskulatur sind schwere körperliche Arbeit, mehrere Schwangerschaften und/oder schwere Geburten, Übergewicht sowie die hormonelle Umstellung des Körpers in den Wechseljahren.	unwillkürlicher Urinabgang durch Druckerhöhung im kleinen Becken beim Husten, Niesen, Lachen oder heftigen Bewegungen	Die Behandlung zielt grundsätzlich darauf ab, Blase und Harnröhre wieder in ihre richtige Lage zu bringen. Bei leichten Formen kann versucht werden, die Bauchdecken- und Beckenbodenmuskulatur durch Beckenbodengymnastik zu stärken. Abhängig vom Schweregrad kann auch eine medikamentöse Therapie helfen. Häufig ist aber eine operative Korrektur erforderlich.

Inkontinenzform	Definition	Symptome	Behandlung
Reflex-inkontinenz (neurogene oder funktionelle Inkontinenz, überwiegend bei älteren Menschen)	Diese Form ist meist eine Folge neurologischer Erkrankungen, bei denen das Rückenmark oder das Gehirn in Mitleidenschaft gezogen wurde. Das bedeutet, dass die willentliche Kontrolle fehlt. Die Blase funktioniert automatisch. Eine Entleerung kann weder bewusst begonnen noch unterbrochen werden. Mögliche Ursachen sind angeborene oder erworbene Hirnschäden, Rückenmarksverletzungen, Multiple Sklerose, Schlaganfall.	Die Blase entleert sich völlig unkontrolliert und ohne vorangegangenen Harndrang.	Die Behandlung richtet sich nach der Diagnose. Ein konsequentes Toilettentraining kann die Blase an feste Zeiten gewöhnen und damit eine Verbesserung bewirken. Idealerweise werden mit einem Miktionsprotokoll die Blasenentleerungsgewohnheiten wie die Uhrzeit des Wasserlassens, die Häufigkeit, wann das Inkontinenzhilfsmittel nass, wann trocken war, und die Urinmenge erfasst. Begleitend ist die Verwendung individuell angepasster Inkontinenzhilfsmittel angezeigt.
Überlauf-inkontinenz (überwiegend bei älteren Männern)	Durch Blockierung der Harnröhre staut sich der Urin in der Blase und überdehnt allmählich die Blasenwandmuskulatur. Der bei der großen zurückgehaltenen Urinmenge aufgebaute Blaseninnendruck überwindet schließlich die Harnröhrenenge und Urin geht ständig tröpfelnd ab. Häufige Ursache für eine Harnröhrenverengung ist die altersbedingte Vergrößerung der Prostata. Außerdem können entzündliche oder tumoröse Veränderungen in der Blase oder der Harnröhre die Ursache sein.	„tröpfchenweiser“ Urinabgang, zeitweise oder ständig	Je nach Diagnose wird medikamentös oder chirurgisch behandelt, wie Anlage eines suprapubischen Blasenkatheters. Entsprechend saugfähige Inkontinenzhilfsmittel sind erforderlich.

Inkontinenzform	Definition	Symptome	Behandlung
Drang-inkontinenz	Bei dieser Form der Inkontinenz handelt es sich um eine Übererregbarkeit der Blasenmuskulatur. Auslösende Momente sind verstärkte Nervenimpulse im Bereich der Blase, die ein plötzliches Zusammenziehen der Blasenwandmuskulatur auslösen. Harnwegsinfekte, Erkrankungen der Prostata, Blasentumoren, Diabetes mellitus sowie Erkrankungen des Zentralnervensystems können Auslöser der Inkontinenz sein. Harntreibende Medikamente spielen außerdem eine Rolle.	Bei leichten Formen besteht anfangs oft nur der lästige Zwang zu häufigem Wasserlassen. Bei schwereren Formen kommt es zu nicht mehr willentlich beherrschbarem Harndrang, wobei sich die Blase ganz oder teilweise „sturzbachartig" entleert.	Die Behandlung richtet sich auch nach der Diagnose, meist medikamentös. Ein konsequentes Toilettentraining ist angezeigt, außerdem die individuelle Versorgung mit Inkontinenzhilfsmitteln.

→ AUFGABEN

1. Nehmen Sie Kontakt zu den Firmen auf, die Inkontinenzhilfsmittel anbieten. Fragen Sie nach Produktproben. Probieren Sie einmal aus, wie viel Flüssigkeit („im Ernstfall" Urin) in welches Produkt passt. Überprüfen Sie den Nässeschutz der Haut. Vergleichen Sie vermeintlich günstige Produkte mit teureren Produkten. Arbeiten Sie die jeweiligen Vor- und Nachteile heraus.
2. Informieren Sie sich, wie es mit der Finanzierung von Inkontinenzhilfsmitteln aussieht. Wer trägt wann welche Kosten?
3. Im Expertenstandard „Förderung der Harnkontinenz in der Pflege" ist von einem Kontinenzprofil die Rede. Recherchieren Sie, was darunter zu verstehen ist.
4. Tragen Sie für eine kurze Zeit eine mit Flüssigkeit gefüllte Windelhose. Tauschen Sie sich über Ihre Erfahrungen aus.
5. Welche besonderen Pflegemaßnahmen sind bei Inkontinenz im Zusammenhang mit der Haut erforderlich?
6. Informieren Sie sich über Möglichkeiten, den Beckenboden zu trainieren. Stellen Sie Ihre Ergebnisse der Klasse vor.
7. Welche Voraussetzungen sind für das Toilettentraining (Blasentraining) von seiten der Person mit Unterstützungsbedarf erforderlich? Formulieren Sie eine Handlungsanweisung zur Durchführung eines Toilettentrainings.

7.2 Beobachtung und Unterstützung der Stuhlausscheidung

Das Ausscheidungsprodukt wird in der Fachsprache als Kot, Stuhl, Fäzes oder Exkrement bezeichnet, der Vorgang des Ausscheidens als Stuhlentleerung oder Defäkation. Die Defäkation ist ein willkürlich beeinflussbarer, reflexartiger Vorgang. Bei Füllung des Rektums werden Dehnungsrezeptoren aktiviert. Diese melden die Information ans Gehirn, von dort werden hemmende Impulse zurückgesandt, damit es nicht zur spontanen Entleerung kommt. Es wird ein Stuhldrang wahrgenommen. Zur Stuhlentleerung kommt es durch Einsatz der Bauchpresse und des entspannten äußeren Schließmuskels.

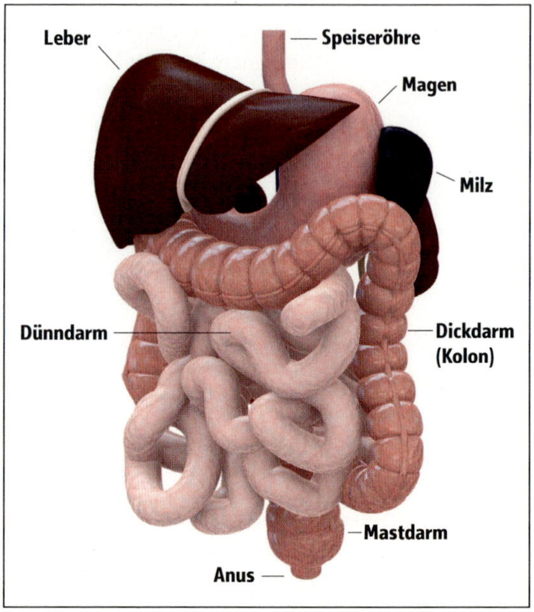

Verdauungssystem

Aufgaben des Dickdarms

- Der Dickdarm dient als Speicherorgan zur Ansammlung des Stuhls vor der Entleerung. Die Verweildauer des Kots im Darm beträgt 12–60–72 Stunden, je nach Zusammensetzung der Nahrung.
- Eindickung von Kot/Fäzes; der wässrig breiige Darminhalt wird durch Wasserrückresorption eingedickt: 70 % bis 85 % werden ins Blut rückresorbiert.
- Synthese von Vitaminen, besonders der B-Gruppe und Vitamin K (durch Darmbakterien). Fehlt die natürliche Darmflora, kommt es zum Vitamin-K-Mangel.
- Abbau der restlichen unverdauten Nahrungsreste durch Bakterien, vorwiegend E. Coli
- Abbau der Kohlehydrate (KH) durch Gärung
- Abbau der Eiweiße durch Fäulnis; Fette, soweit sie unverändert in den Dickdarm gelangen, werden unverändert ausgeschieden.
- Darmgase entstehen durch Bildung im Darm und durch Schlucken von Luft. Diese werden zu 90 % resorbiert und in der Leber entgiftet, die restlichen 10 % gehen als „Winde“ ab, etwa 400–2000 ml.
- Beimengung von Schleim; in der Schleimhaut des Darms befinden sich schleimproduzierende Becherzellen, der Schleim macht den Kot gleitfähig.

Wissenswertes zum Stuhl

- **Zusammensetzung**
  Der normale Stuhl setzt sich zusammen aus 75 % Wasser, 10 % Abfallprodukten der Nahrung, 7 % abgestorbenen Epithelzellen, 8 % Bakterien, Salzen und Schleim sowie Gallenfarbstoff (Sterkobilin), der dem Stuhl die Farbe gibt.
- **Farbe**
  Der normale Stuhl hat eine hell- bis dunkelbraune Farbe, die durch Sterkobilin beeinflusst wird. Bestimmte Nahrungsmittel (z. B. Heidelbeeren), Medikamente (z. B. Eisenpräparate) und Kontrastmittel (Bariumbrei) können die Stuhlfarbe verändern. Der sogenannte Teerstuhl, ein schwarzer Stuhl, der nicht physiologisch zu erklären ist, gibt Hinweise auf Blutungen im oberen Verdauungstrakt und sollte vom behandelnden Arzt bzw. der behandelnden Ärztin abgeklärt werden.
- **Menge**
  Die durchschnittliche Stuhlmenge ist abhängig von der Art und Menge der aufgenommenen Nahrung. Sie beträgt ca. 300 g/Tag.
- **Konsistenz**
  Der normale Stuhl entspricht einer weichen, homogen geformten Masse, die dem Darmlumen entspricht. Er ist dickbreiig bis fest.
- **Geruch**
  Der Geruch des Stuhls gilt als nicht sehr angenehm. Er wird durch die Art der aufgenommenen Nahrung und durch die Verweildauer im Darm beeinflusst. Bei kohlenhydratreicher Kost riecht er eher säuerlich, bei eiweißreicher Kost eher faulig.
- **Defäkationsfrequenz**
  Die Häufigkeit der Stuhlentleerung ist sehr unterschiedlich und hängt vor allem von den individuellen Gewohnheiten ab. Eine Entleerung von ein- bis zweimal täglich bis zu dreimal wöchentlich gilt als normal. Der Stuhl kann beschwerdefrei, ohne Schmerzen und ohne besondere Anstrengung abgesetzt werden.
- **Stuhl des Säuglings**
  Eine Besonderheit stellt der Stuhl des Säuglings dar. Der erste Stuhlgang des Lebens wird Mekonium genannt und ist von grün-schwarzer Farbe. Er sammelt sich während der zweiten Schwangerschaftshälfte an. Wird der Säugling gestillt, setzt er einen salbenartig, goldgelben, wenig geformten, dünnen Stuhl ab. Wird er mit Trockenmilchprodukten ernährt, ist der Stuhl hellgelb bis lehmbraun und geformt.
- **Darmgase**
  Darmgase entstehen durch Fäulnis- und Gärungsprozesse im Darm. Blähungen werden als Flatulenz (lat. flatus = Wind) bezeichnet, beim Blähbauch spricht man vom Meteorismus. Darmgase können ursächlich mit organischen Erkrankungen und aufgenommenen Nahrungsmitteln zusammenhängen.

Pathologische Veränderung der Stuhlkonsistenz

Veränderte Stuhlkonsistenz	Mögliche Ursachen
dünn-wässrig	Gastroenteritis
erbsensuppenähnlich	Typhus abdominalis, Enteritis
reiswasserähnlich	Cholera
himbeergeleeartig	Ruhr
schaumig	Gärungsdyspepsie
schleimig	Colitis ulcerosa
salbenartig	Pankreasinsuffizienz
hart, bröckelig	Obstipation
schafskotartig	Dickdarmspasmen, spastische Obstipation
bleistiftförmig	Stenosen im unteren Kolon- und Rektumbereich

Pathologische Stuhlauflagerungen und Beimengungen

Stuhlauflagerung und Beimengung	Mögliche Ursachen
Im Kot befinden sich unverdaute Speisereste.	ungenügendes Zerkauen der Nahrung
Dem Kot liegt Schleim auf.	Reizungen und Entzündungen des Dickdarms
Dem Kot liegt Schleim und/oder Blut auf oder er ist damit durchmischt, eventuell mit Eiter.	entzündliche Darmerkrankungen, z. B. Colitis ulcerosa
Dem Kot liegt Blut auf oder er ist damit durchmischt.	Darmtumoren, Darmblutungen
Zeitgleich mit dem Stuhlgang fallen Blutspritzer auf.	Hämorrhoiden, Analfissuren
Der Kot erscheint fettig.	Erkrankungen der Bauchspeicheldrüse, bestimmte Medikamente, z. B. Antibiotika
Im Stuhl sind Wurmglieder zu erkennen.	Band-, Maden-, Spulwürmer

Wenn Veränderungen im Kot festgestellt werden, sollte eine entsprechend aussagefähige Stuhlprobe aufbewahrt und unverzüglich dem Arzt bzw. der Ärztin gezeigt werden. Vorher sind mögliche physiologische Ursachen abzuklären.

→ AUFGABEN

1. Blähungen können dem betroffenen Menschen erhebliche Beschwerden bereiten, manchmal sind sie auch schmerzhaft. Erarbeiten Sie in der Gruppe konkrete Ursachen dieser „Befindlichkeitsstörung“ und beschreiben Sie pflegerische Maßnahmen, die dieser Person Linderung verschaffen können.

2. Informieren Sie sich in einer Apotheke nach medikamentösen Möglichkeiten, Blähungen zu behandeln.
3. Außer den pathologischen Veränderungen der Stuhlkonsistenz kann es zu farblich pathologisch verändertem Stuhl kommen. Aufgrund Ihrer anatomisch-physiologischen Kenntnisse können Sie die entsprechenden Farbveränderungen bei Blutungen aus dem oberen Verdauungstrakt dem unteren und oberen Teil des Dickdarms sowie die farbliche Veränderung bei Leber- und Gallenblasenerkrankungen definieren. Begründen Sie Ihre Aussagen.
4. Informieren Sie sich über verschiedene Möglichkeiten, Stuhl zu untersuchen. Was bedeutet der „Test auf okkultes Blut“? Welche Relevanz hat dieser Test für den Menschen?

Stuhlinkontinenz

Stuhlinkontinenz oder unkontrollierter Stuhlgang ist keine eigenständige Erkrankung, sondern ein Symptom. Die Hemmschwelle für die Betroffenen, sich jemandem anzuvertrauen, ist noch größer als bei der Urininkontinenz. Inkontinenzhilfsmittel beheben nicht die Ursache, weswegen die Betroffenen sich meist aus dem gesellschaftlichen Leben zurückziehen. Die Ursachen können Unfälle, kolorektale oder neurologische Erkrankungen oder schwere Entbindungen, bei denen der äußere Schließmuskel gerissen ist, sein. Eine häufige Ursache der Stuhlinkontinenz bei älteren Menschen ist nicht unbedingt eine Demenz, sondern eine verstopfungsbedingte Überlaufinkontinenz. Dünner Stuhl (Schmierstuhl) läuft an den Kotsteinen vorbei. Behandlungsmöglichkeiten werden vom Arzt bzw. von der Ärztin nach eingehender Untersuchung festgelegt. Hilfsmittel können Einlagen und Schutzhosen sein.

Ein weiteres Hilfsmittel ist der **Analtampon**. Mit dem Analtampon, der in den Enddarm eingeführt wird, kann der betroffene Mensch frei von unkontrollierten Stuhlabgängen sein. In einem Wechselintervall von zwölf Stunden ermöglicht der Analtampon eine enorme Verbesserung der Lebensqualität. Der Tampon ist mit einem Rückholbändchen ausgestattet und kann mit diesem problemlos entfernt werden. Der Analtampon ist kein Mittel der Wahl bei Diarrhö. Der Arzt bzw. die Ärztin kann das Hilfsmittel bei entsprechender Indikation rezeptieren. Dabei wird auch die passende Größe ermittelt.

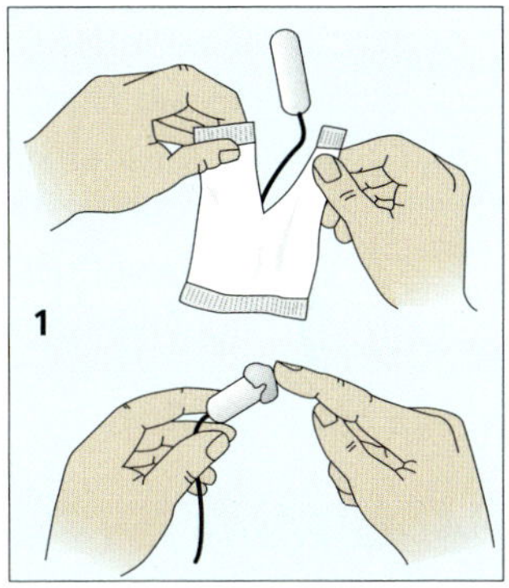

Öffnen der Verpackung und Auftragen eines Gleitmittels

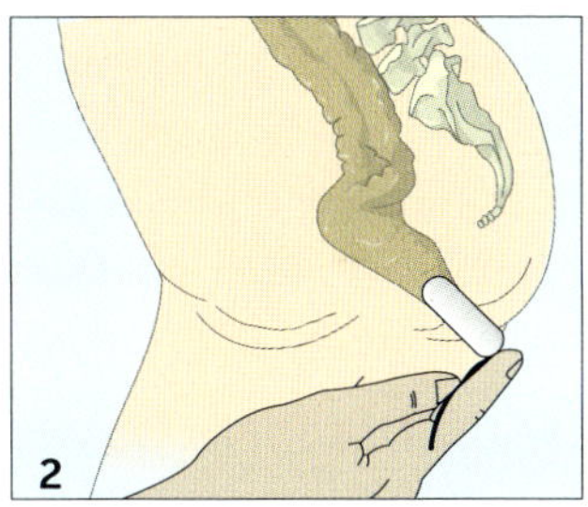

Einführen des Analtampons in den Enddarm, das Rückholband muss nach außen zeigen

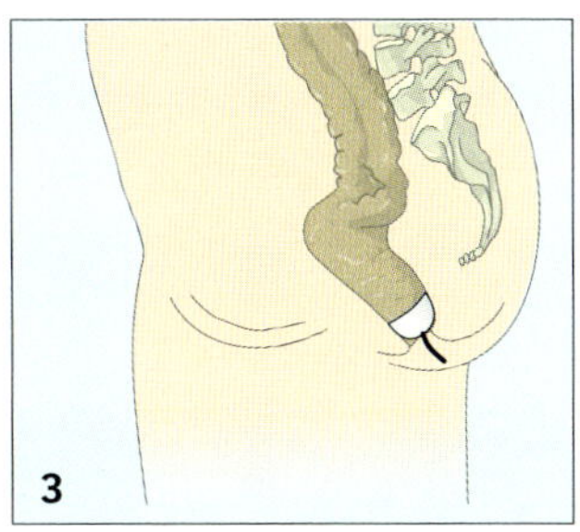

Position des Analtampons im Enddarm; der Tampon hat durch die aufgenommene Feuchtigkeit im Enddarm seine Form verändert und sitzt sicher

Der Analtampon wird auch gern von Menschen mit Querschnittlähmung benutzt, die nach erfolgreicher Irrigation, mithilfe eines speziellen Irrigationssets, mit dem Tampon stuhlfreie Zeiten erreichen können. Entsprechende Hersteller bieten auch animierte Anwendungsvideos an.

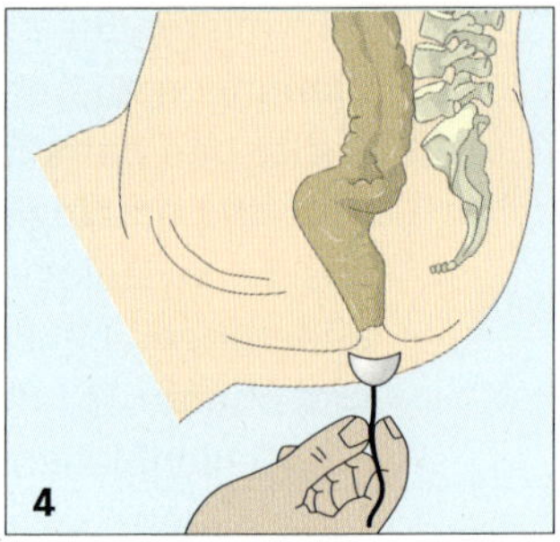

Entfernung des Analtampons mithilfe des Rückholbandes

→ AUFGABEN

1. Diskutieren Sie in Kleingruppen die (gesellschaftliche) Problematik von Stuhlinkontinenz für die betroffene Person und für die Pflegekraft.
2. Starten Sie eine Mini-Befragung in den Einrichtungen für Menschen mit Behinderung: Wer kennt Analtampons und hat bereits praktische Erfahrungen damit?
3. Welche besonderen pflegerischen Maßnahmen sind im Zusammenhang mit der Stuhlinkontinenz erforderlich?

Obstipation

DEFINITION

Obstipation
Unter Obstipation (Stuhlverstopfung) versteht man eine erschwerte, verzögerte Darmentleerung mit weniger als drei Stuhlgängen pro Woche. Sie ist oft verbunden mit hartem Stuhl und Schmerzen.

Die Obstipation ist keine eigenständige Erkrankung, sondern ein Symptom im Rahmen einer Erkrankung. Obstipation ohne besondere Änderung der Lebensgewohnheiten sollte ärztlich abgeklärt werden.

Die Ursachen einer Obstipation sind vielfältig. Ihre Kenntnis erleichtert Prophylaxe und Therapie. Folgende Faktoren können eine Obstipation verursachen:

- Bei Darmtumoren, Verwachsungen oder Hämorrhoiden kann es zu Transportbehinderungen im Darm kommen.
- Bei einer unzureichenden Aufnahme von Ballaststoffen in Kombination mit mangelhafter Aufnahme von Flüssigkeiten und Bewegungsmangel kann es zu Störungen der Darmbeweglichkeit kommen.
- Bei Demenzerkrankungen, nach einem Schlaganfall oder bei Hirn- oder Rückenmarksschädigungen kann es zur mangelhaften Wahrnehmung des Stuhldrangs kommen.
- Bei Depressionen und anerzogenem „Schamgefühl“ kann es zur fehlenden Entspannung des inneren Schließmuskels kommen.
- Bei einer Querschnittlähmung fehlt der Defäkationsreflex.

- Bei der Einnahme bestimmter Medikamente wie Analgetika (vor allem Opiate), Antidepressiva, Eisen u. a. kann es zur Obstipation kommen. Vor allem der missbräuchliche Gebrauch von Laxanzien (Abführmitteln) führt zur Obstipation.
- Bei der Änderung der Lebenssituation, z. B. auf Reisen, kann es zur Obstipation kommen.

Prophylaxe und Therapie der Obstipation setzen an den Ursachen an. Der betroffene Mensch ist bei Obstipation auf jeden Fall einer Ärztin oder einem Arzt vorzustellen, um im Vorfeld ernste Erkrankungen auszuschließen.

MERKEN

Die drei „Säulen" der Obstipationsprophylaxe sind:
1. Aufnahme von ausreichend vielen Ballaststoffen
2. Aufnahme von ausreichend Flüssigkeit
3. Bewegung

Begleitend ist unter Umständen ein Toilettentraining hilfreich, um den Darm an feste Entleerungszeiten zu gewöhnen.

Ist es bereits zu einer Obstipation gekommen, können neben der medikamentösen Behandlung die folgenden Pflegemaßnahmen Erleichterung bringen:

- Die **Streichmassage** zur Anregung der Darmperistaltik und Durchblutung. Diese Maßnahme kann der Mensch mit Unterstützungsbedarf nach entsprechender Anleitung auch selbst durchführen. In entspannter Rückenlage mit angewinkelten Beinen werden mit der flachen Hand auf dem entblößten Bauch kreisförmige Bewegungen im Uhrzeigersinn ausgeführt. Der Ablauf wird ca. fünfmal wiederholt.
- Die **Kolonmassage**, die von einem Physiotherapeuten bzw. einer Physiotherapeutin durchgeführt wird, regt die Darmperistaltik an. Die Kotmassen werden durch entsprechende Bewegungen gelockert. Außerdem hat die Kolonmassage eine positive Wirkung auf die Durchblutung und den Lymphstrom.
- Der **Bauchwickel** in Kombination mit feuchter Wärme lindert Beschwerden im Oberbauch und kann das „Abgehen" von Blähungen erleichtern.
- Die **manuelle Schließmuskelreizung** erleichtert die Stuhlentleerung. Dabei wird der Schließmuskel von außen mit dem behandschuhten Finger kreisend massiert. Zum besseren Gleiten wird Vaseline auf den Finger aufgetragen.
- Die **manuelle „Ausräumung des Enddarmes"**. Hierbei werden vorsichtig (!) mit einem behandschuhten Finger die Kotsteine aus dem Enddarm entfernt. Zum besseren Gleiten wird Vaseline auf den Finger aufgetragen. Diese „Prozedur" ist für die betroffene Person äußerst unangenehm, erleichtert aber die weitere Stuhlentleerung. Meistens entleert sich danach eher dünner Stuhl.
- Der **Darmeinlauf**, die Irrigation, bezeichnet das Einlaufenlassen von Flüssigkeit in den Darm. Die Durchführung sollte vorher immer ärztlich abgeklärt werden. Diese Methode wird nicht nur zur Darmentleerung bei Obstipation angewandt, sondern

auch zur Applikation von Medikamenten oder Kontrastmitteln sowie als Spülmethode bei Vergiftungen. Dabei wirken sich drei Komponenten auf die Darmschleimhaut und/oder die Darmtätigkeit aus:

1. Mechanisch wirkt die Irrigation durch den Reiz des Darmrohres, der Menge und des Drucks der einfließenden Flüssigkeit.
2. Eine chemische Wirkung kann durch Zusätze erzielt werden.
3. Thermisch wirkt die Irrigation durch die Temperatur der einlaufenden Flüssigkeit. Körperwarme Flüssigkeit ist zu empfehlen. Kontraindikationen wie ein unklares Abdomen (= „Bauchschmerzen" im Allgemeinen, für die es noch keine Erklärung gibt), Blutungen im Verdauungstrakt, eine Schwangerschaft in den ersten Monaten sowie schwere Herz- und Kreislauf-Erkrankungen sprechen gegen diese Maßnahme. Die Gegenstände, Irrigator mit Spüllösung (1–2 l körperwarmes Leitungswasser), Schlauch, Darmrohr, Vaseline, Einmalunterlage, Zellstoff, Handschuhe, Abfallbehälter sowie – je nach Möglichkeiten des pflegebedürftigen Menschen – Steckbecken, Toilettenstuhl, freie Toilette, werden entsprechend vorbereitet.

Die Durchführung findet am besten im Bad mit einer Toilette und Liege statt. Die Person wird über die geplante Maßnahme informiert und in die linke Seitenlage gebracht. Die Beine können angewinkelt werden. Unter das Gesäß wird eine Einmalunterlage gelegt. Eventuell ist die Anwesenheit einer zweiten Pflegekraft erforderlich. Zur Durchführung werden flüssigkeitsdichte Einmalhandschuhe getragen. Der Irrigator wird mit körperwarmem (mit Thermometer kontrollieren) Leitungswasser gefüllt und mit Schlauch und Darmrohr verbunden. Mit zugedrehtem „Hahn" oder Klemme wird das vorzeitige Auslaufen des Wassers verhindert. Hilfreich ist ein Infusionsständer oder eine andere Person, die den Irrigator hält. Das an der Spitze eingefettete Darmrohr wird unter drehenden Bewegungen in den Darm eingeführt. Bei Widerstand etwas zurückziehen und leicht drehend erneut vorschieben. Keine Gewalt anwenden! Notfalls Maßnahme beenden. Hahn aufdrehen bzw. Klemme lösen und Flüssigkeit aus einer Höhe von 40 bis 60 cm einlaufen lassen. Darmrohr entfernen, indem es in den umgestülpten ausgezogenen Handschuh gewickelt wird. Der Mensch mit Unterstützungsbedarf sollte, wenn möglich, die Flüssigkeit fünf Minuten bei sich halten. Er kann umhergehen, wenn er möchte, und sich auf der Liege von links nach rechts drehen. Beim Schwenkeinlauf wird der Irrigator abwechselnd gehoben und gesenkt. Flüssigkeit läuft im Wechsel in den Darm hinein und hinaus. Er wirkt noch mehr peristaltikfördernd.

Die Person ist während der Durchführung gut zu beobachten. Bei Komplikationen oder Schmerzen muss der Vorgang abgebrochen werden. Mögliche Komplikationen sind Verletzungen des Darms, Kreislaufprobleme bis zum Kollaps, Abort bei Schwangeren. Die Person sollte auch einige Zeit nachher nicht allein gelassen werden, die Ausscheidung ist zu kontrollieren und Intimpflege sollte durchgeführt werden.

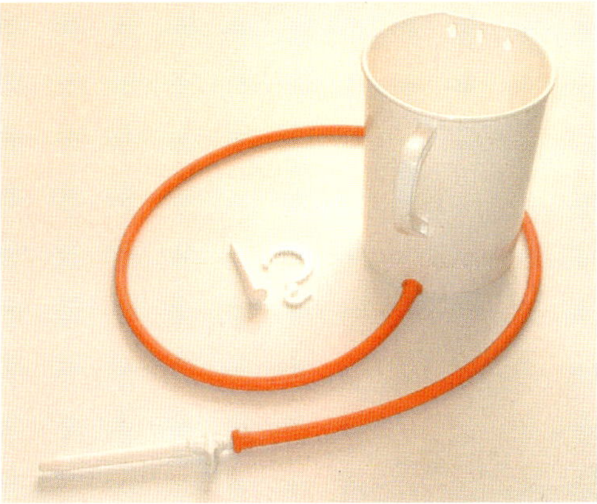

Irrigator-System

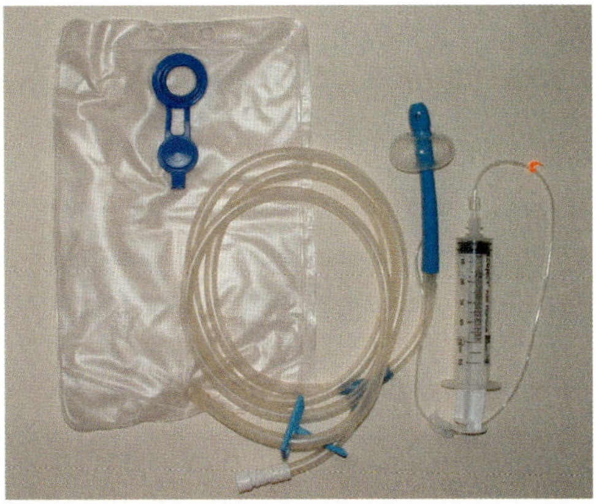

Set aus dem Fachhandel, mit dem das eigenständige Irrigieren möglich ist

MERKEN

Medikamente werden ausschließlich auf ärztliche Anordnung verabreicht.

Abführmittel (Laxanzien)

Medikamente zur Beschleunigung des Nahrungstransportes im Darm und der Darmentleerung werden von etwa einem Drittel der Bevölkerung geschluckt, vor allem von Frauen. Im Rentenalter hilft sogar die Hälfte mit Medikamenten nach. Wirklich notwendig sind Laxanzien nur in wenigen Fällen, etwa bei Menschen, die während der Defäkation nicht pressen dürfen (z. B. nach einem Herzinfarkt), oder zur Darmreinigung vor diagnostischen oder therapeutischen Eingriffen. Auf keinen Fall dürfen Laxanzien bei unklarem Abdomen oder einem Ileus (Darmverschluss) gegeben werden. Langfristige Indikationen bestehen bei neurologischen Störungen.

Die Laxanzien lassen sich in Gruppen unterteilen, z. B. Quellmittel, Gleitmittel, osmotische Abführmittel und schleimhautreizende Mittel.

Teufelskreis bei dauerndem Laxanzienmissbrauch

Der Missbrauch von Laxanzien führt zu Natrium- und Wasserverlust, der wiederum bewirkt, dass der Aldosteronspiegel, ein Nebennierenhormon mit besonderer Wirkung auf den Mineralstoffwechsel, erhöht ist. Das hat einen Kalium-Verlust zur Folge, der wiederum eine Obstipation zur Folge hat. Die Obstipation führt zur weiteren Einnahme von Abführmitteln. Der Defäkationsreflex nimmt ab; es tritt eine Gewöhnung ein.

→ AUFGABEN

1. Lassen Sie sich in einer Apotheke über den Gebrauch von Laxanzien beraten. Fragen Sie auch nach Arzneimitteln aus den oben genannten Gruppen.

2. Sollten Sie in der Apotheke keine ausreichende Antworten bekommen, können Sie die passenden Präparate in der sogenannten „Roten Liste" nachschlagen.
3. Erarbeiten Sie zu den ausgesuchten bzw. empfohlenen Medikamenten die Wirkungen, Nebenwirkungen und Anwendungshinweise.
4. Informieren Sie sich darüber, welche Ernährung für Menschen, die von Obstipation betroffen sind, empfehlenswert ist.

Diarrhö

DEFINITION

Diarrhö
Als Diarrhö wird eine gesteigerte Stuhlausscheidung von mehr als drei meist wässrigen Stühlen pro Tag bezeichnet.

Die Diarrhö ist keine eigenständige Erkrankung, sondern ein Symptom im Rahmen einer Erkrankung. Die akute Diarrhö (weniger als zwei Wochen Dauer) lässt sich von der chronischen Diarrhö unterscheiden.

Akute Diarrhö

Mögliche Ursachen:

- Magen-Darm-Infektionen
- Lebensmittelinfektionen, oft begleitet von Übelkeit und/oder Erbrechen
- Nahrungsmittelunverträglichkeiten
- psychische Ursachen (Ängste)
- Arzneimittel, z.B. Antibiotika oder Laxanzien

Die meisten akuten Diarrhöen gehen von selbst wieder weg. Besondere Vorsicht ist bei sehr jungen Menschen (Säuglingen), bei sehr alten Menschen und bei Menschen mit schweren Vorerkrankungen geboten. Die Fachkräfte in Einrichtungen der Behindertenpflege haben bei sorgfältiger Krankenbeobachtung frühzeitig eine Ärztin bzw. einen Arzt zu informieren.

Pflegemaßnahmen:

- Flüssigkeitsverlust ausgleichen: Bei weniger schwerem Verlauf kann vermehrtes Trinken ausreichen. Bei schweren Verläufen ist eine Infusionstherapie nach Anordnung einer Ärztin bzw. eines Arztes erforderlich.
- Medikamente zur Behandlung der Diarrhö dürfen nur nach ärztlicher Anordnung verabreicht werden.
- Bei Kindern mit Windeln sowie bei Menschen mit Stuhlinkontinenz muss für einen sorgfältigen Hautschutz und für Hautpflege gesorgt werden.
- Es müssen Hygienemaßnahmen durchgeführt werden, die eine Weiterverbreitung des Erregers verhindern.

Ist weitere Diagnostik erforderlich und/oder kommt es zu blutigen Stühlen, Fieber und Bewusstseinsstörungen, kann eine Krankenhausbehandlung erforderlich sein.

Chronische Diarrhö

Mögliche Ursachen:

- chronische Darminfektionen
- Nahrungsmittelunverträglichkeiten, z. B Laktoseintoleranz
- chronisch-entzündliche Darmerkrankungen (Morbus Crohn, Colitis ulcerosa)
- Laxanzienmissbrauch
- Darmtumore, im Wechsel mit Obstipation
- alle Erkrankungen mit Maldigestion (unzureichende Verdauung) oder Malabsorption (unzureichende Aufnahme von Nährstoffen)
- funktionelle Störungen, z. B. Reizdarm-Syndrom

Die Pflegemaßnahmen bei einer chronischen Diarrhö sind die gleichen wie bei der akuten. Zur Abklärung einer chronischen Diarrhö bei Menschen mit Unterstützungsbedarf kann die Begleitung und Unterstützung durch eine Bezugsperson/Fachkraft bei Diagnostik und Therapie erforderlich sein.

MERKEN

Die wichtigste Maßnahme bei einer Diarrhö ist der Ersatz von Flüssigkeit und Salzen, die durch die Stühle verloren gegangen sind.

→ AUFGABEN

1. Lassen Sie sich in einer Apotheke über die Möglichkeiten der medikamentösen Behandlung von Diarrhöen beraten.
2. Sollten Sie in der Apotheke keine ausreichenden Antworten bekommen, können Sie die passenden Präparate in der „Roten Liste“ recherchieren (www.rote-liste.de).
3. Recherchieren Sie zu den ausgesuchten bzw. empfohlenen Medikamenten deren Wirkungen, Nebenwirkungen und Anwendungshinweise.
4. Erläutern Sie, welche Ernährung für Menschen empfehlenswert ist, die an Durchfall leiden.

7.3 Versorgung eines Stomas

DEFINITION

Stoma

Ein Stoma (griech. = Mund, Öffnung) ist eine operativ geschaffene Öffnung eines Hohlorgans zur Ausleitung von Harn oder Darminhalt. Ein künstlicher Darmausgang, Kunstafter oder Enterostoma wird auch als Anus praeter naturalis bezeichnet.

Bei Problemen und Fragen zum Stoma sind der behandelnde Arzt oder die behandelnde Ärztin sowie speziell ausgebildete Fachkräfte für die Stomaversorgung und die Deutsche Ilco e. V. kompetente Anlaufstellen. Die Deutsche Ilco e. V. ist eine Selbsthilfegruppe für Menschen mit Stoma, die sich seit 1972 um deren Belange kümmert (www.ilco.de).

→ AUFGABEN

1. Umfangreiche Informationen sind bei vielen Firmen kostenlos erhältlich. Scheuen Sie sich nicht, diese anzufordern. Überprüfen Sie die Zweckmäßigkeit der Broschüren für Menschen mit Unterstützungsbedarf, vor allem für Menschen mit geistigen Behinderungen.
2. Welche Unterschiede gibt es bei der pflegerischen Versorgung von Stomata (Colostoma und Urostoma)? Recherchieren Sie online.

Im Folgenden wird die Versorgung eines künstlichen Darmausgangs erläutert. Die Versorgung eines Urostomas ist vergleichbar bis auf die Wischrichtung bei der Reinigung: Beim Urostoma muss von innen nach außen gereinigt werden.

Eine Stomaanlage wird notwendig, wenn die normale Funktion des Darms durch folgende Krankheiten verändert ist:

- aufgrund eines Passagehindernisses, z. B. durch einen Tumor, Ileus, Entzündungen oder durch Missbildungen, z. B. eine Darmatresie, einen angeborenen Verschluss des Darms,
- weil der normale Darmverschlussmechanismus versagt, z. B. bei Tumoren oder Verletzungen,
- weil ein Darmabschnitt nach einer Operation oder zur Behandlung einer akuten Entzündung stuhlfrei gehalten werden muss. Diese Anlage wird nach einiger Zeit wieder rückgängig gemacht.

Herkömmliche Stomaarten

- **Die endständige Kolostomie**
  Die endständige Kolostomie ist die häufigste Form eines Stomas (ca. 80 %) und befindet sich meist im linken Unterbauch. Sie wird leicht prominent angelegt, d. h., sie steht etwas vor. Wenn der Schließmuskel entfernt werden musste, ist die Anlage dauerhaft. Sie kann nicht zurückverlegt werden. Die Stuhlkonsistenz wird wie vor der Operation sein, weil große Teile des Dickdarms und damit seine Funktion erhalten bleiben. Bei entsprechender Indikation besteht bei diesem Stoma die Möglichkeit der Irrigation. Nach erfolgter Irrigation hat der betroffene Mensch eine stuhlfreie Zeit von 24 bis 48 Stunden. Zur Anwendung kommen dann eine Stomakappe oder ein Minibeutel.

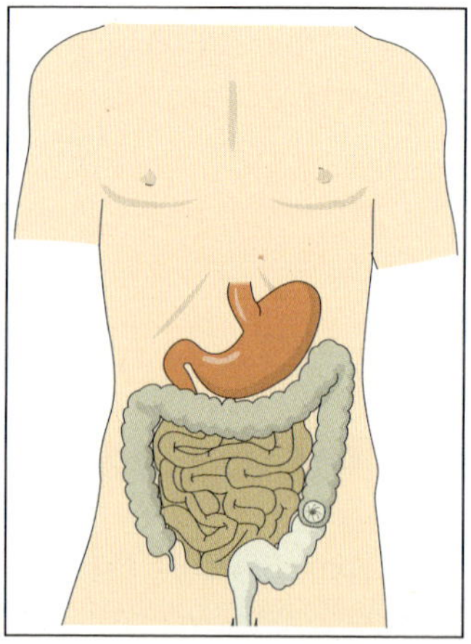

Kolostomie

- **Die Transversostomie**
  Diese Anlage befindet sich in der Regel im rechten Oberbauch. Eine Darmschlinge des quer verlaufenden Dickdarms wird doppelt ausgeleitet und mit einem „Reiter" vor dem Zurückgleiten gesichert. Über den „oralen Schenkel" werden die Ausscheidungen entleert, der aborale Schenkel stellt die Ausscheidung von Blut, Schleim und Epithelzellen sicher. Die Sekrete werden auf natürlichem Wege ausgeschieden. Die Konsistenz des Stuhls ist dünnflüssig bis breiig. Die Transversostomie wird vorübergehend (drei bis sechs Monate) angelegt, um den abführenden Darmschenkel stuhlfrei zu halten.

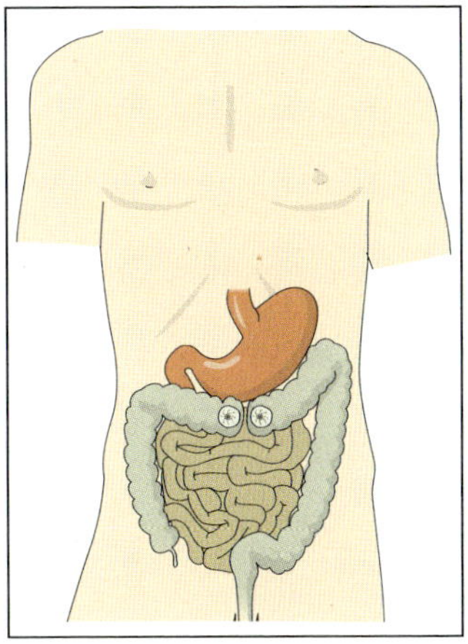

Transversostomie

- **Die Ileostomie**
  Dieses Stoma befindet sich in der Regel im rechten Unterbauch. Ca. 15 % aller Menschen mit Stoma haben diese Stomaart. Der gesamte Dickdarm ist entweder entfernt worden oder schwer erkrankt, sodass die Ableitung von Dünndarmsekret erforderlich ist. Um die Haut vor den aggressiven Ausscheidungen zu schützen, wird das Stoma prominent (ca. 2 cm) über Hautniveau angelegt. Die Entleerungen sind unkontrolliert und von dünnflüssiger Konsistenz.

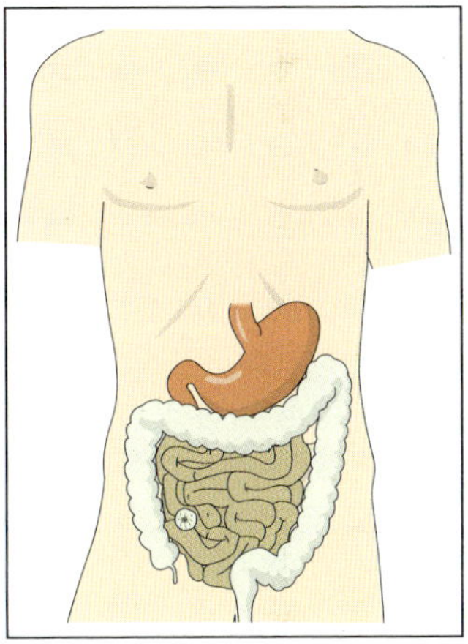

Ileostomie

Grundsätze der Stomaversorgung

Bei der Beobachtung des betroffenen Menschen und seines Stomas sind folgende Kriterien von Bedeutung.

1. **Das Allgemeinbefinden**
   - Gibt es Anzeichen einer Exsikkose?
   - Leidet der Mensch unter Blähungen?
   - Wie ist seine psychische Verfassung ?
2. **Der Stuhlgang**
   - Wie häufig wird welche Menge ausgeschieden?
   - Wie sieht der Stuhl aus und welche Konsistenz liegt vor?
3. **Die Haut**
   - Wie sieht die peristomale Haut aus?
   - Gibt es Anzeichen einer Entzündung, von Allergien, einer Follikulitis, von Mykosen oder von Durchblutungsstörungen?

4. Das Stoma
- Wie sieht das Stoma aus?
- Gibt es gravierende Veränderungen im Aussehen, z. B. Heraustreten des Darmes, Anzeichen einer Hernie?

Bei der Ernährung für Personen mit Kolostoma sind folgende Kriterien von Bedeutung:

- Eine regelmäßige Nahrungsaufnahme führt zu einem gleichmäßigen Darmrhythmus.
- Durch einen Ernährungsplan, zumindest für die Anfangszeit, können unverträgliche Nahrungsmittel ausgeschlossen werden. Im Ernährungsplan werden mit Zeitangabe Nahrungsmittel und Getränke sowie Notizen zur Stuhlkonsistenz vermerkt. Besonderheiten können ebenso dokumentiert werden.
- Eine ballaststoffreiche Kost und ausreichend Flüssigkeit sorgen für gute Darmmotorik.

Bei der Ernährung für Personen mit Ileostoma sind folgende Kriterien von Bedeutung:

- Zellulosereiche Nahrung sollte nur in begrenztem Maße und gut zerkleinert aufgenommen werden.
- Scharfe Gewürze und Zitrusfrüchte können die Aggressivität des Dünndarmstuhls verstärken und zu Hautirritationen führen.
- Eine Kontrolle der Flüssigkeitsbilanz ist erforderlich.
- Ggf. müssen die fettlöslichen Vitamine A, D, K sowie B_{12} ergänzt werden.
- Der Arzt oder die Ärztin achtet auf die Serumelektrolyte und verordnet bei Bedarf Elektrolytpräparate.
- Bei Arzneimittelgaben sollte auf die veränderte Situation geachtet werden.

Bei der Versorgung des Stomas sind folgende Kriterien von Bedeutung:

- Zur Reinigung der „Anlage“ dürfen benutzt werden:
  - ausschließlich Einmalmaterialien
  - sechs unsterile Kompressen, und zwar zwei mit Wasser und Syndet, zwei mit Wasser sowie zwei trockene

- Zur Reinigung der „Anlage“ dürfen auf keinen Fall benutzt werden:
  - Benzin/Äther/Alkohol/Hautschutzlotionen auf alkoholischer Basis, da sie die Haut austrocknen und den Säureschutzmantel zerstören.
  - Gerbende Substanzen trocknen die Haut aus und zerstören den Hautschutzmantel.
  - Desinfektionsmittel trocknen die Haut aus und zerstören den Hautschutzmantel. Auf ärztliche Anordnung können kleinere Läsionen mit einem Schleimhautdesinfektionsmittel behandelt werden.
  - Öl/Ölbäder/fetthaltige Salben verhindern oder erschweren die Haftung der Versorgung.
  - Pflegeschaum/Reinigungsschaum enthält Rückfetter, die die Haftung vermindern.
  - Zellstoff krümelt und hinterlässt Fusseln.
  - Waschlappen/Schwämme sind ideale Brutplätze für Keime.

  - Enthaarungscremes können eine allergische Reaktion hervorrufen.
  - Rasiermesser bedeuten eine enorme Verletzungsgefahr.
  - Föhnen der Haut trocknet sie aus.

- Zur Reinigung der Anlage gilt es darüber hinaus zu beachten,
  - dass sie immer von außen nach innen zum Stoma hin erfolgt (außer Urostoma),
  - dass die Haare im parastomalen Bereich mit Elektro- oder Einmalrasierer, lange Haare mit einer Schere entfernt werden. Es wird immer vom Stoma weg rasiert und das Stoma wird mit einer feuchten Kompresse geschützt.

- Zur Anpassung der Versorgung ist es wichtig,
  - dass zwischen Stoma und Beutelöffnung keine Haut unbedeckt bleibt (die Beutelöffnung ist so zu wählen, dass sie eng, aber nicht zu eng, um das Stoma anliegt),
  - dass zum Ausmessen der Beutelöffnung eine Schablone benutzt wird,
  - dass bei ovalen Stomata der Hautschutz entsprechend zugeschnitten wird, am besten mit einer gebogenen Schere,
  - dass die Stomagröße in den ersten drei bis sechs Monaten nach der Operation möglichst wöchentlich kontrolliert wird, da sich das Stoma noch bis zu 40 % verkleinert. Nur so kann die exakte Beutelöffnung ermittelt werden.

Bei der Wahl der optimalen Versorgung gilt es, folgende individuelle Bedingungen zu berücksichtigen:

- körperliche Voraussetzungen wie Hautempfindlichkeit, Hautbeschaffenheit, Unebenheit im Stomabereich sowie Körpergröße (erwachsene Person, Kind/Baby)
- Einschränkungen der Person mit Stoma, z. B. manuelle Fähigkeiten, Sehkraft und Mobilität
- praktische Anforderungen wie Fassungsvermögen der Beutel bei Tag und Nacht, die räumlichen Voraussetzungen für den Beutelwechsel, die Beutelentsorgung sowie die Versorgung durch Dritte
- ästhetische Bedürfnisse wie das Aussehen der Versorgungssysteme, eine raschelarme Folie und die Verwendung von Stoffüberzügen als Sichtschutz
- Anforderungen an besondere Situationen wie Sport, Schwimmen, Sauna, das Intimleben, das gesellschaftliche Leben mit Konzert und Kino, das Berufsleben sowie Reisen, Urlaub, auch im Ausland.

Zu den Versorgungsartikeln gehören:

- **Beutel**
  - einteiliges System, bei dem die Basisplatte und der Beutel nicht zu trennen sind
  - zweiteiliges System, bei dem Basisplatte und Beutel getrennt gewechselt werden können

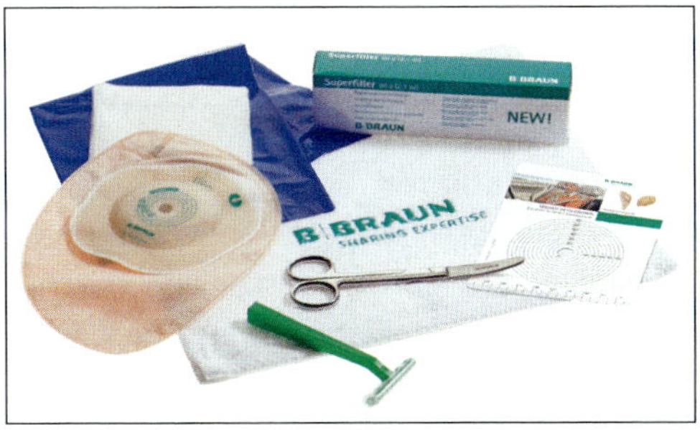

Stomabeutel

- Die Beutel unterscheiden sich in ihrer Größe, in Form, Farbe, Klebefläche oder Hautschutz. Sie sind mit oder ohne Gürtel zu tragen und haben Kohlefilter zur Geruchsvermeidung.
- Außerdem gibt es Ausstreifbeutel mit einem verlängerten offenen Ende, das verschlossen werden kann, oder geschlossene Beutel.

- **Hautschutz/Basisplatte**
  Die Basisplatte ist ein adhäsives (haftendes) Produkt aus natürlich vorkommenden oder semisynthetischen Produkten pflanzlicher oder tierischer Herkunft. Basisplatten haften auf trockener oder nässender Haut und behalten auch bei hoher Feuchtigkeit ihre Form. Die Inhaltsstoffe sind Gelatine und Zellulose (wirken wasserbindend), Pektine (wirken zusätzlich granulations-, also heilungsfördernd), Karaya ist ein tropisches Baumharz mit wasserbindender Eigenschaft.

- **Hilfsmittel**
  - Kohlefilter binden Geruchsstoffe, sie werden allerdings durch Feuchtigkeit inaktiviert. Deshalb sind Kohlefilter beim Schwimmen abzukleben.
  - Schablone zur Bestimmung der Stomagröße
  - Stomakappe zur kleinen Abdeckung des Stomas nach Darmentleerung
  - Stomapaste zum Ausgleich von Hautunebenheiten oder zum zusätzlichen Abdichten
  - Gürtel zur zusätzlichen Befestigung der Stomaversorgung
  - Beutelüberzüge aus Stoff
  - dunkle Müllbeutel, damit nicht in die Toilette entsorgt wird, sondern sofort diskret entsorgt werden kann

Komplikationen

Bei auffälligen Veränderungen der Ausscheidungen, am Stoma selbst sowie an der stomaumgebenden Haut sollte die Pflegekraft mit dem pflegebedürftigen Menschen den behandelnden Arzt bzw. die behandelnde Ärztin aufsuchen und/oder eine Fachkraft für Stomaversorgung um Rat fragen.

Folgende Probleme können bereits von der Pflegekraft behandelt werden:

- **Blähungen und Geräusche bei Blähungen**
  Erkennbar an einem aufgetriebenen Leib, häufig verbunden mit Bauchschmerzen. Die Ursache sind meistens blähende Nahrungsmittel.

- **Hautirritationen**
  Erkennbar an geröteter Haut, eventuell mit nässender Hautablösung. Die Ursachen liegen häufig an der falschen Größe des Versorgungssystems, mangelnder Hautpflege und/oder einem dauerhaften Kontakt des Plastikbeutels mit der Haut.

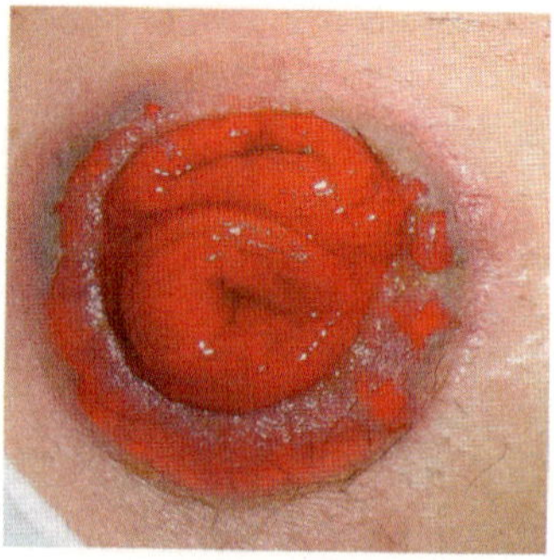

Hautentzündung bei zu großer Lochgröße der Stomaversorgung

- **Allergie**
  Erkennbar an einer Rötung, Knötchen, Bläschen, die häufig ein Jucken und Brennen verursachen. Die Ursache liegt in einer Überempfindlichkeit gegen die Versorgungs- oder Pflegeartikel.
- **Follikulitis (Haarbalgentzündung)**
  Erkennbar an punktförmigen Pusteln. Die Ursache liegt in einer mechanischen Reizung der Haarbälge nachgewachsener Haare im Stomabereich.
- **Diarrhö**
  Erkennbar an dünnflüssigen Stühlen. Die Ursachen können Ernährungsfehler sein, aber auch wie bei Menschen ohne Stoma eine Infektion oder Antibiotikatherapie.

→ AUFGABE

Recherchieren Sie zu den oben beschriebenen Komplikationen passende Pflegemaßnahmen.

Weitere Komplikationen, bei denen auf jeden Fall ärztlicher Rat eingeholt werden muss, können u. a. sein:

- Pilzinfektion: erkennbar an punktförmigen roten Papeln, die sich ausbreiten
- Stomanekrose: erkennbar an dunkelroter bis grauschwarzer Stomaschleimhaut
- Stomablutung: erkennbar an kleineren oder größeren Blutungen
- Stomastenose: erkennbar an einer Verengung des Stomas, dadurch bedingt bleistiftförmige Stühle
- Stomaprolaps: erkennbar am Vorfall des Darmes
- parastomale Hernie: erkennbar an einer Vorwölbung der parastomalen Bauchdecke

MERKEN

Für den Wechsel des Stomabeutels benötigte Materialien:

- pH-neutrale Waschsubstanz
- Wasser
- Mullkompressen
- ein Spiegel (falls notwendig)
- eine Schere
- eine neue Versorgung, die passgenau für das Stoma vorbereitet wird
- ein Müllbeutel

Der Versorgungswechsel ist am besten stehend oder sitzend am Waschbecken durchzuführen.

→ AUFGABEN

1. Wie fühlt es sich an, mit einem Stomabeutel versorgt zu sein? Nur annähernd können Sie dieses Gefühl erfahren, wenn Sie sich selbst einen Beutel auf den Bauch kleben. Dieser kann mit Brei gefüllt sein. Tauschen Sie sich in der Klasse über Ihre Erfahrungen aus.
2. In diesem Kapitel haben Sie zahlreiche neue Fachbegriffe kennengelernt. Halten Sie auch diese Fachtermini mit den entsprechenden Erläuterungen in einer Liste oder auf Karteikarten fest.

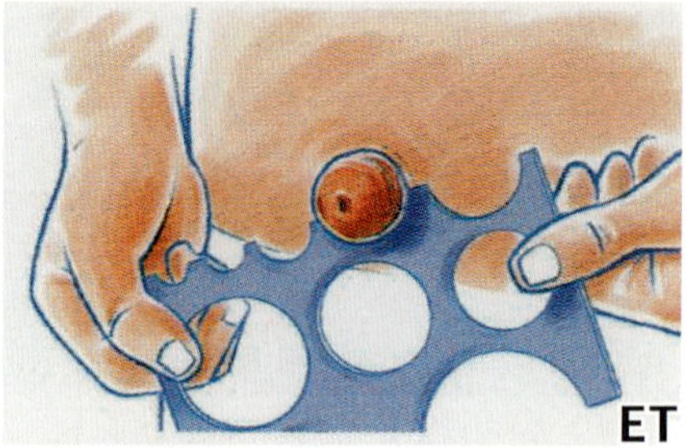

Messen Sie regelmäßig den Umfang Ihres Stomas mit der speziell dafür vorgesehenen Messschablone.

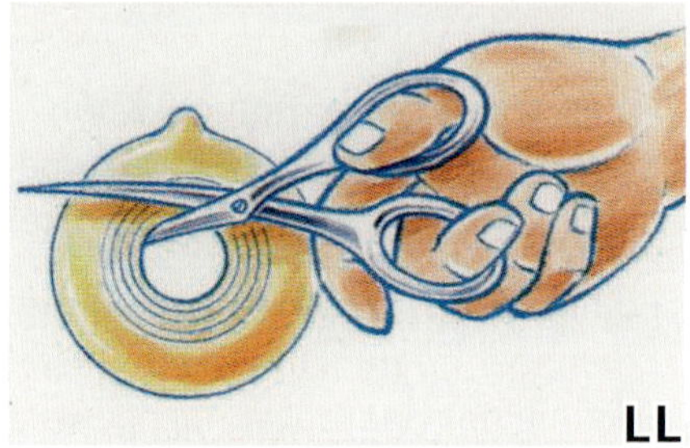

Vorbereitung einer neuen Versorgung: Schneiden Sie in die Mitte des Hautschutzes eine Öffnung in der Größe Ihres Stomaumfangs.

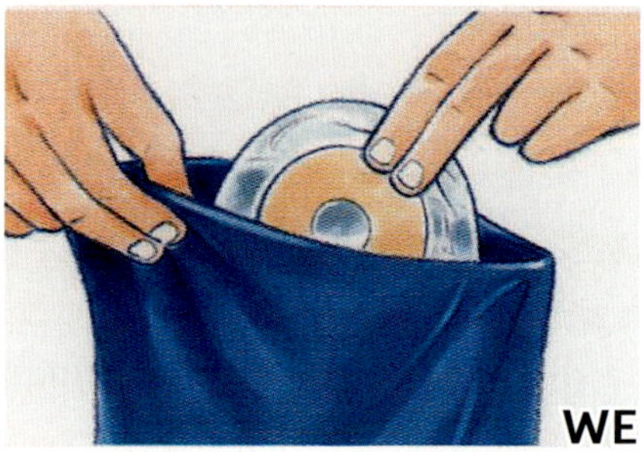

Entsorgen Sie die gebrauchte Versorgung in einen Müllbeutel.

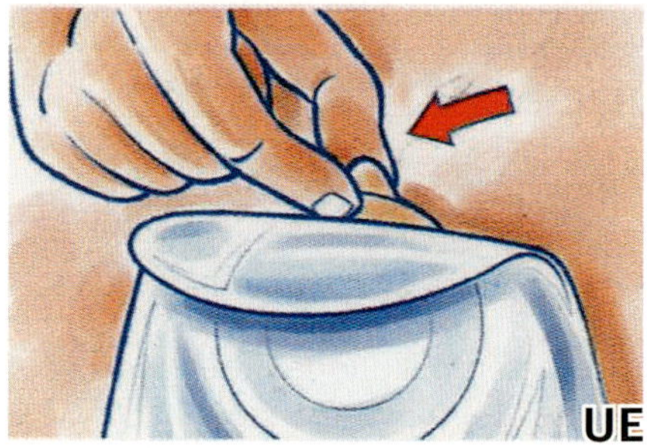

Entfernen Sie den benutzten Beutel; ziehen Sie dabei den Hautschutz von oben nach unten ab.

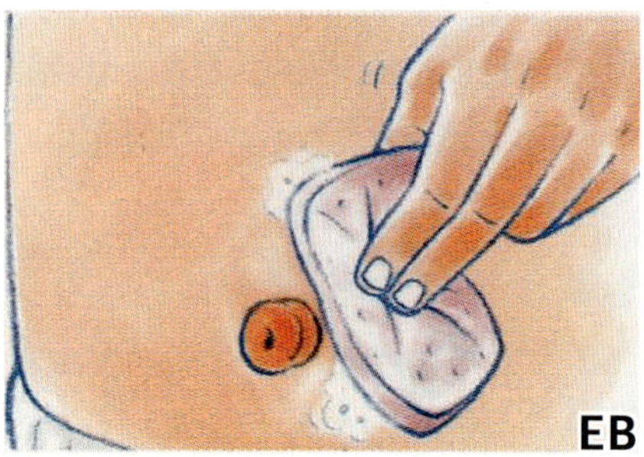

Wischen Sie mit einer feuchten Kompresse nach, bis alle Seifenreste entfernt sind. Dann mit einer Kompresse abtrocknen, ohne dabei zu reiben.

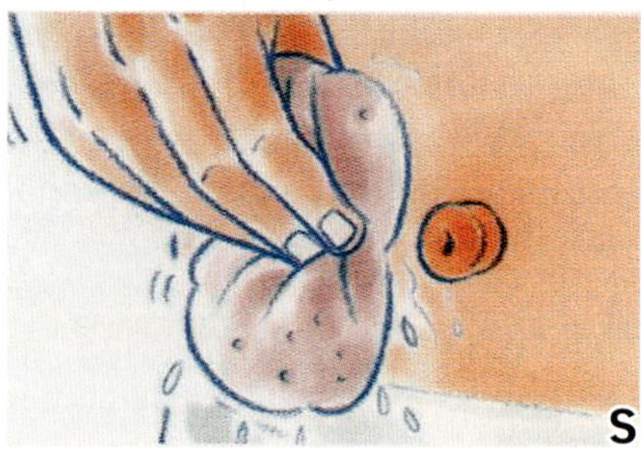

Für eine erste, schnelle Reinigung nutzen Sie feuchte Kompressen. Mit pH-neutraler Waschsubstanz und Wasser reinigen Sie die stomaumgebende Haut.

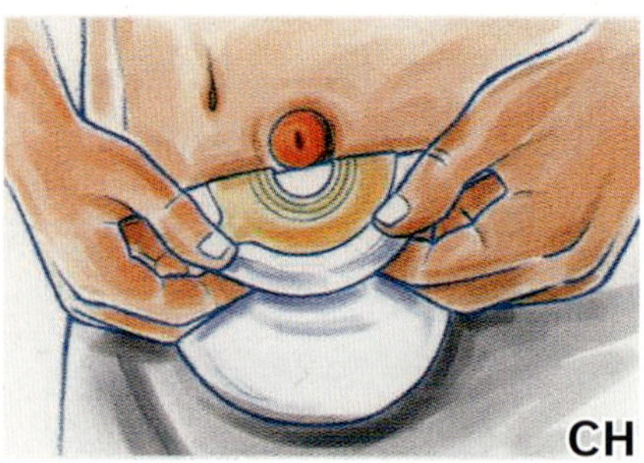

Legen Sie eine neue Versorgung an, indem Sie mit beiden Händen von unten kommend die Versorgung fest andrücken.

3. Betrachten Sie die Abbildungen, auf denen das Wechseln einer Kolostomieversorgung dargestellt ist. Entscheiden Sie sich für eine sinnvolle Reihenfolge der Handlungsabläufe und beschreiben Sie diese. Auf den Zeichnungen trägt die Frau keine Einmalhandschuhe, da sie ihr eigenes Stoma versorgt. Kein Mensch würde Handschuhe tragen, wenn er sich nach dem Stuhlgang das Gesäß säubert. Für den professionellen Pflegealltag gilt immer die Maßgabe: Bei Kontakt mit Ausscheidungen müssen flüssigkeitsdichte Handschuhe getragen werden! Die Buchstaben in der richtigen Reihenfolge ergeben das Lösungswort.

8 Ruhen und Schlafen

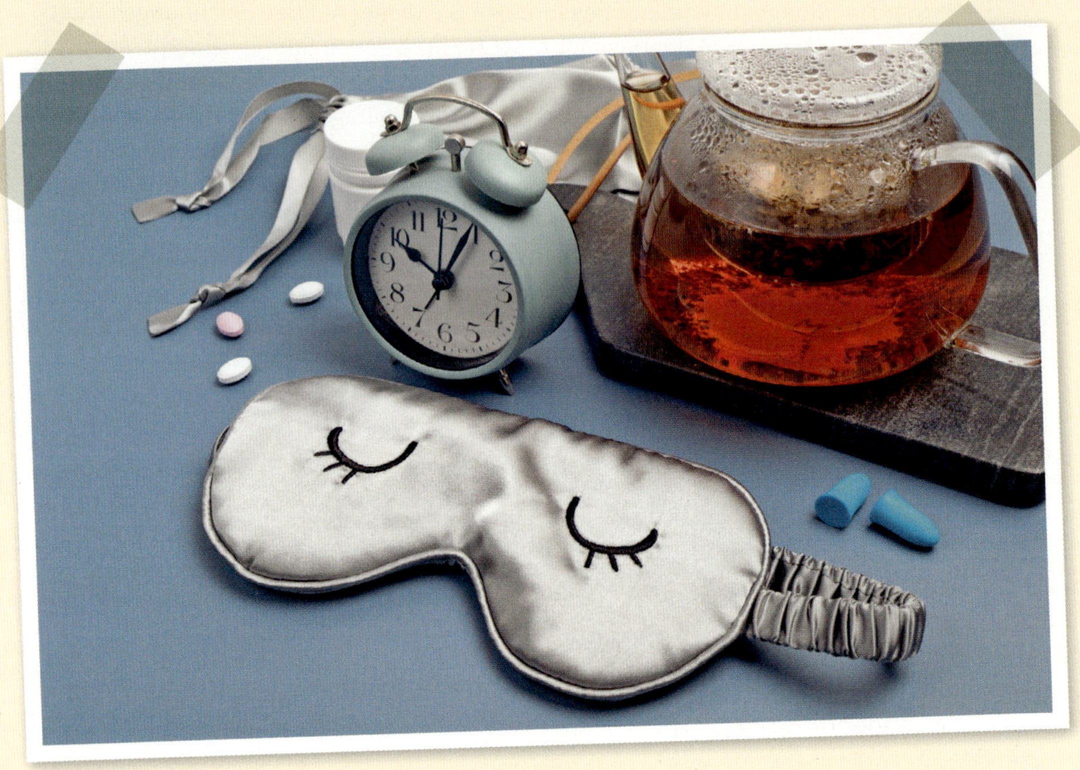

Angestrebte Kompetenzen

Fachkompetenz (Wissen und Fertigkeiten):

- Den Schlaf als physiologischen Vorgang kennen.
- Unterstützungsmöglichkeiten für einen erholsamen Schlaf anbieten können.

Personale Kompetenz (Sozialkompetenz und Selbstständigkeit):

- Das Betten eines pflegebedürftigen Menschen professionell gestalten können.

8.1 Beobachtung des Schlafes

DEFINITION

Schlaf
Der Schlaf (lat. somnus) ist ein regelmäßig wiederkehrender Zustand von Ruhe und verminderter Aufnahmefähigkeit, ein Zustand, in dem der Mensch auf die Vorgänge in seiner Umgebung nicht direkt reagiert. Obwohl das Bewusstsein zeitweilig ausgeschaltet ist, kann es durch einen genügend neuartigen Reiz geweckt werden. In dieser Hinsicht unterscheidet sich der Schlaf vom Zustand des Menschen im Koma und in der Narkose.

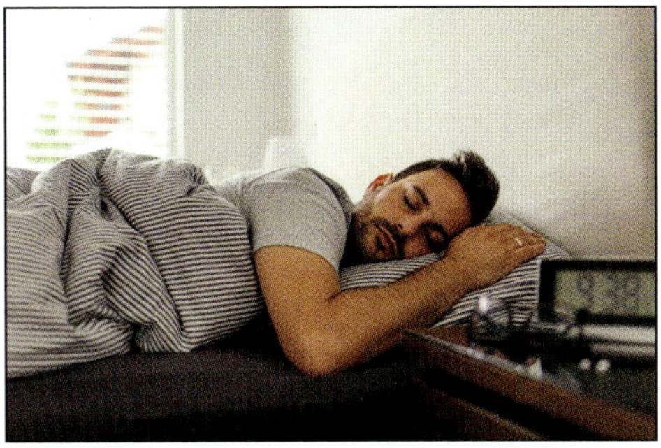

Schlaf gehört zu den lebensnotwendigen Grundbedürfnissen des Menschen. Ein Erwachsener verbringt ungefähr ein Drittel seines Lebens mit Schlafen. Er benötigt die regelmäßige Erholung während der Nacht, denn gestörter Schlaf kann unangenehme Folgen haben, z. B. Konzentrationsschwäche und ein geschwächtes Immunsystem. Ohne Schlaf kann der Mensch höchstens zwei bis drei Wochen überleben.
Während des Schlafes werden große Mengen von Wachstumshormonen ausgeschüttet, deren Hauptfunktion in der Eiweißsynthese und damit in der Bildung neuer Zellen und der Wiederherstellung anderer Zellen liegt. Nicht nur bei Kindern müssen neue Zellen gebildet werden, sondern auch bei Erwachsenen, da fortlaufend von der Haut und der Schleimhaut Zellen abschilfern. Nervenzellen können nicht ersetzt werden, doch müssen ihre Bestandteile, wenn sie einmal voll ausgebildet sind, fortlaufend erneuert werden. Diese Aufbau- und Erneuerungsvorgänge geschehen in allen Zellen durch verschiedene synthetische Prozesse, die durch die Wachstumshormone, durch chemische Substanzen und durch Fermente gesteuert werden.

Faktoren, die den Schlaf beeinflussen können

Biologische Faktoren

- Das Alter beeinflusst den Schlaf:

Altersgruppe	Schlafbedürfnis in Stunden
Säuglinge	18 bis 20
Kleinkinder	12 bis 14
Schulkinder	10 bis 12
Jugendliche	8 bis 9
Erwachsene	6 bis 8
alte Menschen	ca. 6 bzw. 12 bis 14, wenn alle „Nickerchen“ dazugerechnet werden

MERKEN

Das Schlafbedürfnis wird vom Schlafzentrum im Hirnstamm beeinflusst. Das Zwischenhirn steuert das Wachen und Schlafen, unabhängig davon wird der Ablauf von der eigenen inneren Uhr gesteuert. Die innere Uhr ist genetisch angelegt.

- Ein leichtes Absinken der Körpertemperatur zwischen 02:00 und 06:00 Uhr früh ist normal. Jedes weitere Absinken oder Ansteigen der Temperatur weckt den schlafenden Menschen in der Regel auf.
- Schwere und üppige Speisen oder Kaffee und Alkohol am späten Abend beeinträchtigen bei vielen Menschen den Schlaf. Andere können durch ein „nagendes Hungergefühl“ am Schlafen gehindert werden.
- Die biologische Uhr kann durch Schicht- und Nachtarbeit oder Zeitverschiebungen gestört werden.
- Bewegung und körperliche Aktivität stehen in konstanter Wechselwirkung zum Wachsein und Schlafen. Ein wacher Mensch ist aktiv, ein schläfriger passiv. Ein Zuviel an abendlicher Aktivität kann ebenso schlafhindernd sein wie ein Zuwenig. Ein ereignisloser, gleichförmiger Tagesablauf ohne Anregungen kann ebenso Schlafstörungen verursachen wie eine fehlende Tages- und Nachtstruktur.
- Schlafmittel und die damit verbundene Gefahr der Gewöhnung können die Qualität des Schlafes erheblich stören.

Psychische Faktoren

- Bei unterschiedlichen Stimmungen wie Erregung oder auch Niedergeschlagenheit kann es zu Einschlafstörungen kommen.
- Auch Sorgen, Befürchtungen und Ängste, vor allem bezüglich zwischenmenschlicher Beziehungen, können zu Schlafstörungen führen.
- psychischer Stress und Emotionen wie Ärger, ein spannender Film oder heftige abendliche Diskussionen
- Verlust von Lebensfreude
- Langeweile und Unerfülltheit

Umgebungsfaktoren

Die störenden Faktoren liegen in

- der unmittelbaren Umgebung: ungewohnte oder unbequeme Schlafstätte, extreme Außen- oder Zimmertemperaturen, schlecht gelüftete oder überheizte Schlafzimmer (ideal sind 16 bis 18 °C), zu hohe oder zu geringe Luftfeuchtigkeit,
- Lärm, Fahrgeräusche, startende Motorfahrzeuge, Fluglärm, „laute Nachbarinnen und Nachbarn“,
- Licht,
- Vollmond, Wetterlage, z. B. Föhn, Wetterumschwung.

MERKEN

Einen direkten Einfluss auf den Schlaf können auch Erkrankungen und deren Begleiterscheinungen nehmen, z. B. Schmerzen, Angst vor einer Diagnose bzw. einer Operation oder Atemnot. Medikamente und deren mögliche Nebenwirkungen können außerdem für Schlafstörungen verantwortlich sein.

Schlafforschung

Aus der griechischen Mythologie ist bekannt, dass Hypnos, der Gott des Schlafes, ein Zwillingsbruder des Thanatos, dem Gott des Todes, war. Bis ins 18. Jahrhundert wurde das Wort „Schlaf“ mit „ff“ („schlaff“) geschrieben. Beides macht deutlich, dass über viele Jahrhunderte hinweg die Vorstellung vorherrschte, der Schlaf sei ein passiver Zustand. Heute weiß man aufgrund der Forschungsergebnisse aus den Schlaflaboren, dass Schlaf ein aktiver Vorgang ist. Es finden zahlreiche Regenerationsprozesse statt.

Im Schlaflabor wird der Schlaf objektiv beurteilt. Es gibt drei obligatorische Messgrößen der Schlafregistrierung:

1. EEG (das Elektroenzephalogramm, d. h. die Messung der Hirnströme)
2. EOG (das Elektrookulogramm, d .h. die Messung der Augenbewegungen)
3. EMG (das Elektromyogramm, d. h. die Messung der Muskelaktivität)

Zusätzlich werden oft – je nach Untersuchungsziel – noch EKG (Elektrokardiogramm, d. h. Aufzeichnung der Herzaktionen), Blutdruck, Atmung, Temperatur und Aktogramm (Aufzeichnung der Körperbewegungen) mit aufgezeichnet. Schlaftiefe und Schlafphasen werden im Somnogramm (Schlafkurve) registriert.

MERKEN

Der gesunde Schlaf eines Erwachsenen besteht aus sich gegenseitig abwechselnden Zyklen der Non-REM-Phase, die in vier Stadien eingeteilt wird, und aus der REM-Phase. REM steht für „rapid eye movements“ (= schnelle Augenbewegungen).

Der Schlaf beginnt mit der Non-REM-Phase. Im ersten Stadium, der Übergangsphase, die auch als Einschlafphase bezeichnet wird, kommt es zur Entspannung, man sinkt in den Schlaf. Vitalzeichen wie Blutdruck, Körpertemperatur, Atmung und Herzschlag sind noch normal. Der Mensch ist in dieser Phase leicht weckbar. Es folgt das zweite Stadium, in dem man nicht mehr so leicht wach wird. Im dritten Stadium sind die Muskeln entspannt, die Vitalzeichen werden schwächer und der Schlaf ist tiefer. Hier beginnt der Mensch zu träumen. Das letzte und vierte Stadium der Non-REM-Phase, auch als der „orthodoxe Schlaf“ bezeichnet, entspricht dem Tiefschlaf. Der Mensch ist sehr schwer zu wecken. Erwacht er in dieser Phase, ist er oft desorientiert. Die Vitalzeichen sind jetzt am niedrigsten. In dieser Phase kann es zum Schlafwandeln kommen. Auf die Non-REM-Phase folgt eine REM-Phase. In dieser, auch als „paradoxer Schlaf“

bezeichneten Phase, kommt es zu den schnellen Augenbewegungen. Die Hirnströme und Vitalzeichen verändern sich, der Muskeltonus ist stark herabgesetzt. Dieser Traumschlaf ähnelt der Leichtschlafphase, der Mensch ist aber schwer weckbar. Die Non-REM- und REM-Phasen wechseln während der ganzen Schlafdauer ab und dauern ca. 90 Minuten. Die Non-REM-Phasen und die REM-Phase ergeben einen Schlafzyklus, der sich ca. vier- bis fünfmal pro Nacht wiederholt. Es lässt sich ein Schlafmuster feststellen, wie es die folgende Abbildung zeigt.

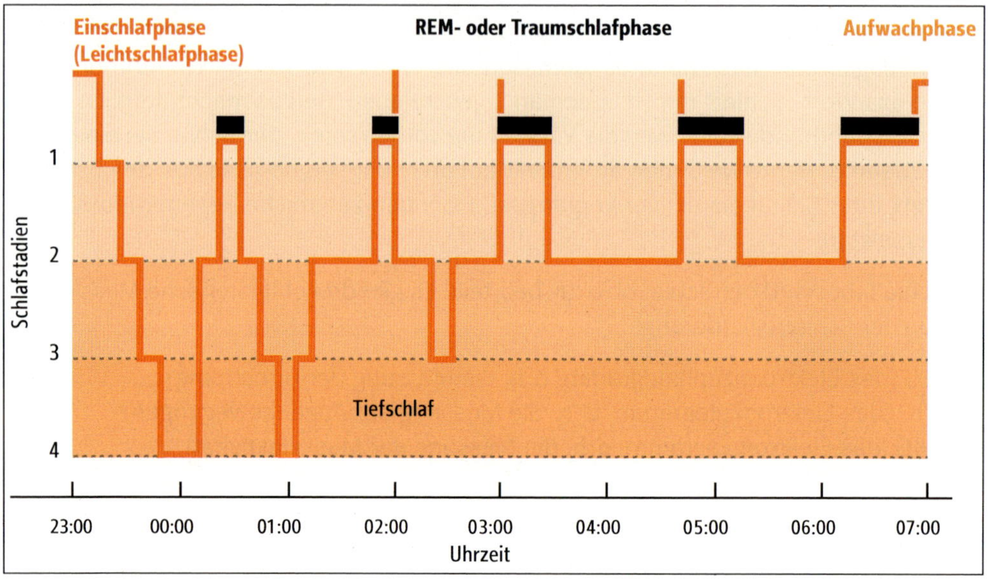

Schlafstadien

MERKEN

Der ungestörte Wechsel zwischen Non-REM-Phasen und REM-Phasen ist entscheidend für den Erholungswert des Schlafes.

→ AUFGABEN

1. Was denken Sie über den Ausspruch „Träume sind Schäume"?
2. Recherchieren Sie, welche wissenschaftlichen Erkenntnisse es zum Träumen gibt.
3. Erläutern Sie, was die Bezeichnungen aus der Tierwelt „Lerchen und Eulen" im Zusammenhang mit dem menschlichen Schlaf bedeuten.
4. Gibt es ein Schlafsoll?
5. In der Definition vom Schlaf wurde dieser vom Koma abgegrenzt.
   a) Was bedeutet Koma?
   b) Informieren Sie sich über weitere Bewusstseinsstörungen.

Schlafstörungen

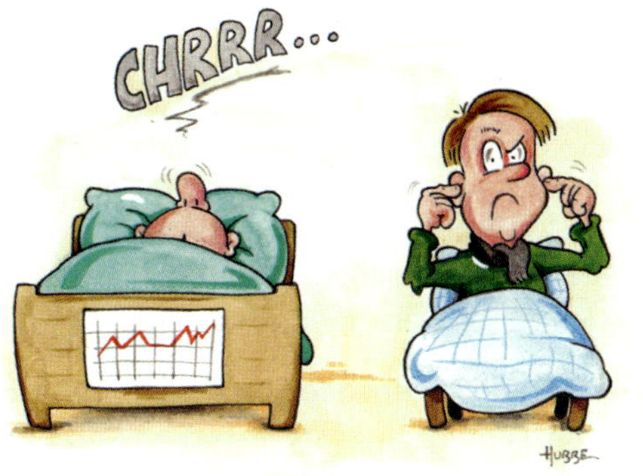

„Ich habe die ganze Nacht kein Auge zugemacht ...“ und andere subjektive Äußerungen sind bekannt. Ob und in welchem Ausmaß es sich um behandlungsbedürftige Schlafstörungen handelt, sollte durch eine umfassende Untersuchung in der hausärztlichen Praxis oder einer Fachpraxis geklärt werden.

Aus den Faktoren, die den Schlaf beeinflussen, lassen sich bereits die möglichen Ursachen für Schlafstörungen ableiten. Stress, Erkrankungen, zwischenmenschliche Probleme und Spannungen, aber auch Lärmbelästigungen können Schlafstörungen verursachen. Erhöhte Reizbarkeit, Tagesschläfrigkeit oder eine eingeschränkte Leistungsfähigkeit können die Folgen von Schlafstörungen sein. Allgemein spricht man in der Medizin von einer Schlafstörung, wenn konkrete Beschwerden mindestens dreimal pro Woche auftreten, wenn sie länger als vier Wochen andauern und die Lebensqualität deutlich beeinträchtigen.

Fachleute für Schlaf unterscheiden über 80 verschiedene Formen und Ursachen von Schlafstörungen. An dieser Stelle soll uns eine grobe Auflistung von vier Formen genügen:

1. **Ein- und/oder Durchschlafstörungen (Hyposomnien)**
   Die betroffenen Personen klagen über Einschlafschwierigkeiten, häufiges Erwachen in der Nacht, Wiedereinschlafschwierigkeiten und zu frühes Erwachen am Morgen. Sie berichten häufig von einem Gefühl, nicht richtig tief schlafen zu können. Sie klagen über wenig erholsamen Schlaf und über zu wenig Schlaf. Ein- und Durchschlafstörungen führen insgesamt zu einem Schlafdefizit. Die **Insomnie** bezeichnet völlige Schlaflosigkeit.

2. **Störungen mit vermehrter Tagesschläfrigkeit (Hypersomnien)**
   Die betroffenen Personen haben Probleme, tagsüber wach zu bleiben. Es kommt zu ungewolltem Einschlafen oder Einnicken am Tage, verbunden mit dem Gefühl, trotz ausreichender Schlafdauer permanent schläfrig zu sein. Häufig wird ein gleichzeitiges Schnarchen in der Nacht beobachtet.

3. **Störungen des Schlaf-Wach-Rhythmus**
   Die betroffenen Personen haben Probleme, zur „normalen“ Zeit schlafen zu können. Die Ursachen liegen meist an negativen Einflüssen der „inneren Uhr“, z. B. Schicht- oder Nachtarbeit oder Auswirkungen von Interkontinentalflügen (Jetlag).

4. **Störungen, die während des Schlafens auftreten (Parasomnien)**
   Hier kommt es zu Auffälligkeiten im Schlaf, z. B. Schlafwandeln, Sprechen im Schlaf, Zähneknirschen, Alpträume, Enuresis oder Schlafapnoe.

8.2 Unterstützung des Schlafens

Die Erfahrung, eine schlafgestörte Nacht durchlebt zu haben, macht jeder Mensch im Laufe seines Lebens. Schätzungen vermuten, dass in Deutschland jede/-r Dritte über Schlafstörungen klagt. Die Behandlung von Schlafstörungen richtet sich nach der Art und der Schwere der Symptomatik und kann in medikamentöse und nicht medikamentöse Formen unterschieden werden.

1. **Die medikamentösen Behandlungsmöglichkeiten** auf der Basis chemischer oder pflanzlicher Präparate liegen im Verantwortungsbereich der Ärztin bzw. des Arztes. Betroffenen Personen wird daher geraten, sich bei Bedarf in ärztliche Behandlung zu begeben. Allen Schlafmitteln, die nachgewiesenermaßen den Schlaf beeinflussen, ist gemein, dass sie den physiologischen Schlaf beeinflussen. Es kann zu unerwünschten Wirkungen wie dem sogenannten „Hangover“, dem Überhangeffekt, und der Kumulation (Anreicherung) kommen. Bei einer Langzeitbehandlung besteht die Gefahr der Gewöhnung und anschließender Medikamentenabhängigkeit. Auch der Gebrauch pflanzlicher, meist rezeptfreier Schlafmittel sollte mit der behandelnden Ärztin bzw. dem behandelnden Arzt abgeklärt werden. Beide Therapieformen sind in der Regel rein symptomatisch, die Ursachen der Schlafstörung werden meist nicht behandelt.

2. Zu den **nicht medikamentösen Behandlungsmöglichkeiten** zählen vor allem schlafhygienische Maßnahmen und Psychotherapien. Die schlafhygienischen Maßnahmen führen zur Verbesserung des Schlafes durch Veränderung der schlafbeeinträchtigenden Verhaltensweisen und Gewohnheiten. Des Weiteren beeinflussen Veränderungen der Umgebungsbedingungen den Schlaf positiv. Die Bedeutung der „altbekannten Hausregeln“, aber auch ein Ändern lieb gewonnener Gewohnheiten werden durch wissenschaftliche Studien belegt.

Folgende Bereiche spielen bei der Schlafhygiene eine wesentliche Rolle:

- Umgebungsbedingungen wie der Schlafraum, das Bett, die Schlafraumtemperatur, die Beleuchtung, der Lärm
- Eine „Schlafdiät“ gibt es nicht, aber die Ernährung vor dem Zubettgehen sowie der Genuss von Koffein, Nikotin und/oder Alkohol spielen eine Rolle.
- Einhaltung eines gleichmäßigen Schlafrituals
- Physiologische Veränderungen während des Alterns sind zu berücksichtigen.
- Auswirkungen des Jetlag-Syndroms oder von Schichtarbeit
- Um subjektive Schlafstörungen zu objektivieren, kann ein Schlaftagebuch geführt werden. Für die Pflegefachkraft bietet sich mithilfe der dokumentierten Einschätzung die Möglichkeit, entsprechende Maßnahmen zu planen und durchzuführen. Folgende Informationen können dabei wichtig sein: Zeitpunkt des Zubettgehens oder der Aufstehzeit, Art der Schlafstörung, eingenommene Mahlzeiten nach 17:00 Uhr, körperliche Aktivitäten vor dem Zubettgehen, über den Tag eingenommene Medikamente.

Dauern die Schlafstörungen an, kann es ratsam sein, in Absprache mit der Ärztin oder dem Arzt eine psychotherapeutische Behandlung einzuleiten. Diese Form der Behandlung strebt eine Änderung der Verhaltens- und Denkweisen an. Autogenes Training, Progressive Muskelentspannung oder Biofeedback zählen zu den wissenschaftlich überprüften Methoden. Andere Methoden, z. B. die Gestalttherapie, können ebenso erfolgreich sein. Wichtigste Voraussetzung für den Erfolg dieser Therapien ist die Regelmäßigkeit der Durchführung.

Wurden Maßnahmen zur Schlafhygiene ausgeschöpft, können Pflanzen in den Schlaf helfen. Bekannte Pflanzen wie Baldrian, Johanniskraut, Hopfen und Melisse bauen Nervosität ab, entspannen und fördern die Einschlafbereitschaft. Studien zeigen, dass das Inhalieren von ätherischem Lavendelöl Einfluss auf die Schlafdauer und -tiefe hat. Mithilfe einer Aromalampe können eine halbe Stunde vor dem Schlafengehen ätherische Öle, z. B. Lavendel, Melisse, Rose oder Neroli (Tropfenmenge je nach Zimmergröße), verdampft werden.

TIPP

Elektrische Duftlampen sind sicherer als Duftlampen mit Kerze.

Weitere Möglichkeiten sind Wasseranwendungen, Massagen und schlaffördernde Getränke. Ein Glas heiße Milch mit Honig oder sogenannte Schlaftees können manchmal Wunder bewirken.

→ AUFGABEN

1. Erarbeiten Sie Maßnahmen zur Schlafhygiene an einem konkreten Fallbeispiel aus der Praxis.
2. Sammeln Sie Rezepte mit Heilpflanzen und stellen Sie diese der Klasse vor.
3. Beschreiben Sie, worauf bei der Zubereitung von Heiltees zu achten ist.
4. Wie sieht es mit den Fachbegriffen aus? Ergänzen Sie Ihre Tabelle oder Ihre Karteikarten mit neuen Fachbegriffen.

Das Pflegezimmer

Die Menschen in stationären Einrichtungen der Behindertenhilfe wohnen meist in Einzel- oder Zweibettzimmern in einem Wohnheim oder einer Außenwohngruppe. Mehrbettzimmer sind selten. Die Zimmer können von den Bewohnerinnen und Bewohnern individuell gestaltet werden. Viele nutzen diese Möglichkeiten und geben „ihrem Zimmer“ einen ganz persönlichen „Stempel“.

Kommt es zur Pflegebedürftigkeit eines Menschen mit Behinderung, so sind einige Veränderungen des Bettes und der Umgebung unabdingbar, um die Pflege für alle Beteiligten zu erleichtern.

- Das Zimmer sollte ausreichend Platz für die Pflege bieten.
- Bei der Wahl des Bodenbelages muss darauf geachtet werden, Stolperfallen durch Teppiche oder Läufer zu vermeiden.

- Es ist für eine ausreichende Beleuchtung zu sorgen. Günstig ist eine Orientierungsleuchte und ein Lichtschalter, der vom Bett aus zu bedienen ist.
- Der pflegebedürftige Mensch muss die Möglichkeit haben, sich zu melden („Schelle").
- Das Zimmer sollte gut durchlüftet und angemessen temperiert sein.
- Das Pflegebett sollte mindestens 65 cm hoch und höhenverstellbar sein. Elektrisch verstellbare Betten erleichtern auch dem pflegebedürftigen Menschen die Veränderung seiner Position. Elektrisch verstellbare Betten müssen wie alle elektrischen Geräte in stationären Einrichtungen regelmäßig überprüft werden. Kopf- und Fußteil des Pflegebettes sollten verstellbar sein. Das Bett sollte rollfähig sein, eine Feststellbremse haben und die Möglichkeit bieten, Bettgitter anzubringen. Das Bett sollte ein ansprechendes Design haben, das nicht an ein Krankenhaus erinnert.
- Ideal ist ein Pflegenachtschrank, der kippsicher ist und genügend Abstellfläche bietet.
- Weiteres Mobiliar richtet sich auch nach der Raumgröße. Wünschenswert ist z. B. ein Tisch mit Stühlen und Regale o. Ä. für persönliche Gegenstände. Notwendig ist natürlich ein Schrank für die Wäsche und Pflegeutensilien. Optimal wäre ein Handwaschbecken. Vielleicht ist auch ein Fernsehgerät und andere Unterhaltungselektronik erwünscht.
- Hilfsmittel wie Lifter oder andere Aufstehhilfen sind individuell zu beantragen und anzuschaffen.
- Die individuelle Gestaltung unter Berücksichtigung der „pflegetechnischen" Bedingungen ist natürlich zu ermöglichen.

→ AUFGABEN

1. Zeichnen Sie den Grundriss eines „optimalen Pflegezimmers". Beachten Sie dabei für den pflegebedürftigen Menschen wichtige Aspekte, z. B. einen freien Blick zur Tür und zum Fenster und die Vermeidung von Durchzug.
2. Informieren Sie sich im Fachhandel über Pflegebetten.

Betten eines bettlägerigen Menschen

- **Vorbereitung**
  - Es ist vorteilhaft, einen passenden Zeitpunkt zu wählen, z. B. nach der Körperpflege. Falls erforderlich, sollten Analgetika auf ärztliche Anordnung zeitgerecht verabreicht werden.
  - Wichtig ist es, den pflegebedürftigen Menschen über das Vorhaben zu informieren, damit er sich darauf einstellen kann. Die Pflegekraft sollte die Ressourcen des pflegebedürftigen Menschen berücksichtigen und ihn zur Mithilfe ermuntern. Dabei ist auf den gesundheitlichen Zustand des Menschen zu achten und die Arbeitsweise entsprechend anzupassen.
  - Um sich unnötige Wege zu ersparen, gilt es, das notwendige Material, z. B. Bettwäsche, Behältnis für Schmutzwäsche usw., bereitzulegen.
  - Intimsphäre beachten, für Sichtschutz sorgen

- **Maßnahmen der Hygiene beachten**
  - gezielte Händedesinfektion (s. Kapitel 11)
  - Abwurfmöglichkeit für Schmutzwäsche schaffen. Schmutzwäsche darf auf keinen Fall auf den Boden geworfen oder „in den Arm" genommen werden.
  - Über Schutzkleidung muss individuell nachgedacht werden.
  - Ablagemöglichkeit für Kissen, Decken usw. schaffen, z. B. einen Stuhl ans Bett stellen. Gebrauchte Wäsche darf nicht auf den Tisch oder das Nachbarbett gelegt werden.
- **Rückenschonendes Arbeiten beachten**
  - Bett auf Arbeitshöhe bringen
- **Durchführung**
  - Voraussetzung ist, dass der pflegebedürftige Mensch gedreht werden kann.
  - Oberstes Gebot ist die Sicherheit der Person. Es empfiehlt sich, zu zweit zu arbeiten und/oder Bettgitter zu benutzen.

→ AUFGABEN

1. Beschreiben Sie das Wechseln der Bettwäsche anhand der unten stehenden Abbildungen.
2. Notieren Sie, was Ihnen bei den Zeichnungen auffällt.
3. Welche Möglichkeiten haben Sie, das Bett zu richten, wenn der pflegebedürftige Mensch nicht gedreht werden darf bzw. kann? Beschreiben Sie diese.
4. Üben Sie das Beziehen des Bettes auf jeden Fall praktisch. Übernehmen Sie dabei auch die Rolle des pflegebedürftigen Menschen.
5. Überlegen Sie, was es nach dem Wechseln der Bettwäsche zu beachten gibt. Wie sieht die Nachbereitung aus?

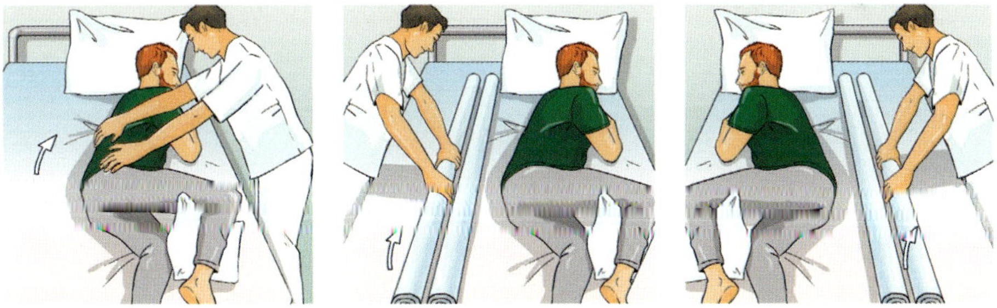

9 Allgemeine Arzneimittellehre

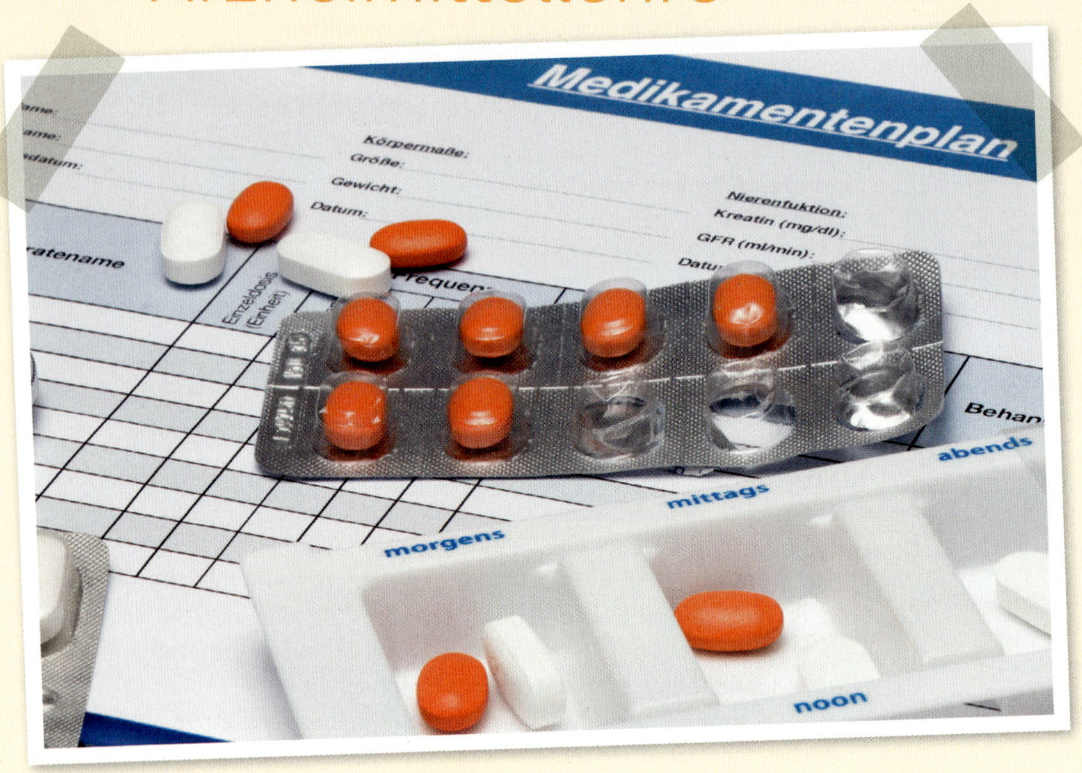

Angestrebte Kompetenzen

Fachkompetenz (Wissen und Fertigkeiten):

- Grundlagen zur allgemeinen Arzneimittellehre verstehen.
- Arzneimittel fachgerecht verabreichen können.
- Umgang mit Arzneimitteln professionell gestalten können.

Personale Kompetenz (Sozialkompetenz und Selbstständigkeit):

- Sich der eigenen Verantwortung im Umgang mit und bei der Verabreichung von Medikamenten bewusst sein.
- Den zu betreuenden Menschen mit Sachverstand zur Seite stehen können.

DEFINITION

Arzneimittel

Arzneimittel sind Stoffe oder Zubereitungen aus Stoffen, die durch Anwendung am oder im menschlichen (bzw. tierischen) Körper dazu dienen,

- Krankheiten oder krankhafte Beschwerden zu verhüten oder zu erkennen, zu lindern und zu heilen,
- Funktionen des Körpers zu erkennen,
- körpereigene Wirkstoffe oder Flüssigkeiten zu ersetzen,
- Krankheitserreger abzuwehren und
- auf körperliche und seelische Zustände oder Funktionen einzuwirken.

Jedes Medikament hat in der Regel drei Namen:

1. Die genaue chemische Bezeichnung der Substanz, den **chemischen Namen**, z. B. 2-Azetoxybenzoesäure
2. Den sogenannten **Freinamen** (generic name), im obigen Beispiel die Azetylsalizylsäure
3. Unter dem **Handelsnamen (Präparatenamen)** wird das Medikament vom jeweiligen Hersteller vertrieben. Der Handelsname ist durch ein® (**R**egistered trade mark = eingetragenes Warenzeichen) gekennzeichnet. Beispiele für Handelsnamen der Azetylsalizylsäure sind Aspirin® und ASS ratiopharm®.

Viele Medikamente tragen Namenszusätze, die auf besondere Eigenschaften des Medikamentes hinweisen:

- **Zahlen** geben häufig den Wirkstoffgehalt pro Tablette oder Ampulle an, Aspirin 100® enthält 100 mg Azetylsalizylsäure.
- Die Zusätze „**mite**“ oder „**minor**“ weisen auf eine geringere Dosis, der Zusatz „**forte**“ auf eine höhere Dosis, verglichen mit dem zuerst auf dem Markt erschienenen Präparat, hin.
- „**Depot**“ oder „**retard**“ bedeuten meist eine verzögerte und/oder verlängerte Wirkung der Präparate, z. B. durch einen magensaftresistenten Überzug bei Tabletten.
- Präparate mit dem Zusatz „mono“ enthalten in der Regel nur einen Wirkstoff. Die Zusätze „**compositum**“ (kurz „**comp**“) oder „**plus**“ kennzeichnen eine Kombination mehrerer Wirkstoffe.

→ AUFGABE

Finden Sie zu den oben genannten Anwendungsbereichen von Arzneimitteln und den Medikamenten mit Namenszusätzen mögliche Präparatbeispiele. Sie können dazu die „Rote Liste“ zu Hilfe nehmen oder in der Apotheke fragen.

Wichtige Begriffe

Arzneirezepturen werden individuell und nach ärztlichem Rezept in der Apotheke von einer approbierten pharmazeutischen Fachkraft hergestellt. Dies ist heute eher selten geworden. **Fertigarzneimittel** (Arzneimittelspezialitäten, Arzneimittelpräparate) sind hingegen industriell hergestellt.

Unter dem Namen **„Placebo“** (lat. = ich werde gefällig sein) werden sogenannte „Scheinmedikamente“ zusammengefasst, die keine Wirkstoffe im üblichen Sinne enthalten. Die Zufuhr kann Besserung oder Heilung zur Folge haben. Der Erfolg einer Behandlung mit Placebo hängt von der Art der Erkrankung, von der Persönlichkeit der zu behandelnden Person und der Suggestivkraft des Arztes bzw. der Ärztin ab. Die Applikation von Scheinmedikamenten nimmt in der praktischen Medizin eine bedeutende Rolle ein. Die Verordnung wird zum Ritual, das Medikament hat sozusagen eine Amulettfunktion.

Eine Placebo-Behandlung sollte nur unter zwei Bedingungen angewendet werden:

1. wenn eine echte Pharmatherapie nicht möglich oder nicht notwendig ist,
2. wenn bei der Person im ärztlichen Dienst das Bewusstsein vorhanden ist, mithilfe einer Scheintherapie eine Psychotherapie zu betreiben.

MERKEN

Auch in der Placebo-Therapie werden Nebenwirkungen beobachtet.

Impfstoffe sind Arzneimittel, die Antigene enthalten und die dazu bestimmt sind, bei Mensch und Tier zur Erzeugung spezifischer Abwehr- und Schutzstoffe angewendet zu werden.

Betäubungsmittel (BTM) sind Stoffe, die stark unlustbetonte Empfindungen wie Schmerzen, Atemnot, Hunger, Durst und das Todesangstgefühl aufheben und dabei Euphorie (Zustand innerer Entspannung, Zufriedenheit, Sorglosigkeit) hervorrufen. Es besteht Suchtgefahr. BTM sind gesondert in einem Betäubungsmittelschrank verschlossen aufzubewahren. Der Erhalt und Verbleib von BTM muss in sogenannten Betäubungsmittelkarten dokumentiert werden.

Die **Pharmakologie** ist die Wissenschaft von den Wechselwirkungen zwischen chemischen Substanzen (Pharmaka) und lebenden Organismen (biologischen Systemen).

MERKEN

Die Pharmakologie wird unterteilt in:
- Pharmakokinetik, die Lehre von der Resorption (Aufnahme), Verteilung, Verstoffwechselung und Elimination (Ausscheidung) des Arzneistoffes im Körper (Was macht der Körper mit der Substanz?)
- Pharmakodynamik, die sich mit den (erwünschten und unerwünschten) Wirkungen eines Arzneistoffes auf den Organismus befasst (Was macht die Substanz mit dem Körper?)

Die **Pharmazie** befasst sich mit den stofflichen Eigenschaften, der Herstellung und Verarbeitung (Galenik) der Arzneimittel.

Rechtliche Grundlagen

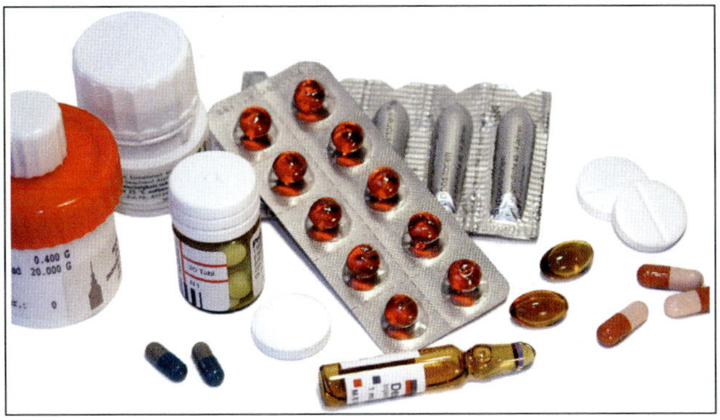

Arzneimittel in unterschiedlichen Darreichungsformen

Den Umgang mit Arzneimitteln regelt das Arzneimittelgesetz (AMG). Zweck des AMG ist es, die Verbraucherinnen und Verbraucher beim Umgang mit Arzneimitteln zu schützen. Dies soll dadurch erreicht werden, dass nur qualitativ einwandfreie, wirksame und unbedenkliche Arzneimittel in den Verkehr gelangen. Das Arzneimittelgesetz enthält Vorschriften über die Herstellung, Zulassung, Kontrolle, Verschreibung und Abgabe von Arzneimitteln sowie die Produkthaftung des Herstellers. Im Alltag sind vor allem die Vorschriften über die Verschreibung und Abgabe der Arzneimittel von Bedeutung:

- **Freiverkäufliche Arzneimittel** (z. B. Mund- und Rachendesinfektionsmittel, bestimmte pflanzliche Tees und Tabletten oder Mineralstoffpräparate) sind nicht nur in Apotheken, sondern auch in Drogerien und Supermärkten erhältlich. Sie können von allen ohne Kontrolle gekauft werden.
- **Apothekenpflichtige Arzneimittel** dürfen nur in Apotheken verkauft werden, unterliegen aber ansonsten keinen Abgabekontrollen. Viele Menschen greifen zur sogenannten Selbstmedikation auf apothekenpflichtige Arzneimittel zurück, vor allem der Gebrauch von Schmerz- und Schlafmitteln nimmt in diesem Zusammenhang einen großen Raum ein. Der relativ einfache und freie Zugang ist aber auf keinen Fall mit der Harmlosigkeit dieser Arzneimittel gleichzusetzen. Vor allem bei längerem Konsum können ernsthafte Schäden auftreten (z. B. Nieren- und/oder Leberfunktionsstörungen bei langjähriger Schmerzmitteleinnahme).
- **Verschreibungspflichtige (rezeptpflichtige) Arzneimittel** werden in der Apotheke nur auf Vorlage einer schriftlichen ärztlichen Verordnung (Rezept) abgegeben.
- **Verschreibungspflichtige Betäubungsmittel**, z. B. Morphium, werden nur auf eine besondere Betäubungsmittelverordnung und nur bis zu einer bestimmten Maximalmenge abgegeben.

Anwendung von Arzneimitteln

Die richtige Anwendung eines Dosieraerosols

- Schutzkappe entfernen und das Dosieraerosol vor der Applikation (Verabreichung, Anwendung von Medikamenten) schütteln
- Inhalator senkrecht halten, Aerosolbehälter nach oben, Mundstück unten, Inhalator zwischen Daumen und Zeigefinger fassen
- vor Gebrauch ruhig ein- und ausatmen und nochmal tief ausatmen
- Mundstück mit den Lippen fest umschließen, eventuell den Kopf leicht nach vorne beugen
- gleichzeitig auslösen und langsam tief inhalieren, den Kopf dabei leicht zurückneigen
- nach der Inhalation den Atem für mindestens zehn Sekunden anhalten, um die Sedimentation (sedimentieren = absetzen, niederschlagen) des Medikamentes zu gewährleisten
- anschließend durch die Nase ausatmen
- Pause zwischen erstem und zweitem bzw. weiteren Hüben einlegen, mindestens eine Minute, damit das bei der anfänglichen Gabe eingebrachte Medikament wirken und die Eindringtiefe der nachfolgenden Hübe verbessert werden kann (besonders bei bronchialerweiternder Wirkung)
- Werden Kortisonpräparate in Kombination mit bronchialerweiternden Präparaten verabreicht, erfolgt immer die Gabe der letzteren Wirkgruppe zuerst, damit nachfolgend die ersteren tief genug in das Bronchialsystem gelangen. Ein Abstand von mehreren Minuten ist hier erforderlich.
- Kortikoide sollten entweder vor dem Essen inhaliert werden oder es muss nachfolgend eine Mundspülung erfolgen, da ein Teil des Inhaltes in der Mundhöhle verbleibt und so zum Soorpilzbefall führen kann.
- Zusätzlich ist eine Verbesserung der Aufnahme durch Vorschalten einer Inhalationshilfe (Spacer, Nebulator) zu erreichen. Beim Spacer, der für Menschen mit fehlendem Mundschluss auch mit Maske benutzt werden kann, wird ein Hub mehr in den Spacer gegeben.

Die richtige Anwendung von Arzneimitteln für das Auge

Bei der Anwendung von Augentropfen oder Augensalben ist der Hygiene besondere Aufmerksamkeit zu schenken. Die Tropfflasche oder die Tubenspitze dürfen weder das Auge berühren noch durch Kontakt mit anderen Gegenständen verunreinigt werden.

- Augenarzneimittel sind gewöhnlich nach Anbruch vier bis sechs Wochen haltbar (Anbruchdatum vermerken!).
- Augentropfen sind vor der Anwendung in der Hand zu erwärmen.
- Pro Anwendung ist nur ein Tropfen oder ein 5 bis 10 mm langer, dünner Salbenstrang in den entsprechenden Bindehautsack einzubringen.
- Bei Augensalben tritt eine Sehbeeinträchtigung auf, deshalb sind sie abends anzuwenden.

- Bei der Verabreichung verschiedener Augentropfen am selben Auge ist zwischen den jeweiligen Anwendungen mindestens zehn Minuten zu warten.
- Während oder unmittelbar nach der Anwendung von Augenarzneimitteln dürfen in der Regel keine Kontaktlinsen getragen werden.
- Will die betroffene Person die Augenmedikamente selbst einbringen, so kann sie dies am besten vor einem Spiegel. Bei der Anwendung durch eine Pflegekraft ist die sitzende Haltung am bequemsten.
- Mit dem Zeigefinger der linken Hand (als Rechtshänder/-in) wird das Unterlid nahe dem Wimpernansatz leicht nach unten vom Auge abgezogen, damit sich ein offener Bindehautsack bildet. Nach oben schauen (lassen) und den Lidschlag möglichst unterdrücken, was leichter gelingt, wenn man den Blick starr auf ein bestimmtes Ziel richtet. Mit der rechten Hand den Tropfer möglichst nahe über das Auge halten und einen Tropfen in den Bindehautsack fallen lassen. Die Augenlider langsam schließen, jedoch keinesfalls zukneifen, und den Augapfel einige Sekunden bewegen. Hält man die Lider für wenigstens ein bis zwei Minuten geschlossen, verzögert sich das Abfließen der Arzneistofflösung über den Tränenkanal in den Nasenraum. Zellstofftupfer bereithalten, um eventuell Tropfen aufzufangen.

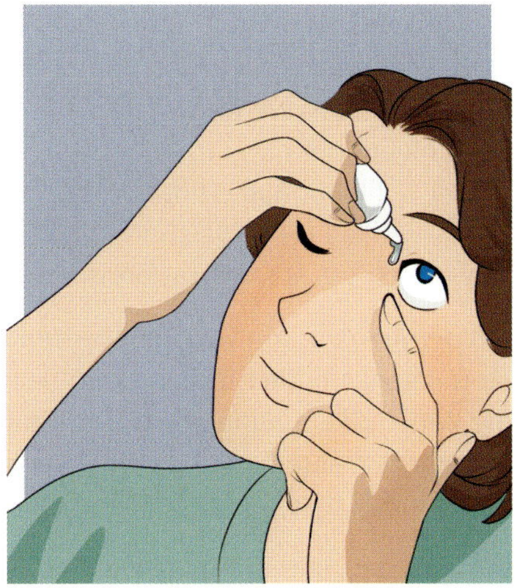

Anwendung der Augentropfen

Die richtige Anwendung von Arzneimitteln für den Gehörgang

- Ohrentropfen und Spüllösungen vor der Anwendung in der Hand anwärmen
- Ohrentropfen dürfen nur bei intaktem Trommelfell angewendet werden.
- Da der äußere Gehörgang nicht geradlinig verläuft, empfiehlt sich die Anwendung in liegender Seitenhaltung.

Die richtige Anwendung von Arzneimitteln für die Nase

- Vor der Anwendung von Nasentropfen ist zuerst die Nase durch Schneuzen zu reinigen.
- Während des Eintropfens wird der Kopf nach hinten geneigt und durch die Nase langsam Luft eingesogen.
- Bei Nasensprays ist bei schleimhautabschwellenden Präparaten ein Sprühstoß pro Nasenloch in der Regel ausreichend.

Die richtige Anwendung von Arzneimitteln für die Mundhöhle

- Bei Spül- und Gurgellösungen muss mit jeweils neuen Portionen der Lösung wiederholt gespült oder gegurgelt werden. Damit die Wirkstoffe einige Zeit im Mund verbleiben können, sollte im Anschluss daran nicht sofort Nahrung aufgenommen oder mit Wasser nachgespült werden.

- Sublingualtabletten müssen unter die Zunge gelegt werden.
- Buccaltabletten werden zwischen Zahnfleisch und Wange gelegt.
- Mundsalben werden wegen ihrer schlechten Haftung mehrmals täglich auf die Schleimhaut aufgetragen. Die Haftung der Salbe kann verbessert werden, wenn der Schleimhautbezirk vor dem Auftragen etwas abgetupft wird.

Die richtige Anwendung von transdermalen therapeutischen Systemen (TTS)

Mit der Anwendung von TTS werden Wirkstoffe durch die Haut appliziert. Der Wirkstoff gelangt in die Blutbahn und bewirkt eine systemische Wirkung. Die TTS setzen die Wirkstoffe kontinuierlich frei. Ein sehr häufig verordnetes TTS ist ein sogenanntes „Schmerzpflaster" mit beispielsweise Fentanyl als Wirkstoff. Es fällt unter das Betäubungsmittelgesetz und erfordert einen entsprechenden Umgang.

- Transdermale therapeutische Systeme, die sogenannten „Pflaster", sind an für jedes Präparat vorgeschriebene Orte, auf eine gesunde, möglichst unbehaarte Hautstelle zu kleben. Ungeeignet sind sonnengeschädigte, vernarbte oder eingecremte Hautbezirke, aber auch solche, die sich bei Beugung falten. Bevorzugte Hautstellen für das Pflaster sind z. B. der rechte oder linke Oberarm, der linke oder rechte Brustbereich und auch die Oberschenkel rechts oder links.
- Nach Abziehen der Schutzfolie darf die Klebefläche nicht verunreinigt oder berührt werden. Dadurch ist ein guter Hautkontakt gewährleistet und eine Kontamination der Finger mit Wirkstoff wird vermieden.
- TTS nach der vorgeschriebenen Anwendungszeit abnehmen, bevor ein neues Pflaster aufgeklebt wird.
- Dieselbe Hautstelle sollte zur Vermeidung von Hautreaktionen erst nach einigen Tagen wieder benutzt werden.
- Das Pflaster darf nicht in Teilstücke zerschnitten werden (außer wenn dies ausdrücklich laut Packungsbeilage erlaubt ist).
- Die Aufnahme des Wirkstoffs ist stark von der Hautdurchblutung abhängig.
- Gebrauchte TTS enthalten noch Restmengen an Wirkstoff. Um Missbrauch, z. B. durch Kinder, auszuschließen, sollten die TTS-Pflaster nach dem Abziehen mit der Klebefläche zusammengeklappt und unzugänglich entsorgt werden.

Die richtige Anwendung von peroralen, flüssigen Arzneiformen

Flüssige Medikamente:

- Lösungen, die einen oder mehrere in Wasser gelöste Stoffe enthalten
- Extrakte: Auszüge aus Pflanzen
- Tropfen sind stark konzentrierte flüssige Lösungen, wobei 1 ml einer wässrigen Lösung ungefähr 20 Tropfen entspricht.
- Emulsionen sind feinste Verteilungen von Fett in Wasser.
- Suspensionen müssen vor Gebrauch geschüttelt werden, da sonst kleinste Arzneimittelpartikel nach längerem Stehen im Lösungsmedium sedimentieren.
- Tinkturen sind alkoholische Lösungen.

Anwendung:

- Die Dosierungsgenauigkeit der Tropfen hängt entscheidend von der richtigen Handhabung der Tropfflaschen und dem korrekten Abzählen der Tropfen ab. Hinweise dazu stehen im entsprechenden Beipackzettel.
- Flüssige Medikamente dürfen erst unmittelbar vor der Verabreichung gerichtet werden, da sie verdunsten können und die Gefahr der Besiedelung mit Keimen besteht.
- Für eine genaue Dosierung sollten Sirupe, besonders bei stark wirksamen Inhaltsstoffen, mit dem dazugehörigen Messlöffel verabreicht werden.
- Suspensionen müssen vor dem Gebrauch geschüttelt werden. Hier sind insbesondere Lagerungstemperatur und Haltbarkeitshinweise zu beachten.

Die richtige Anwendung von peroralen, festen Arzneiformen

- Perorale, feste Arzneiformen sollten in aufrechter Haltung mit ausreichend Flüssigkeit (einem Glas Wasser) eingenommen werden. Dadurch wird vermieden, dass die Arzneimittel in der Speiseröhre „stecken bleiben“ und dort Schleimhautirritationen hervorrufen.
- Tabletten nur entlang der Bruchkerben teilen
- Magensaftresistente Tabletten und Retardtabletten nicht zerteilen, mörsern oder kauen lassen
- Brausetabletten dürfen nicht unaufgelöst geschluckt werden.
- Dragees sind nicht teilbar.

„Der Aufbau von Arzneimitteln

Arzneimittel bestehen aus einem oder mehreren Wirkstoffen (in der Abbildung rote Punkte), die mit Hilfsstoffen vermischt sind. Die Hilfsstoffe dienen z. B. der leichteren Handhabung, der Konservierung oder bestimmen auch das Resorptionsverhalten des Wirkstoffes. Manchmal sind der Mischung Farbstoffe beigesetzt, um die Erkennung zu erleichtern.

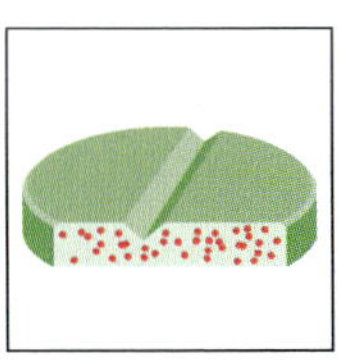

Tabletten gibt es in vielfältigen Formen. Als Hilfsstoff sind oft stark quellende Stärkesorten zugesetzt, was den schnellen Zerfall und damit den Wirkstoffeintritt sichert.

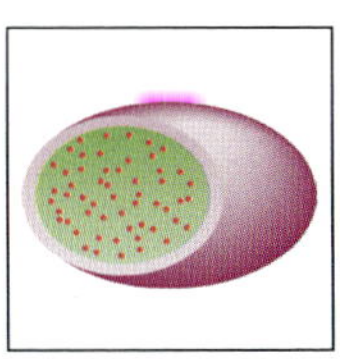

Dragees sind mit Zucker oder organischen Lacken überzogen, womit eine längere Zerfallszeit bzw. eine verzögerte Resorption aus dem Magen-Darm-Trakt erreicht wird.

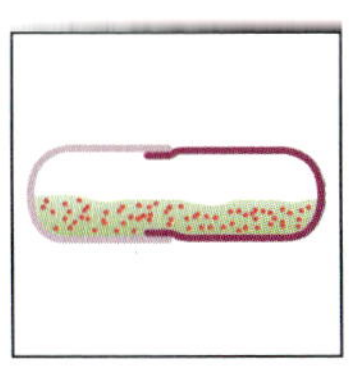

Kapseln haben eine Hülle aus Hart- oder Weichgelatine, die sich im Magensaft oder erst auch im Dünndarf auflöst, die Wirkstoffe sind pulverig oder pastös/flüssig.

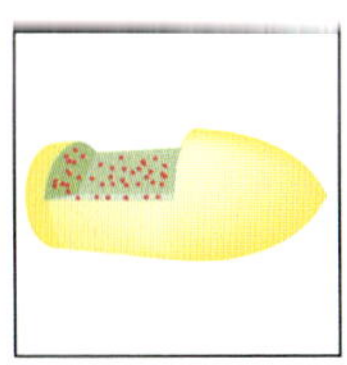

Zäpfchen für vaginale oder rektale Applikation sind Hilfsstoffe wie Milchzucker oder Fette zugesetzt. Sie zerfallen oder schmelzen und geben so die Wirkstoffe frei.

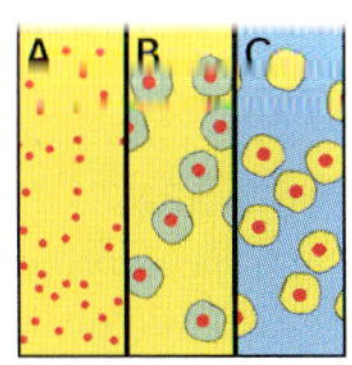

Dermatika Salben (A), Pasten (B) und Cremes (C) sind halbfeste Zubereitungen in Mischungen von Wirkstoff, Fett, Öl und Wasser zur Anwendung auf der Haut.“

(Quelle: PflegeDienst, 2004, S. 6)

Die richtige Anwendung von Suppositorien

DEFINITION

Suppositorien
Suppositorien sind Zäpfchen, die in den After oder die Vagina eingeführt werden.

Der Vorteil von Suppositorien liegt darin, dass magenschleimhautirritierende Medikamente besser vertragen werden. Erbrechen kann zudem die Zufuhr nicht behindern und sie sind auch bei Bewusstlosigkeit anwendbar. Ein eventuell schlechter Geschmack spielt keine Rolle. Zäpfchen werden insbesondere in der Pädiatrie gern eingesetzt.

- Zäpfchen dürfen nicht zu warm gelagert werden, weil sie sonst schmelzen. Ein geschmolzenes Zäpfchen kann nicht verabreicht werden.
- Personen, denen die Anwendung unbekannt ist, muss geholfen werden. Es besteht unter Umständen die Gefahr, dass bei Unkenntnis das Zäpfchen geschluckt wird.
- Vaginalzäpfchen für die Frau sind deutlich von Analzäpfchen zu trennen und zu kennzeichnen.
- Das Zäpfchen wird mit der stumpfen Seite voran behutsam in den Enddarm eingeführt.

Die richtige Anwendung von Dermatika

Mittel zum Einreiben in die Haut gibt es in den unterschiedlichsten Arzneiformen: Salbe, Creme, Paste, Suspension und viele mehr. Bei der Applikation ist darauf zu achten, den eigenen Körper vor den Wirkstoffen durch das Tragen von Einmalhandschuhen zu schützen. Je nach Präparat und auch ärztlicher Verordnung sind Dermatika unterschiedlich dick aufzutragen.

Die richtige Anwendung von Parenteralia

DEFINITION

Parenteralia
Unter Parenteralia versteht man sterile flüssige Zubereitungen zur Applikation unter Umgehung des Magen-Darm-Traktes.

Es werden hierbei Arzneimittel zur Injektion und zur Infusion unterschieden. Da diese Medikamente direkt ins Körperinnere gelangen, erfordern sie größere Vorsicht und Vorbereitung. Einerseits wird die Hautbarriere durchbrochen, sodass besondere hygienische Maßnahmen notwendig sind, damit keine Mikroorganismen in den Körper gelangen. Andererseits erreichen die Arzneimittel bei dieser Applikationsart schneller höhere Serumspiegel, unerwünschte Wirkungen können daher sofort auftreten und sind im Allgemeinen schwerer als bei einer anderen Art der Anwendung.

Richtiger Umgang mit Medikamenten

MERKEN

Arzneimittel sind als potenziell gefährlich anzusehen. Es muss daher ein sorgfältiger Umgang mit Arzneimitteln sichergestellt sein, damit sie nicht in die Hände unbefugter Personen gelangen und niemand Schaden nimmt.

→ AUFGABE

Überprüfen Sie die Arzneimittelvorräte Ihrer Familie und/oder Ihres Arbeitsplatzes hinsichtlich der Lagerungsbedingungen und auch des Haltbarkeitsdatums.

Lagerung

- Arzneimittel müssen in einem abschließbaren Schrank gelagert werden, der auch immer abgeschlossen werden muss, damit unbefugte Personen nicht an die Medikamente gelangen können.
- Es ist sinnvoll, dass sich die Fachkräfte auf ein System einigen, nach dem die Medikamente geordnet werden. Es kann nach dem Alphabet, nach den unterschiedlichen Applikationsformen (orale Medikamente zusammen, Salben und Pasten zusammen und Parenteralia zusammen) oder nach der Wirkung (Schmerzmittel, Abführmittel) geordnet werden.
- Arzneimittel und Nahrungsmittel sind räumlich deutlich voneinander getrennt aufzubewahren, um Verunreinigungen des einen durch das andere zu vermeiden.
- Arzneimittel dürfen niemals umgefüllt werden, sondern müssen immer in der Originalpackung verbleiben.
- Wichtig ist es auch, das Arzneimittellager klein zu halten, um Überlagerungen zu vermeiden.
- Der Arzneimittelschrank sollte nicht im Bad hängen, auch nicht im häuslichen (privaten) Bereich. Raumtemperatur und Luftfeuchtigkeit sind für die Medikamente zu hoch.

Arzneimittel sind bei der Lagerung verschiedenen Einflüssen ausgesetzt, die im Folgenden näher erläutert werden sollen.

- **Temperatur**
  Die Lagerungstemperatur für ein Medikament ist auf dem Beipackzettel bzw. der Verpackung ersichtlich. Die meisten Medikamente (auch Suppositorien = Zäpfchen) können bei Zimmertemperatur, d.h. bei **15 bis 25 °C**, aufbewahrt werden. Einige Medikamente, z.B. Impfstoffe und Insuline, müssen im Kühlschrank bei **2 bis 8 °C** lagern, von Lebensmitteln getrennt. Für stationäre (Pflege-)Einrichtungen ist es vorgeschrieben, kühl zu lagernde Medikamente in einem Medikamentenkühlschrank aufzubewahren. Feuergefährliche Stoffe wie Alkohol dürfen nicht in der Nähe von Heizungen aufbewahrt werden und sind vor Sonne zu schützen. Sie werden in verschließbaren, bruchsicheren Behältern mit besonderer Kennzeichnung (Flammensymbol) aufbewahrt.

- **Licht, Luftsauerstoff, Mikroorganismen**
  Vor Licht, Luftsauerstoff, Luftfeuchtigkeit und Mikroorganismen sind die Arzneimittel am besten in der Originalverpackung des Herstellers geschützt. Bei Stechampullen zur mehrfachen Entnahme muss das Anbruchdatum vermerkt werden, sie können dann nur noch zeitlich begrenzt verwendet werden.
- **Mechanische Einflüsse**
  Diese sind besonders beim Umgang mit Ampullen und Infusionsflaschen von Bedeutung. Deshalb sollten der Transport und das Einräumen in den Apothekenschrank sorgfältig durchgeführt werden. Durch kleinste Haarrisse, die mit dem bloßen Augen nicht zu erkennen sind, können Mikroorganismen eindringen. Durch das Verabreichen mikrobiell verunreinigter Lösungen können schwere Infektionen hervorgerufen werden.
- **Zeit**
  Der Zeitfaktor spielt für alle oben genannten Einflüsse eine übergeordnete Rolle. Wichtig ist aber auch, den Arzneimittelvorrat klein zu halten. Außerdem müssen alle Medikamente in gleichmäßigen Intervallen auf das Verfallsdatum hin kontrolliert werden. Arzneimittel mit abgelaufenem Verfallsdatum dürfen nicht mehr abgegeben oder angewendet werden. Die Haltbarkeit bereits zubereiteter Antibiotikalösungen oder anderer Lösungen ist dem Beipackzettel zu entnehmen.
- **Erkennen von Veränderungen**
  Mithilfe der Sinnesorgane lassen sich Arzneimittel auf Veränderungen in Geruch und Farbe, hinsichtlich Trübungen und Ausfällungen oder Veränderungen in der Konsistenz prüfen.

Entsorgung

MERKEN

In stationären Einrichtungen wird bei der Medikamentenentsorgung entsprechend der hausinternen Regelung verfahren. Meistens werden überlagerte oder verunreinigte Medikamente an zentraler Stelle gesammelt und dann entsorgt. Auf keinen Fall dürfen Medikamente in den Ausguss oder in die Toilette entsorgt werden, dies gilt auch für Reste.

Im häuslichen, privaten Bereich wird entsprechend den Anweisungen der örtlichen approbierten pharmazeutischen Fachkraft verfahren.

Richten von Medikamenten

Die behandelnde Ärztin oder der behandelnde Arzt verordnet dem Menschen mit Unterstützungsbedarf Medikamente und hält diese Anordnungen schriftlich im vorhandenen Dokumentationssystem fest. Es sollten folgende Angaben berücksichtigt werden:

- Name des Menschen mit Unterstützungsbedarf, soweit dieser nicht aus dem Dokumentationssystem hervorgeht
- Name des Arzneimittels mit Arzneiform, Konzentration und Dosierung
- Zeitpunkt der Verabreichung
- eine eventuelle Befristung der Arzneimittelverordnung (z. B. Antibiotika für acht Tage)

Der Fachhandel hält zum „Stellen der Medikamente“ verschiedene Modelle von sogenannten Dispensern bereit. Abhängig vom Menschen mit Unterstützungsbedarf werden die Medikamente entweder zu jeder Mahlzeit gereicht oder für den ganzen Tag oder eine Woche bereitgestellt.

Beim Richten der Medikamente ist es wichtig, auf persönliche Hygiene zu achten. Außerdem sollten Medikamente an einem ruhigen und sauberen Arbeitsplatz von einer Fachkraft gestellt werden, die über Grundkenntnisse der allgemeinen Arzneimittelkunde verfügt und die Medikamente kennt, die sie zusammenstellt.

MERKEN

Informationen über Medikamente sind den Beipackzetteln zu entnehmen. Weitere Informationsquellen sind die „Rote Liste“, die verordnende Arztpraxis sowie die Apotheke.

Zusammenfassend werden nachfolgend einige wichtige Regeln für den Umgang mit Arzneimitteln genannt.

Wichtige Regeln für den Umgang mit Medikamenten

- Medikamente nur auf **ärztliche Verordnung** herausgeben; die Information über die ärztliche Verordnung erfolgt anhand der **Dokumentation**.
- **Stellen der Medikamente** „aus der Dokumentation heraus“; keine Informationen auf Zettel, Listen o. Ä. übertragen. Achtung: hohe Fehlerquote!
- Medikamente können einige Zeit (laut Apotheke bis zu zwei Wochen) im Voraus gestellt werden. „Im Kommen“ ist die vollautomatische **Verblisterung** von Medikamenten durch die Apotheke für einen längeren Zeitraum. Allerdings eignet sich dieses Verfahren nicht bei Lösungen (Tropfen) und auch dann nicht, wenn Medikamente öfter in wechselnder Dosierung angeboten werden müssen.
- Allgemeine und spezielle **Lagerungshinweise** sind zu berücksichtigen (z. B. Medikamente und Lebensmittel getrennt lagern; Lagerungstemperatur beachten).
- Es gibt Medikamente, die bis zur Einnahme in der Verblisterung bleiben müssen; bei Unklarheiten bitte die **approbierte pharmazeutische Fachkraft** befragen.
- Tropfen, Säfte, Zäpfchen, Lutschtabletten, Brausetabletten oder Granulate werden erst **unmittelbar vor der Verabreichung** gestellt.
- **Betäubungsmittel** werden direkt gegeben und besonders dokumentiert.
- **Hygienische Händedesinfektion** vor dem Stellen der Medikamente durchführen.
- Medikamente dürfen nicht mit der Haut in Kontakt kommen; das Tragen von **Einmalhandschuhen** ist angebracht.

- **Blister** sind im Umkarton zu lassen; ausgeblisterte Medikamente nicht wieder in den Karton zurückfüllen! Es besteht die Gefahr der Verwechslung, hinzu kommt ein fehlender Licht- und Feuchtigkeitsschutz.
- Das **Haltbarkeitsdatum** muss überprüft werden (**„first in – first out"**).
- Die Medikamente sind **dreimal zu kontrollieren**: bei der Entnahme aus dem Schrank, bei der Entnahme aus der Packung und beim Zurückstellen in den Schrank.
- Das Medikament ist auf eventuelle Veränderungen hin zu **kontrollieren**.
- Die **5-R-Regel** ist zu beachten (s. Seite 245).
- Neue Arzneipackungen sind mit dem **Anbruchdatum** zu versehen.
- Das Stellen der Medikamente ist mit besonderer Aufmerksamkeit und Konzentration und unter aseptischen Bedingungen durchzuführen (**ruhiger und sauberer Arbeitsplatz**). Immer häufiger werden die verordneten Medikamente fertig gestellt und verblistert von den Apotheken geliefert.
- In immer mehr Einrichtungen wird auch das Stellen der Medikamente dokumentiert. Die Verantwortung, die **Durchführungsverantwortung**, trägt aber immer die Fachkraft, die die Arzneimittel verabreicht. Versehentlich falsch verabreichte Medikamente sind zu dokumentieren, zudem ist der zuständige Arzt bzw. die behandelnde Ärztin zu informieren.
- Nie den geöffneten Medikamentenschrank unbeaufsichtigt lassen; nach Gebrauch ist er zu **verschließen**.

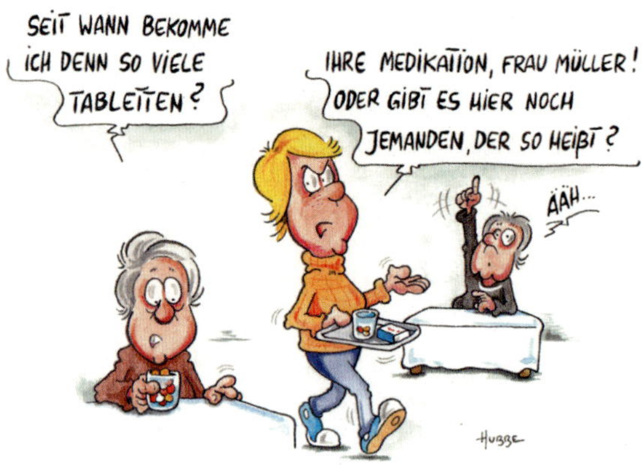
SEIT WANN BEKOMME ICH DENN SO VIELE TABLETTEN?
IHRE MEDIKATION, FRAU MÜLLER! ODER GIBT ES HIER NOCH JEMANDEN, DER SO HEIßT?
ÄÄH...
HUBBE

Dosierungsformen

Folgende Formen der Arzneimitteldosierung werden unterschieden:

- **Normaldosis:** Das ist die Menge einer Arznei, die ein Mensch normalerweise gut verträgt.
- **Initialdosis:** Das ist die Menge einer Arznei, die einmal zu Beginn einer Behandlung zu verabreichen ist.
- **Einzeldosis:** Das ist die Menge einer Arznei, die auf einmal verabreicht wird.
- **Sättigungsdosis:** Das ist die Menge einer Arznei, die ein Mensch so lange erhält, bis ein bestimmter Medikamentenspiegel im Blut erreicht ist.
- **Erhaltungsdosis**: Das ist die Menge einer Arznei, die verabreicht werden muss, um den durch die Sättigungsdosis erreichten Medikamentenspiegel im Blut zu erhalten. Sie hängt von der Geschwindigkeit des Abbaus und der Ausscheidung des Medikamentes ab.
- **Maximaldosis**: Das ist die Menge einer Arznei, die noch toleriert wird, die höchstmögliche Menge.

- **Letaldosis:** Das ist die Menge einer Arznei, die in der Regel zum Tod eines Menschen führen würde.

Grundsätze der Bedarfsmedikation

Eine generelle Verordnung durch die Person im ärztlichen Dienst, „bei Bedarf", ohne Konkretisierung ist nicht zu verantworten. Der Arzt bzw. die Ärztin muss in jedem Fall folgende Punkte schriftlich dokumentieren:

- Name der Person, die das Medikament erhalten soll
- eindeutige Bezeichnung des Medikaments
- maximale Einzeldosis und Tageshöchstdosis sowie eventuell Intervalle
- die konkreten Umstände zur Verabreichung (Bedarfsfall), z. B.: „bei Anstieg des Blutdrucks auf 180/100 mmHg 1 Tabl. Depressan®"

Im Zweifel muss sich der Arzt bzw. die Ärztin persönlich vom Zustand des Menschen mit Unterstützungsbedarf ein Bild machen, Ferndiagnosen sind nicht zulässig.

MERKEN

Die 5-R-Regel
Um die beabsichtigte therapeutische Wirkung zu erreichen und auch um Verwechslungen zu vermeiden, müssen folgende Faktoren gewährleistet sein:

1. **R**ichtige Person
2. **R**ichtiges Medikament
3. **R**ichtige Dosierung oder Konzentration
4. **R**ichtige Applikationsform
5. **R**ichtiger Zeitpunkt

Beim täglichen Umgang mit Medikamenten muss jeder Fachkraft bewusst sein, dass sie für ihr persönliches Handeln selbst verantwortlich ist. Grundsätzlich handelt es sich bei der Verabreichung von Medikamenten um eine ärztliche Tätigkeit. Diese Tätigkeit kann relativ unproblematisch auf hierfür qualifiziertes Personal übertragen werden. Die Anordnungsverantwortung trägt die Person im ärztlichen Dienst, die Durchführungsverantwortung trägt die Pflegekraft, die dem Menschen mit Unterstützungsbedarf die Medikamente verabreicht.

Überprüfung der „Arzneimittel-Einnahme-Genauigkeit"

Mitunter ist es notwendig, sich von der „Arzneimittel-Einnahme-Genauigkeit" des Menschen mit Unterstützungsbedarf zu überzeugen. Dazu stehen verschiedene Möglichkeiten zur Verfügung:

- Nachweis in Körperflüssigkeiten, vor allem im Blut
- Arzneimittelmarkierung
- Beobachtung der Einnahme

- Befragung
- Zählung der restlichen Tabletten (pill-count)
- indirekter Schluss aus
  - dem Arzneimittelverbrauch in bestimmten Zeitabständen
  - der Rezepteinlösung
  - der Rezeptabholung
  - dem Fehlen charakteristischer Nebenwirkungen
  - der Konsultationseinhaltung

Unerwünschte Wirkungen

Nach der Einnahme von Arzneimitteln können neben der erwünschten Hauptwirkung auch Nebenwirkungen auftreten. Diese können erwünscht oder unerwünscht, schwerwiegend oder harmlos sein. Bei der Entscheidung für ein bestimmtes Medikament müssen mögliche Nebenwirkungen, deren Schwere und das Krankheitsrisiko sorgfältig gegeneinander abgewogen werden. Dieses gilt besonders bei neuen Medikamenten.

Bei den unerwünschten Wirkungen unterscheidet man zwischen folgenden Arten:

- **Toxische Nebenwirkungen**
  Lassen sich in ausreichend hohen Dosen bei jedem Menschen auslösen. Besonders gefährdet sind alte Menschen, die die Medikamente nicht mehr ausreichend verstoffwechseln können. Die Medikamente reichern sich im Körper an, es kommt zur Kumulation. Hierunter versteht man die zunehmende – unter Umständen vergiftende – Wirkung eines Arzneimittels bei fortgesetzter Verabreichung kleinerer Dosierungen.

- **Allergische Nebenwirkungen**
  Nicht nur das Arzneimittel selbst kann Allergien auslösen, sondern auch Spaltprodukte, Lösungs- und Konservierungsmittel. Allergien entstehen dosisunabhängig. Der erste Kontakt führt zur Sensibilisierung, der zweite Kontakt zu allergischen Symptomen. Man kann vier Grade unterscheiden: der erste Grad beginnt mit einer Rötung der Haut, Quaddelbildung und Juckreiz, die Reaktionen reichen bis hin zum vierten Grad mit Kreislauf- und Atemstillstand.
  Allergische Reaktionen sind nicht im Tierversuch vorhersehbar.

- **Teratogene (= fruchtschädigende) Nebenwirkung**
  Es kann zu Missbildungen beim ungeborenen Kind kommen.

- **Mutagene Nebenwirkung**
  Es kann zu Veränderungen des Erbgutes kommen.

- **Paradoxe Wirkung**
  Bei einigen Menschen tritt nicht die erwartete Wirkung des Medikamentes ein, sondern genau die gegenteilige Wirkung.

Wechselwirkungen

Das gesamte Wirkprofil eines Arzneimittels setzt sich aus Haupt-, Neben- und Wechselwirkungen zusammen. Unter Wechselwirkungen versteht man die Beeinflussung der Arzneimittelwirkung durch individuell variierende Faktoren wie zusätzlich eingenommene Arzneimittel, Nahrungsmittel und auch Alkohol.

MERKEN

Hinweise zu Neben- und Wechselwirkungen sind der Packungsbeilage des Medikamentes zu entnehmen.

→ AUFGABEN

1. Überprüfen Sie einige Ihnen bekannte Medikamente anhand des Beipackzettels hinsichtlich möglicher Nebenwirkungen und Wechselwirkungen. Bei Unklarheiten holen Sie sich ärztlichen Rat oder erkundigen Sie sich in einer Apotheke.
2. Informieren Sie sich über den Produktionsablauf von Medikamenten. Wie lange dauert die Entwicklung eines neuen Medikamentes?
3. Recherchieren Sie im Internet: Was sind Generika?

10 Injektionen und Infusionen

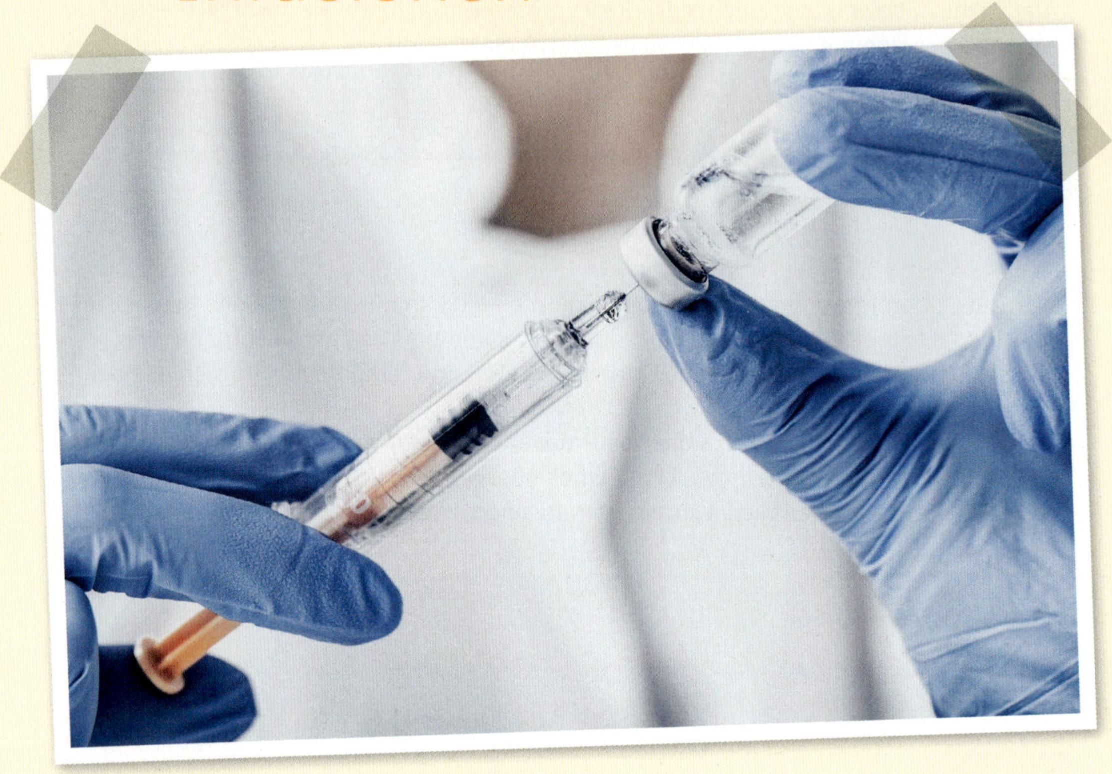

Angestrebte Kompetenzen

Fachkompetenz (Wissen und Fertigkeiten):

- Injektionen und Infusionen definieren können.
- Injektionsarten kennen.
- Die für Injektionen und Infusionen benötigten Materialien kennen.

Personale Kompetenz (Sozialkompetenz und Selbstständigkeit):

- Die rechtliche Situation kennen.
- Sorgfältig, strukturiert und hygienisch arbeiten können.

10.1 Injektionen

DEFINITION

Injektion
Als Injektion (lat. inicere = hineinwerfen, einflößen) bezeichnet man das Einbringen von flüssigen sterilen Medikamenten (bis zu einer Menge von 20 ml) mittels Spritze, Kanüle und/oder industriell vorgefertigtem Injektionsbesteck in einen Körperhohlraum, eine Blutbahn oder in Körpergewebe. Injektionen werden zu diagnostischen, prophylaktischen und/oder therapeutischen Zwecken verabreicht.

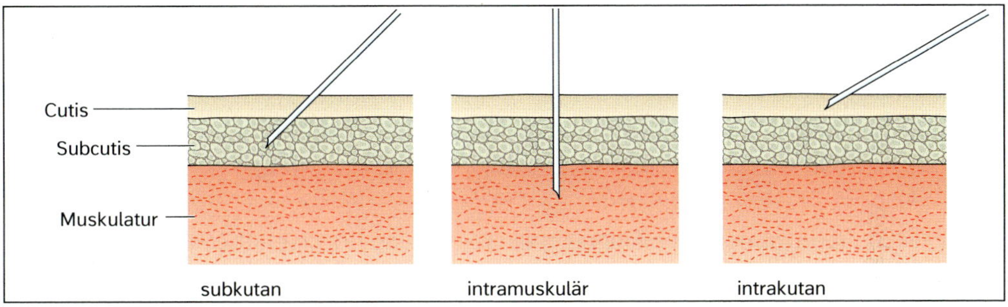

Unterschiedliche Arten der Injektion

→ AUFGABEN

Übertragen Sie die folgende Tabelle in Ihr Heft und ergänzen Sie die fehlenden Informationen aufgrund Ihrer persönlichen Erfahrungen.

Beispiele	Diagnostische Injektion	Prophylaktische Injektion	Therapeutische Injektion

Es können folgende Injektionsarten unterschieden werden:

Injektionsart (Auswahl)	Gebräuchliche Abkürzung	Gewebe/Organ
intrakutan intradermal	i.c. /	in die Haut (Cutis)
subkutan	s.c.	in das Unterhautfettgewebe (Subcutis)

Injektionsart (Auswahl)	Gebräuchliche Abkürzung	Gewebe/Organ
intramuskulär	i.m.	in den Muskel
intravenös	i.v.	in die Vene
intraarteriell (werden ausnahmslos von der Ärztin bzw. dem Arzt durchgeführt)	i. A.	in die Arterie
intrakardial (werden ausnahmslos von der Ärztin bzw. dem Arzt durchgeführt)	/	in den Herzmuskel (z. B. auf der Intensivstation)
intraartikulär (werden ausnahmslos von der Ärztin bzw. dem Arzt durchgeführt)	/	in ein Gelenk/einen Gelenkspalt (z. B. in der Orthopädie)

Rechtliche Aspekte

Eine Injektion stellt immer einen Eingriff in die körperliche Unversehrtheit einer Person dar, ist also nach dem Strafgesetzbuch eine Körperverletzung, die mit der Einwilligung (z. B. durch eine gesetzliche Betreuungsperson) aber nicht strafbar ist. Die Person kann jederzeit ihre Einwilligung zurückziehen. Theoretisch muss die Person vor jeder einzelnen Injektion (z. B. mehrmals tägliche Insulininjektionen) um ihr Einverständnis gebeten werden, praktisch reicht jedoch die Nichtablehnung dieser täglichen Injektion als Einwilligung.
Grundlage für die Einwilligung der Person in die Verabreichung einer Injektion ist die Aufklärung der Person über deren Notwendigkeit, Wirkung, Nebenwirkung und mögliche Gefahren. Die Anordnung zur Injektion muss der Arzt bzw. die Ärztin schriftlich fixieren. Die Aufklärung und deren Umfang gehört ebenso in den Aufgabenbereich des Arztes bzw. der Ärztin wie die Durchführung.

MERKEN

Die Person im ärztlichen Dienst kann die Durchführung einer Injektion an entsprechend geschultes Personal delegieren, nachdem sie sich von der Kompetenz des Pflegepersonals selbst überzeugt hat. Die Pflegekraft, die die Weisung/Verordnung annimmt, ist für die sachgerechte Durchführung in jedem Fall verantwortlich (Durchführungsverantwortung) und deshalb auch haftbar. Fühlt sich die Pflegekraft, aufgrund berechtigter Gründe, außerstande, die Injektion sachgerecht durchzuführen, kann (muss, sollte) sie diese ablehnen.

Am häufigsten werden s.c.- und i.m.-Injektionen delegiert. Andere Injektionen wie beispielsweise i.v.-Injektionen werden meist nur auf Intensivstationen an entsprechend weitergebildetes Pflegepersonal delegiert.

Vorteile von Injektionen

- Die Gabe von Medikamenten ist trotz Schluckstörungen oder demenziellen Erkrankungen parenteral, also unter Umgehung des Magen-Darm-Kanals, möglich.
- Unter Umgehung des Magen-Darm-Traktes kommt es bei Injektionen nicht zu den gefürchteten Schleimhautläsionen, die häufig bei der oralen Medikamentenappli-

kation auftreten. Nebenwirkungen wie Übelkeit und Erbrechen können allerdings auch bei Injektionen nicht immer ausgeschlossen werden.
- Abhängig von Injektionsart und -lösung können Wirkungseintritt und -dauer beeinflusst werden.
- Medikamente können mithilfe von Injektionen lokal wirken (z. B. die intraartikuläre Injektion).
- Medikamente lassen sich mittels Injektionen exakt dosieren.
- Es kommt zu keinem Wirkungsverlust.
- Abhängig von der Injektionsart kommt es zu einem mehr oder weniger schnellen Wirkungseintritt; innerhalb von Sekunden bei i.v.-Injektionen, 10–15 Minuten bei i.m.-Injektionen und 20–30 Minuten bei s.c.-Injektionen.

Nachteile von Injektionen

- Eine Injektion stellt immer einen Eingriff in die Unversehrtheit der Person dar.
- Sie kann nicht rückgängig gemacht werden.
- Die psychische Belastung für die Person ist höher als bei anderen Applikationsarten.
- Es können Schmerzen auftreten, die individuell wahrgenommen werden. Die Pflegekraft sollte deshalb nie sagen: „Das tut überhaupt nicht weh." Jeder Mensch nimmt das Durchstechen der Haut mit einer Kanüle unterschiedlich wahr.

Weitere Nachteile ergeben sich aus den möglichen **Komplikationen**, die abhängig von der jeweiligen Injektionstechnik auftreten können. Es kann

- zu **Unverträglichkeitsreaktionen** kommen, die aber bei jeder Medikamentengabe auftreten können. Bei Injektionen treten sie schneller und ausgeprägter auf.
- durch Applikationsfehler zu **Schmerzen** kommen, wenn die falsche Kanülengröße gewählt wurde. Auch ein zu zaghaftes Einstechen sowie ein zu schnelles Spritzen des Medikamentes kann zu Schmerzen führen. Das Medikament kann aufgrund der Zusammensetzung und/oder der Konsistenz nach der Injektion Schmerzen im Gewebe verursachen.
- zu Blutungen ins Gewebe kommen (**Hämatome**), wenn Gefäßwände durchstochen werden, besonders bei der intramuskulären Injektion.
- insbesondere bei einer fehlerhaften Durchführung einer i.m.-Injektion zu **Nervenverletzungen** kommen.
- zu **Schädigungen** (nekrotischen Veränderungen) an den Gefäßen oder des Gewebes kommen, wenn das Arzneimittel z. B. versehentlich in eine Arterie statt in den Muskel gespritzt wird.
- bei Missachtung der Hygieneregeln zu lokalen oder **generalisierten Infektionen** kommen (z. B. durch fehlende Händedesinfektion, unsterile Materialien).
- (selten) zum **Kanülenbruch** kommen, z. B. bei intramuskulären Injektionen, wenn sich die Person während der Injektion plötzlich bewegt.

Material zur Injektion

Folgendes Material wird zur Injektion benötigt:

- handelsübliche, zugelassene Desinfektionsmittel für die Händedesinfektion und ein Hautdesinfektionsmittel für die Injektionsstelle
- flüssigkeitsdichte Einmalhandschuhe
- Zellstofftupfer, die zu 1 000 auf einer Rolle sind, werden einmal sterilisiert und in entsprechenden Entnahmeboxen staubgeschützt gelagert, oder mit Alkohol getränkte Tupfer, die einzeln verpackt zur Verfügung stehen
- durchstichsichere Kanülenbox
- eventuell Schnellverband (Pflaster)
- eventuell Nierenschale o. Ä. für Restmüll

Spritzen

- **Metall-Glas-Spritzen** bestehen aus einem Glaszylinder (auch Metall möglich) und einem Kolbenteil mit Kolben aus Metall, zur mehrmaligen Verwendung, nach entsprechender Aufbereitung, Sterilisation und keimdichter Verpackung.
- **Kunststoffspritzen** (steril verpackt) zum einmaligen Gebrauch stehen in unterschiedlichen Größen und Arten zur Verfügung.
  - Die zweiteilige **Standardspritze** mit einem Fassungsvermögen von 1–20 ml. Sie besteht aus einem Zylinder mit Graduierung, einem Kolben, und einer Griffplatte sowie dem Konus, der Verbindungsstelle für die Kanüle. Es gibt unterschiedliche Ansätze (Konus), wobei der gebräuchlichste der Luer-Lock-Ansatz ist. Wichtig dabei ist, dass dieser sogenannte männliche Teil zum entsprechend weiblichen, der Kegelhülse (Kunststoffansatz) der Kanüle passt.
  - **Tuberkulinspritze mit Millilitereinteilung** für 1 ml (1 Teilstrich entspricht 0,01 ml)
  - **Insulinspritzen** mit zwei verschiedenen Dosierungsmöglichkeiten, für die Insulinkonzentration 40 iE/ml und für die Insulinkonzentration 100 iE/ml (iE = internationale Einheiten). Die Insulinspritzen sind in 1- und 2-ml-Größen erhältlich, und zwar mit angeschweißter Kanüle oder ohne Kanüle.

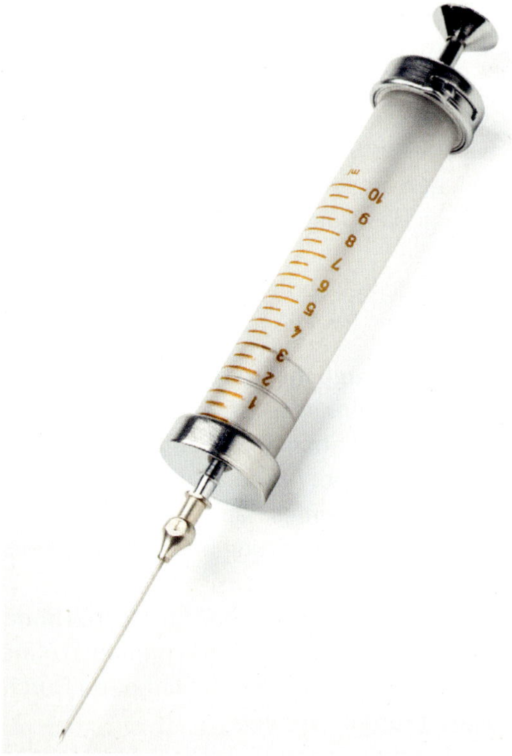

Metall-Glas-Spritze

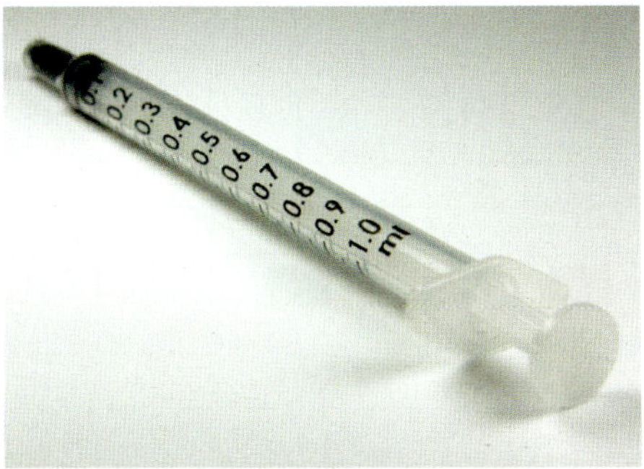

Tuberkulinspritze

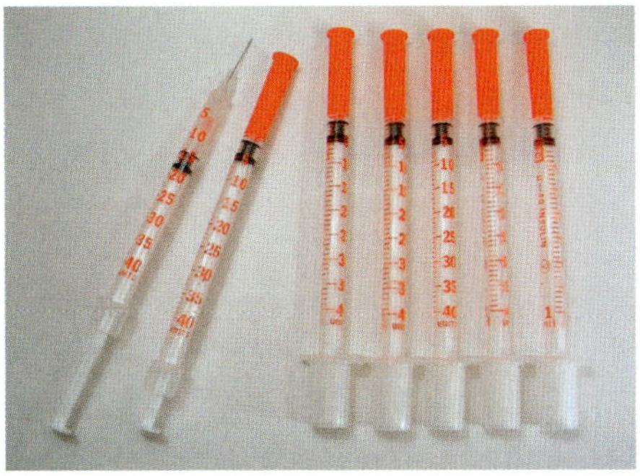

Insulinspritzen

- Der sogenannte **PEN** ist eine vorgefüllte Mehrfachspritze für die Insulininjektion. Die Penpatronen entsprechen einer Konzentration von 100 iE/ml (!). Mittlerweise gibt es Insulin in sogenannten Einmalpens, bei denen nicht mehr die Ampulle gewechselt werden muss, sondern der ganze PEN ersetzt wird.
- **Spezialspritzen** sind Sonderanfertigungen, die z. B. als Ohren- oder Augenspritzen, Wund- oder Blasenspritzen zur Anwendung kommen. Ihre Besonderheit sind das Fassungsvermögen und die Ansätze.
- **Fertigspritzen** enthalten bereits das Medikament zur sofortigen Verwendung, häufig bei Notfallmedikamenten und Impfungen.

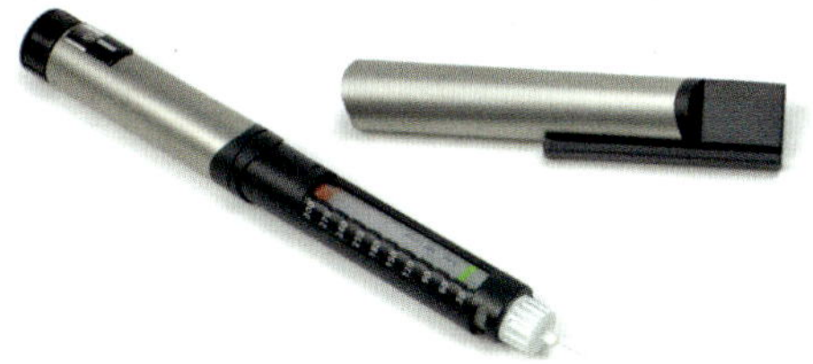

PEN: Mehrfachspritze für die Insulininjektion

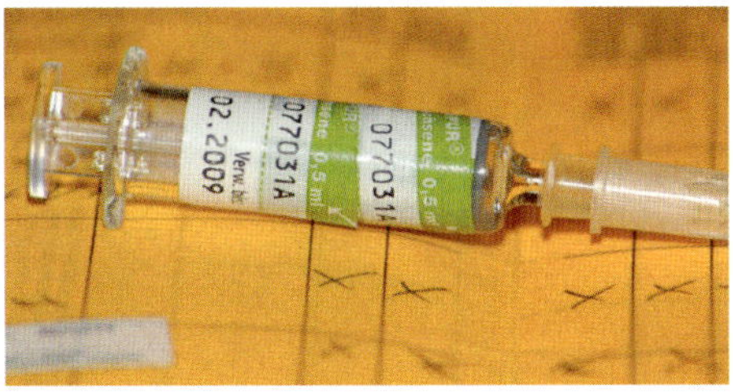

Fertigspritze

Kanülen

DEFINITION

Injektionskanülen
Injektionskanülen sind Hohlnadeln, bestehend aus Kanülenschaft aus Edelstahl in unterschiedlicher Länge und einem Ansatz aus farbigem Kunststoff.

Die Größen (Durchmesser und Länge) sind nach teilweise internationalen Tabellen genormt und durch Farben gekennzeichnet. Gebräuchlich sind Angaben in Gauge (G), das den Außendurchmesser angibt. Je größer der Gauge-Wert, umso geringer ist der Außendurchmesser der Kanüle. Mit dem Pravaz-System wird die Größe (Gr.) gekennzeichnet. Die Wahl der Kanüle richtet sich nach dem Injektionsort und der Injektionsart. Bei eher dickflüssigen Medikamenten ist ein größerer Durchmesser zu wählen. Die Kanülenspitze ist schräg angeschliffen, um in das Gewebe einen kleinen Schnitt zu setzen.

Farbkodierung von Einmalkanülen

Größe (nach Pravaz)	20	–	18	–	17	16	14	12	2	–	1	–	–
Gauge	27		26		24	23	23	22	21		20		19
Farbe	grau		braun		lila	blau	violett	schwarz	grün		gelb		weiß
Außendurchmesser (mm)	0,40	0,40–0,42	0,45		0,55	0,66	0,60–0,65	0,70	0,80		0,90		1,10
Länge (mm)	20	12–16	25	12	25	25	30–32	30–32	40	50–60	40	70	30
Verwendung	Insulin, s.c.		Insulin, s.c.		s.c.	s.c.	s. c., i.m.[1]	s. c., i.m.[1]	i.v., i.m.[2]	i.m.[3]	i.v., i.m.[4]	tief i.m.	Aufziehkanüle, Blutentnahme

[1] Oberschenkel
[2] Oberschenkel, Gesäß bei Untergewichtigen und großen Kindern
[3] Gesäß bei Normal- bis Übergewichtigen
[4] Für dickflüssige Lösungen

Anforderungen an Spritzen und Kanülen

Die folgenden Anforderungen müssen erfüllt sein:

- zuverlässige Dichtigkeit
- geprüfter, rostfreier Stahl
- leichtes, ruckfreies Gleiten des Kolbens
- kurz- oder langgeschliffene Spitzen
- präzise Graduierung, gute Lesbarkeit
- zuverlässige Arretierung

→ AUFGABE

Wie heißen die Einzelteile der abgebildeten Einwegspritze mit Kanüle? Übertragen Sie das Bild in Ihr Heft und beschriften Sie es entsprechend.

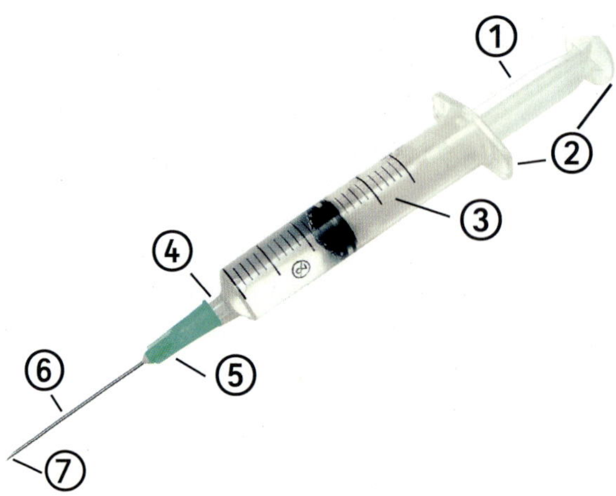

MERKEN

Spritzen und Kanülen müssen auf Sterilität überprüft sein, d.h. auf intakte Verpackung, Sterilindikator, Verbrauchsdatum. Die Handhabung geschieht nur unter absoluter Beachtung der Hygienerichtlinien. Jegliche Kontamination ist zu vermeiden. Spritzenkonus, Stempel, Kanülenansatz und -schaft dürfen nicht berührt werden. Ggf. muss das Material verworfen werden.

Aufziehen von Medikamenten

Die Medikamente werden in folgenden Behältnissen angeboten:

- **Glasampullen** enthalten eine Einzeldosis. Eine Einengung am unteren Teil des Ampullenhalses ermöglicht das Aufsägen mit einer Ampullensäge. Bei Brechampullen, die durch einen weißen Punkt oder Ring am Ampullenhals gekennzeichnet sind, wird selbiger abgebrochen. Um den Zeigefinger vor Verletzungen zu schützen, wird ein einfacher Tupfer zwischen Ampullenhals und Zeigefinger gelegt.
- **2-Glasampullen** oder sogenannte **Doppelampullen** enthalten eine Ampulle mit Trockensubstanz und eine Ampulle mit Lösungsmittel. Die Trockensubstanz darf wegen der Instabilität des Medikamentes erst kurz vor der Verabreichung aufgelöst werden. Bei zwei Stechampullen mit jeweils Trockensubstanz und Lösungsmittel erleichtert der Gebrauch einer sogenannten Überleitungskanüle die Herstellung der Lösung enorm.
- **Stechampullen** gestatten die mehrmalige Entnahme von Einzeldosen. Die Flasche ist mit einem Gummistopfen verschlossen. Ein gebördelter Aluring, also ein Aluring mit gebogenem Rand, gewährleistet den sicheren Verschluss. Zusätzlich ist die Stechampulle mit einem Metall- oder Plastikverschluss abgedeckt. Ein Medikament ohne Konservierungsstoff muss nach 24 Stunden verworfen werden. Das Anbruchdatum ist auf der Stechampulle zu vermerken.

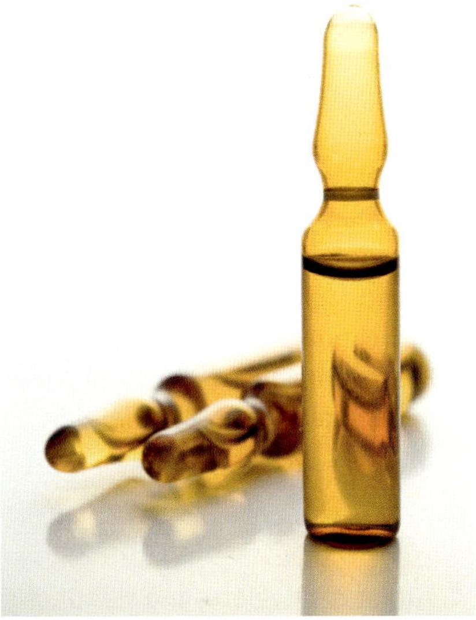

Glasampulle

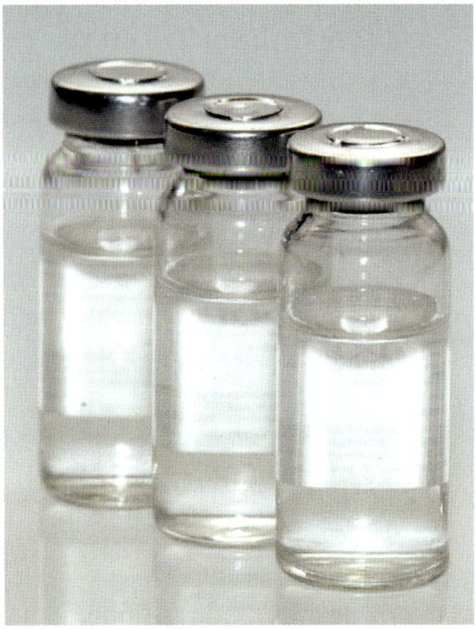

Stechampullen

- **Fertigspritzen**, in denen das Medikament injektionsbereit geliefert wird
- **Zweikammerspritzen** enthalten die Injektionslösungen A und B. Durch Druck auf den Kolben strömt Lösung B in Lösung A. Die fertige Injektionslösung kann danach injiziert werden. Dies ist auch mit Trockensubstanz möglich, dabei sollte unbedingt der Beipackzettel beachtet werden.

Allgemeine Hinweise für das Aufziehen eines Medikamentes

- Das Aufziehen eines Medikamentes muss unter hygienischen Arbeitsbedingungen erfolgen, d.h. hygienische Händedesinfektion (s. Kapitel 11), Desinfektion aller wiederverwendbaren Arbeitsmaterialien wie Tablet und Arbeitsplatz. Pflegekräfte müssen auf die persönliche Hygiene achten und dürfen keine Fingerringe oder Armbänder tragen. Langes Haar muss zusammengebunden werden, Kleidung, z.B. Ärmel, dürfen nicht den Injektionsort berühren. Zum Selbstschutz sollten eventuell Handschuhe getragen werden (je nach Hygienestandard der jeweiligen Einrichtung). Das sterile Material wird erst kurz vor Gebrauch aus der Verpackung genommen.
- Das Aufziehen sollte an einem ruhigen Arbeitsplatz geschehen, nicht am offenen Fenster, nicht im Zimmer des Menschen mit Unterstützungsbedarf und nicht in Anwesenheit von anderen Personen, die zusehen.
- Praktisch sind passende Dispenser für das Material, damit alles griffbereit ist. Zudem kann das Material darin geschützt aufbewahrt werden.
- Informationen über unbekannte Medikamente sind vor der Verabreichung einzuholen.

Aufziehen des Medikamentes aus der Glasampulle

- zuerst die hygienische Händedesinfektion durchführen
- Injektionslösung durch Klopfen am Ampullenhals in die Ampulle zurückbefördern
- Ampulle aufnehmen und mit einem Tupfer den Ampullenhals abbrechen (bei Brechampullen), sonst vorher ansägen. Das Abbrechen des Ampullenhalses ist relativ einfach und bedarf keiner großen Kraftanstrengung.
- Aufziehkanüle auf Spritze setzen, die Schutzkappe entfernen und die Injektionslösung restlos aus der Ampulle aufziehen. Die Aufziehkanüle ist meistens etwas größer als die Injektionskanüle.
- Aufziehkanüle abnehmen und in durchstichsicheren Behälter entsorgen, ohne die Kappe wieder aufzusetzen. Das sogenannte „Re-capping" ist unbedingt zu unterlassen, um Verletzungen zu vermeiden.
- Spritze entlüften, ohne das Medikament zu verspritzen
- Injektionskanüle aufsetzen, Kanülenschutz nicht entfernen
- Spritze mit Namen, Datum, Uhrzeit kennzeichnen, Ampulle bei der Spritze lassen und alles auf ein Spritzentablett legen
- Müll entsorgen

Aufziehen des Medikamentes aus der Stechampulle

- hygienische Händedesinfektion
- Metall- bzw. Plastikverschluss entfernen

- Gummikappe durch Sprühdesinfektion desinfizieren, Einwirkzeit von 15 Sekunden beachten
- Aufziehkanüle auf Spritze setzen, Schutzkappe entfernen und benötigte Menge aus Ampulle entnehmen. Um Unterdruck zu vermeiden, wird vor dem Einstechen die Menge Luft aufgezogen und in die Stechampulle gespritzt, die der Stechampulle an Injektionslösung entnommen werden soll.
- Aufziehkanüle abnehmen und ohne „Re-capping“ in den Abwurfbehälter entsorgen
- Spritze entlüften, ohne das Medikament zu verspritzen
- Injektionskanüle aufsetzen, Schutzkappe belassen
- Spritze mit Name, Datum, Uhrzeit kennzeichnen, Ampulle bei der Spritze lassen und alles auf ein Spritzentablett legen
- Bei nur teilweise entleerten Stechampullen müssen diese mit Uhrzeit- und Anbruchdatum versehen werden und meist im Kühlschrank gelagert werden (s. Beipackzettel!).
  Bei der Entnahme von Teilmengen kann man sogenannte Belüftungskanülen benutzen. Diese verbleiben in der Stechampulle und ermöglichen die hygienische Entnahme von Injektionslösungen, das Einspritzen von Luft ist überflüssig.
- Müll entsorgen

Aufziehen eines Medikamentes aus zwei Glasampullen (Trockensubstanz und Lösungsmittel)

- hygienische Händedesinfektion
- Spritze mit Aufziehkanüle vorbereiten
- beide Ampullenhälse mit Tupfer abbrechen
- Lösungsmittel aufziehen
- Flüssigkeit langsam zur Trockensubstanz spritzen
- Auf vollständige Auflösung warten, nicht schütteln!
- Lösung mit Aufziehkanüle in Spritze aufziehen
- Aufziehkanüle abnehmen und in die Kanülenbox entsorgen
- Spritze entlüften, ohne das Medikament zu verspritzen
- Injektionskanüle aufsetzen, Schutzkappe belassen
- Spritze mit Kanüle, versehen mit Name, Datum und Uhrzeit, sowie entleerte Ampulle auf das Spritzentablett legen
- Müll entsorgen

Durchführung

Allgemeine Vorbereitung von Injektionen

- erforderliche Kontrollen durchführen:
  - Kontrolle der Verordnung in der Akte
  - 5-R-Regel beachten
  - anhand des Beipackzettels Kontrolle über Applikationsart, Wirkung und Nebenwirkung des Medikamentes; bei Unsicherheiten Rücksprache mit dem Arzt bzw. der Ärztin und/oder der approbierten pharmazeutischen Fachkraft nehmen

  - Medikamentenangabe der Menge und der Konzentration kontrollieren
  - Verfallsdatum kontrollieren
  - überprüfen, ob das Medikament richtig gelagert wurde
  - Medikament auf Farbe und Konsistenz hin überprüfen
- hygienische Arbeitsbedingungen schaffen; Medikament erst kurz vor der Injektion aufziehen, höchstens jedoch eine Stunde vorher. Die Haut wird mit einem Hautdesinfektionsmittel desinfiziert.
- Arbeitsfläche und Materialien vorbereiten. So kann das Medikament ohne Unterbrechung aufgezogen werden und die Kontaminationsgefahr wird verringert.
- gekühlte Medikamente in der Hand anwärmen, um zusätzliche Schmerzen zu verhindern
- Die Person muss vom Arzt bzw. von der Ärztin über die Durchführung, Wirkung, Nebenwirkung, mögliche Komplikationen und Verhaltensweisen nach der Injektion informiert worden sein.
- Kontraindikationen überprüfen. Die Pflegekraft muss sich vergewissern, dass keine Gründe vorliegen, die eine Injektion ausschließen.
- Individuelle psychische Vorbereitung des Menschen beachten, wenn nötig beruhigen, denn ein entspannter Mensch empfindet weniger Schmerz.
- Spritzentablett mit Material richten

→ AUFGABE

Welche Materialien gehören auf ein Spritzentablett? Begründen Sie Ihre Aussage.

Subkutane Injektion

DEFINITION

Subkutane Injektion
Unter einer subkutanen Injektion versteht man das Verabreichen eines flüssigen Medikamentes unter die Haut, in das Unterhautfettgewebe, die Subcutis.

Die Resorption (Aufnahme) findet verzögert statt. Es werden nur wässrige, isotone Lösungen, wie z. B. Heparin, Insulin u. Ä. gespritzt. Als Injektionsorte kommen alle Bereiche mit ausgeprägter Subcutis in Betracht, wobei aber zwischen erster und zweiter Wahl der Injektionsorte unterschieden wird. Bei häufigen s.c.-Injektionen sollen die Einstichstellen anhand eines Injektionsschemas turnusmäßig gewechselt werden, um die Haut und das Gewebe zu schonen.

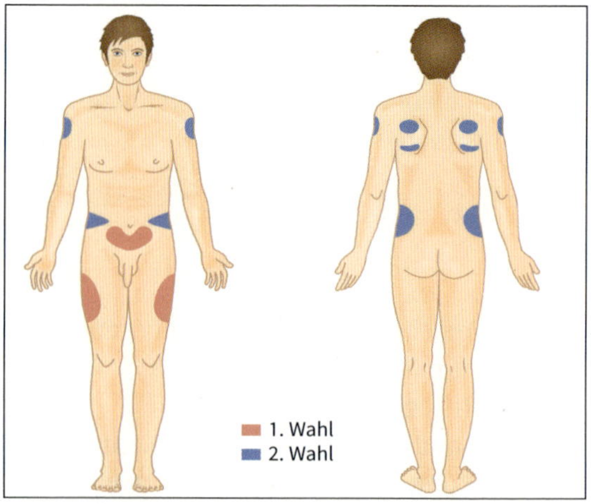

Mögliche Injektionsstellen für eine subkutane Injektion

MERKEN

Injektionsstellen erster Wahl sind die Bauchdecke unterhalb des Bauchnabels mit ca. 2 cm Platz zum Bauchnabel sowie die Vorder- und Außenseiten der Oberschenkel, die Gelenkbereiche am Knie und Hüfte werden ausgespart.

Injektionsstellen zweiter Wahl bieten sich an, wenn die der ersten Wahl nicht zur Verfügung stehen. Gespritzt werden kann in die Mitte oder die Außenseiten der Oberarme. Hier kann es schnell zu intramuskulären Injektionen kommen und somit zu schnellerem Wirkungseintritt. Weiterhin bieten sich die Flanken und die Bauchdecke oberhalb des Bauchnabels sowie die Region ober- und unterhalb der Schulterblätter an.

Kontraindikationen

- Keine Injektion in gerötetes, geschwollenes oder entzündetes Gewebe oder andere Hautveränderungen!
- Keine Injektion in gelähmte Extremitäten!
- Keine Injektion bei Personen mit schlechten Kreislaufverhältnissen! Bei Schockzuständen werden Muskulatur und Subcutis nur unzureichend durchblutet und die Resorption findet sehr stark verzögert statt.

Ablauf einer subkutanen Injektion

1. Vorbereitung

- Mit dem Spritzentablett ins Wohnheimzimmer gehen, das Medikament wurde bereits im Dienstzimmer unter aseptischen Bedingungen aufgezogen und mit der leeren Ampulle und dem erforderlichen Material auf dem Tablett angeordnet.
- Auf Intimsphäre/Privatsphäre des Menschen achten (anklopfen, vertrauensvolle und ruhige Atmosphäre schaffen, durch individuelle Begrüßung und Information)
- Personen, die keine Injektion erhalten, ggf. herausbitten
- Zimmertür und Fenster schließen (Zugluft vermeiden)
- ggf. Sichtschutz herstellen
- Materialien (Spritzentablett) so hinstellen, dass alle Arbeitsmittel problemlos erreicht werden können, keine Gefahr davon ausgeht und man diese im Blickfeld hat. Das Bett bietet keine geeignete Arbeitsfläche, da auf der Matratze abgestellte Gegenstände zum einen kontaminieren und zum anderen leicht um- bzw. herunterfallen können.
- individuelle psychische Betreuung des Menschen mit Unterstützungsbedarf ist gewährleistet
- Aufklärung durch den Arzt bzw. die Ärztin ist erfolgt.
- Einverständniserklärung ist gegeben.
- Die Injektion kann im Sitzen und im Liegen durchgeführt werden. Die Injektion sollte nicht im Stehen durchgeführt werden, falls die Person kollabiert.
- Injektionsstelle auswählen
- individuelle Vorbereitung wie Lagerung entsprechend des Injektionsortes
- Freilegen/Freimachen der Injektionsstelle

2. Durchführung

- hygienische Händedesinfektion
- Einstichstelle desinfizieren, Einwirkzeit beachten, und zwar mindestens 15 Sekunden (Hygienestandard der Einrichtung beachten!). Ebenso wichtig neben der Mindesteinwirkzeit ist die vollständige Trocknung der Haut. Gelangt Desinfektionsmittel in den Stichkanal, kommt es zu einer Reizung des umliegenden Gewebes, die Einstichstelle „brennt".
- Mit Daumen und Zeigefinger an der Einstichstelle eine Hautfalte bilden und diese leicht anheben (die Hautfalte wird gebildet, damit in das Unterhautfettgewebe injiziert wird).
- Zügig einstechen, dabei die Spritze wie einen Stift halten. Günstig sind Kanülen mit einer Länge von 12–16 mm, die bei normalgewichtigen Personen im 90°-Winkel (Winkel zur Hautoberfläche), bei Menschen mit Untergewicht im Winkel von ca. 45° eingestochen werden.
- Aspiration bei s.c.-Injektionen ist umstritten. Werden kurze Kanülen benutzt und nur die Injektionsorte erster und zweiter Wahl benutzt, kann man davon ausgehen, dass keine größeren Venen punktiert werden können. Eine Aspiration bei s.c.-Injektion kann zu Gewebeschäden führen, zu einer Lageveränderung der Kanüle und auch zu einer zeitlichen Verzögerung der Injektion.

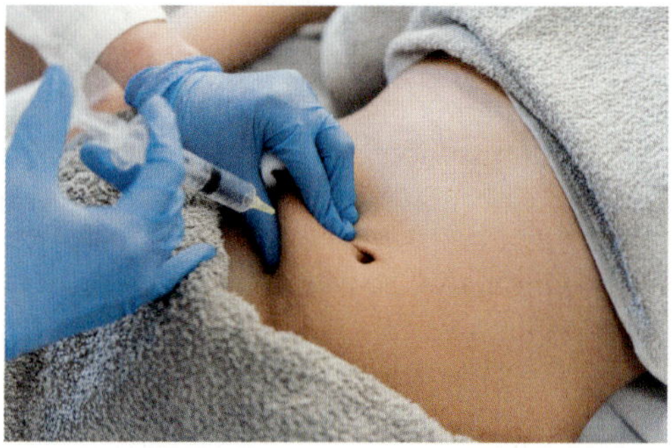

Subkutane Injektion

- Arzneimittel langsam injizieren (ca. 2 ml/Min.), dadurch ist gewährleistet, dass sich das Medikament gut verteilt.
- Kanüle zügig entfernen, Hautfalte loslassen, mit einem trockenen Tupfer eventuell austretende Flüssigkeit aufnehmen, bei Blutaustritt Einstichstelle ggf. mit Pflaster versorgen; bei der Verwendung eines Pens wird nach vollständigem Eindrücken des Knopfes die Nadel noch 10 Sekunden in der Haut belassen.
- Kanüle direkt in den durchstichsicheren Kanülenabwurf entsorgen, um Verletzungen zu vermeiden (Recapping vermeiden)

3. Nachbereitung

- den Menschen mit Unterstützungsbedarf nach seinem Befinden fragen und ihn darauf hinweisen, dass er nicht an der Einstichstelle kratzen darf
- Die Pflegekraft achtet auf Infektionszeichen und Hämatome. Bei besonderen Veränderungen, die eventuell erst später auftreten, die Ärztin oder den Arzt benachrichtigen.
- Kleidung der Person richten und sie zudecken
- Person nach Wunsch lagern
- Zimmer in den ursprünglichen Zustand bringen, je nach Wunsch lüften
- Person verabschieden und eventuell wartende Leute wie Besuch wieder hinein bitten

- Die Materialien mit aus dem Wohnheimzimmer nehmen und im Dienstzimmer in die entsprechenden Müllbehälter entsorgen, blutige Tupfer in spezielle Behältnisse. Materialien für den mehrmaligen Gebrauch, z. B. das Tablett, desinfizieren und zurückstellen. Die gebrauchte Kanüle wird direkt nach der Injektion in die Kanülenbox entsorgt. Jede Kanüle, auch die PEN-Nadel, wird nur einmal benutzt.
- Dokumentation

→ AUFGABEN

1. Nennen Sie die Anzeichen einer Infektion (s. Kapitel 11).
2. Erstellen Sie eine Handlungsanweisung (Vorbereitung – Durchführung – Nachbereitung) für die subkutane Verabreichung unterschiedlicher Insulinarten mit einem PEN und einer Insulinspritze.

Intramuskuläre Injektion

DEFINITION

Intramuskuläre Injektion
Unter einer intramuskulären Injektion versteht man die Verabreichung eines Medikamentes in einen Skelettmuskel.

Die Resorption findet leicht verzögert statt, aber schneller als bei der subkutanen Injektion. Aufgrund der besseren Verträglichkeit des Muskels für verschiedene Medikamente können auch ölige und stark konzentrierte Medikamente gespritzt werden. Mögliche Applikationsorte:

- Der Oberarmmuskel wird von Ärztinnen und Ärzten zur intramuskulären Injektion bevorzugt. Da der Oberarmmuskel nicht genügend Muskelmasse bietet, dürfen keine öligen Medikamente und nicht mehr als 2 ml gespritzt werden.
- Der Oberschenkelmuskel (musculus vastus laterialis) liegt zwischen dem großen Rollhügel (Trochanter major) und der Kniescheibe (Patella); das entspricht der seitlichen, äußeren Fläche am Oberschenkel.
- der mittlere oder kleine Gesäßmuskel (musculus gluteus medius)

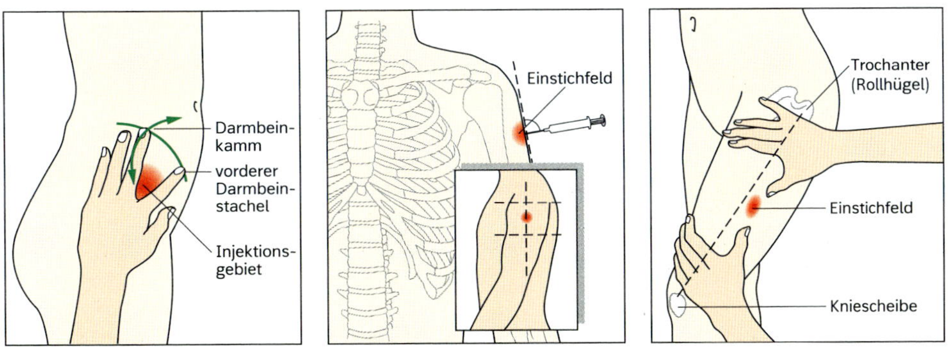

a) Ventrogluteale Injektion in die Gesäßmuskulatur nach v. Hochstetter
b) Injektion in den Deltamuskel am Oberarm
c) Injektion in die Oberschenkelmuskulatur

Die intramuskuläre Injektion wird nicht von Heilerziehungspflegerinnen und Heilerziehungspflegern durchgeführt. Das Vor- und Nachbereiten der Injektion kann allerdings erforderlich sein. Für den zu pflegenden Menschen ist es oft hilfreich, wenn die Bezugsperson während der i.m.-Injektion anwesend ist.

Kontraindikationen

Bei der intramuskulären Injektion gelten die gleichen Bedingungen bezüglich der Kontraindikationen wie bei der s.c.-Injektion.

MERKEN

Es darf auf keinen Fall intramuskulär gespritzt werden, wenn bei der Person eine Blutgerinnungsstörung, also eine erhöhte Blutungsneigung vorliegt. Bei **Verdacht auf einen Herzinfarkt** darf auch keine i.m.-Injektion durchgeführt werden.

Die möglichen Komplikationen sind zu Beginn dieses Kapitels aufgeführt worden.

Umgang mit Kanülenstichverletzungen

Kanülenstichverletzungen sind isoliert gesehen harmlos. Die Gefahr besteht darin, dass eine gebrauchte Kanüle mit Krankheitserregern behaftet ist und sich die Pflegekraft mit Hepatitis B oder C oder dem HI-Virus infiziert.

Kommt es trotz aller Vorsicht zu einer Kanülenstichverletzung, sei es durch Unachtsamkeit der Pflegekraft oder durch Fremdeinwirkung, so muss wie folgt gehandelt werden:

- Blutung der Wunde anregen
- sofortige Desinfektion der Wunde mit Hautdesinfektionsmittel, Einwirkzeit mindestens 30 Sekunden
- Wundverband bei Bedarf
- **Dokumentation** im Verbandbuch der Abteilung und **Meldung** der Verletzung an die Führungskraft und die Person im betriebsärztlichen Dienst. Die Meldung ist wichtig, damit der Betriebsarzt oder die Betriebsärztin weitere Maßnahmen wie Blutentnahmen und Impfungen, die in den ersten Stunden nach der Nadelstichverletzung erforderlich sind, anzuordnen.

TIPP

Das Injizieren erfordert einiges an Übung und oft auch Überwindung. Lassen Sie sich die Technik zeigen, üben Sie an einer Pflegepuppe, spritzen Sie erst unter professioneller Aufsicht, bevor Sie allein zu der Person gehen, der Sie eine Injektion geben wollen.

10.2 Infusionen

DEFINITION

Infusionen
Unter Infusionen (lat. infundere, infusus = hineingießen) versteht man das langsame meist tropfenweise Einfließenlassen größerer Flüssigkeitsmengen in den Körper.

Infusionslösungen werden meistens intravenös verabreicht, seltener subkutan oder intraossär (in einen Röhrenknochen im Notfall bei Kindern).

Die Aufgabe der Pflegefachkraft kann es sein, eine Infusionslösung für die Verabreichung durch den Arzt oder die Ärztin vorzubereiten. Die Vorbereitung erfolgt grundsätzlich unmittelbar vor dem Gebrauch mit den gleichen hygienischen Vorgaben wie beim Aufziehen eines Medikamentes zur Injektion.

- Richten des Materials
  - Infusionslösung laut schriftlicher ärztlicher Anordnung
  - Infusionsbestecke (einzeln, steril verpackt) stellen die Verbindung zwischen Zugang und Infusionslösung her und sind Einmalware, die nach 24 Stunden (spätestens) gewechselt werden muss.
  - Haut- und Händedesinfektionsmittel
  - Infusionsständer
  - Infusionsflasche
- Infusionsflasche auf Unversehrtheit, Verfallsdatum, Trübung, Kristallisierung oder Ausflockung kontrollieren
- Arbeitsfläche desinfizieren und hygienische Händedesinfektion durchführen
- Verschlussabdeckung der Infusionsflasche entfernen und Einstichstelle für Infusionsbesteck desinfizieren (Einwirkzeit beachten!)
- Infusionsbesteck auspacken, Durchflussregler und Belüftungsventil schließen
- Dorn des Infusionsbesteckes in die stehende Flasche bzw. den schräg gehaltenen Beutel stechen
- Infusionsflasche an den Infusionsständer hängen (hat die Infusionsflasche keine Halterung, gibt es entsprechendes Zubehör)
- Tropfkammer durch Komprimieren und Loslassen zu 2/3 füllen
- Belüftungsventil öffnen
- Um Kontaminationen auszuschließen, dürfen keine Kanülen in die Infusionsbeutel gestochen werden.

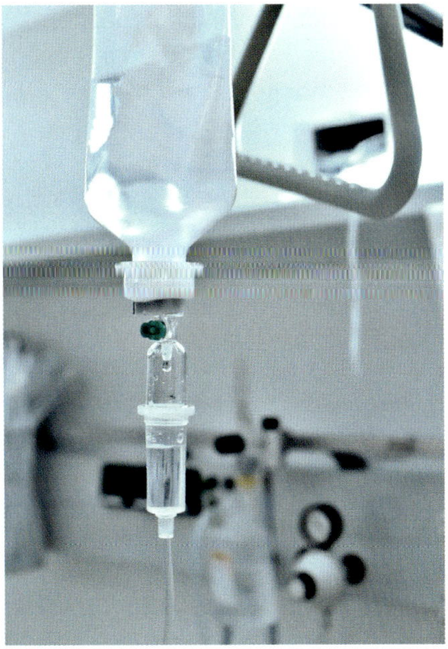

Infusionsflasche bzw. -beutel

- Durchflussregler langsam öffnen, Infusionsleitung blasenfrei füllen und Durchflussregler wieder schließen
- mit wasserfestem Stift Name, Datum, Uhrzeit, Einlaufgeschwindigkeit auf die Infusionsflasche schreiben
- Hat der Arzt bzw. die Ärztin noch Medikamente angeordnet, die der Infusion zugespritzt werden sollen, sind diese vor dem Einstechen des Infusionsbesteckes, steril aufgezogen, der Lösung zuzusetzen. Das Medikament mit exakter Mengenangabe wird auch auf der Infusionsflasche dokumentiert.

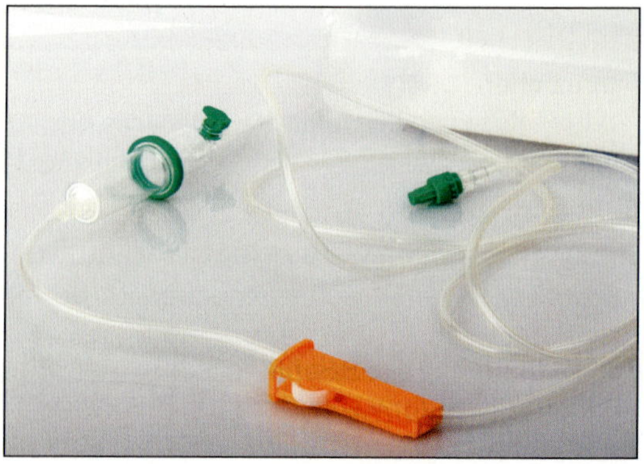
Infusionsbesteck

Abhängig von der Art der Infusionstherapie wird das weitere Material in Absprache mit dem Arzt bzw. der Ärztin auf einem Tablett bereitgestellt.

→ AUFGABEN

1. Erarbeiten Sie eine Handlungsanweisung zum Anlegen einer s.c.-Infusion.
2. Wie lässt sich die Infusionsgeschwindigkeit errechnen? 1 ml wässrige Lösung entspricht 20 Tropfen.
3. Die Verabreichung von Medikamenten per os (über den Mund = orale Gabe) oder per Injektion gehört zum Alltag von Pflegefachkräften. Übertragen Sie die Fachbegriffe der letzten Kapitel in Ihre Tabelle mit Fachbegriffen bzw. auf Ihre Karteikarten.

11 Hygiene

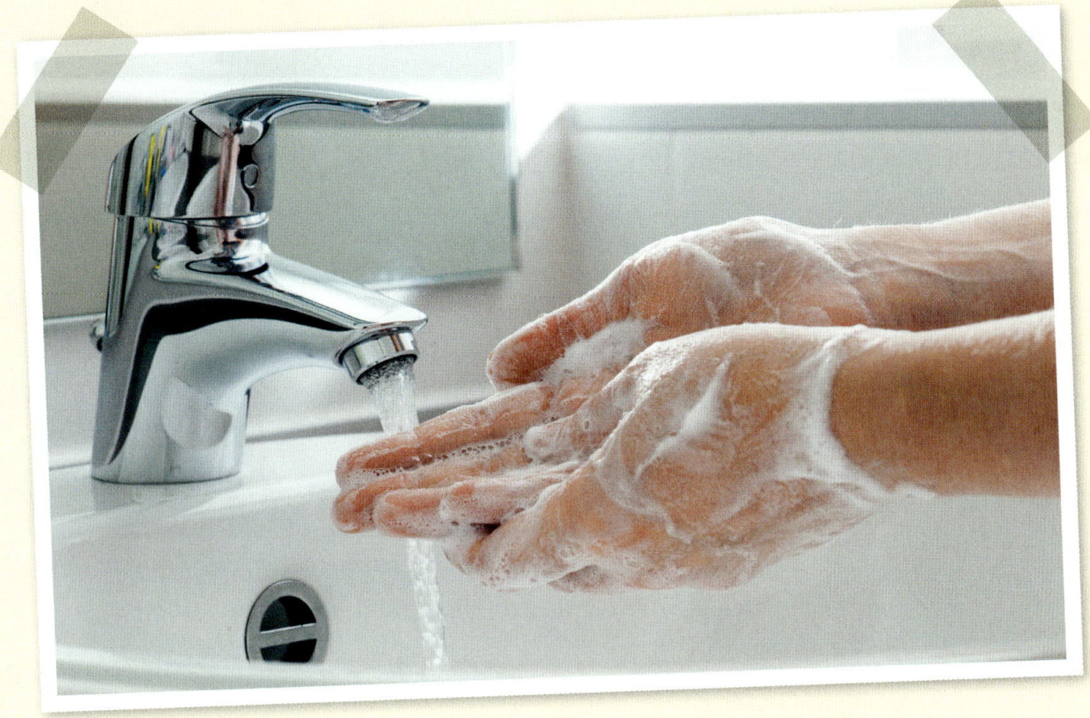

Angestrebte Kompetenzen

Fachkompetenz (Wissen und Fertigkeiten):

- Maßnahmen zur Vermeidung und Bekämpfung von Infektionen kennen und professionell umsetzen können.
- Glieder der Infektionskette erläutern können.

Personale Kompetenz (Sozialkompetenz und Selbstständigkeit):

- Sich der Bedeutung einer hygienisch einwandfreien Arbeitsweise bewusst sein.

DEFINITION

Hygiene
Hygiene ist die Lehre von der Verhütung von Krankheiten und der Erhaltung und Festigung der Gesundheit. Sie befasst sich mit belebten und unbelebten Faktoren, die Einfluss auf die Gesundheit haben.

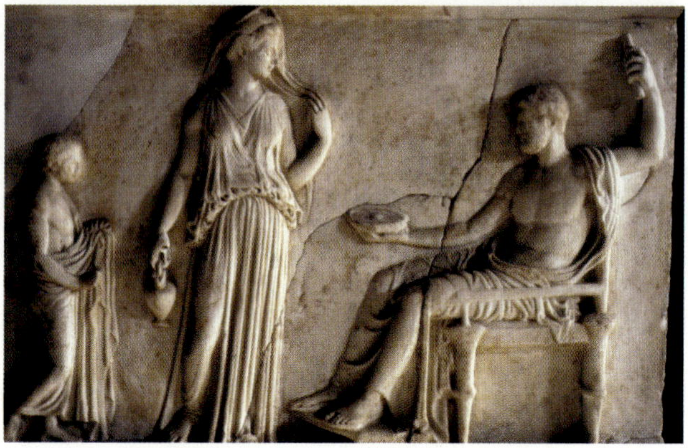

Hygieia, Göttin der Gesundheit, mit ihrem Vater Äskulap

Die Hygiene ist keine Erfindung der Neuzeit. Das Wort leitet sich aus dem altgriechischen Wort „Hygieia" ab, dem Namen der Göttin der Gesundheit. Schon früh gab es Maßnahmen, die im weitesten Sinne dem Bereich der Hygiene zugeordnet werden können. Das römische Weltreich (500 v. Chr. bis 500 n. Chr) verfügte z. B. bereits über eine breit angelegte öffentliche Gesundheitspflege. In den Städten wurde den Haushalten gereinigtes Wasser zugeführt und Abwasser abgeführt.

Aufgabengebiete der Hygiene

Das Fachgebiet Hygiene ist keine theoretische Wissenschaft, sondern als Fach der medizinischen Vorbeugung Teil der praktischen Medizin. Hygiene steht in enger Verbindung zur Medizin und soll aktiv in die Gesundheitspolitik eingreifen.

BEISPIELE

- Die Umwelthygiene beschäftigt sich mit den Auswirkungen der Umweltbedingungen auf die menschliche Gesundheit (z. B. Wasserhygiene, Lufthygiene, Abfallhygiene, Lebensmittelhygiene).
- Die Individualhygiene befasst sich mit den auf den einzelnen Menschen einwirkenden Faktoren in Teilbereichen, z. B. Impfungen, Ernährung, Freizeit, Erholung, Sport, Körperpflege und Kleidung.
- Die Sozialhygiene umfasst die Gesundheitsvorsorge für gefährdete Bevölkerungsgruppen wie schwangere Frauen und neugeborene Kinder, aber z. B. auch die Gesundheitsvorsorge für Menschen mit chronischen Krankheiten und Menschen mit Suchterkrankungen.
- Krankenhaushygiene

→ AUFGABE

Suchen Sie in Ihrem persönlichen Umfeld nach Beispielen für Hygienemaßnahmen, die zu den genannten Aufgabengebieten der Hygiene passen. Recherchieren Sie Informationen im Internet. Achten Sie darüber hinaus auch auf Berichte in der Tagespresse, im Radio und Fernsehen.

Infektionskette

DEFINITION

Infektion
Eine Infektion ist die Übertragung, das Haftenbleiben und das Eindringen von Mikroorganismen in einen Makroorganismus. Eine Infektion bewirkt Krankheitssymptome.

Eine Infektionskette umfasst alle Glieder, die für die Weiterverbreitung von Mikroorganismen infrage kommen:

Infektionsquelle → **Übertragung** → **Empfänger**

Infektionskette

Die **Infektionsquellen**, Ausgangsorte einer Infektion, können Gegenstände und Lebensmittel, infizierte, kranke Tiere und Menschen bzw. deren Ausscheidungen sein.

Die **Übertragung** von Krankheitserregern kann auf dem direkten Weg, also von der Infektionsquelle zum Empfänger, z. B. von Mensch zu Mensch oder Tier zu Mensch, erfolgen. Auf dem indirekten Weg werden die Mikroorganismen durch Überträger von der Infektionsquelle zum Empfänger gebracht, dabei gibt es belebte und unbelebte Überträger (auch tierische Zwischenwirte wie Zecken oder Läuse). Die Übertragung von Mikroorganismen auf oder in den Menschen erfolgt auf verschiedene Weise.

Kontakt- und Schmierinfektion

Die Erreger werden durch Berühren oder direktes Einbringen auf oder in den Empfänger übertragen.

- Bei der fäkal-oralen Übertragung entsteht die Erkrankung nach oraler Aufnahme des Erregers. Dieser wird von der erkrankten Person mit dem Stuhl ausgeschieden. Die mit diesem Stuhl verunreinigten Hände oder Gegenstände (mangelhafte Toilettenhygiene, Kontakt mit fremden Ausscheidungen ohne Handschuhe) geben Erreger z. T. über weite Wege weiter.
- Bei der sexuellen Übertragung gelangen die Erreger durch Schleimhautverletzungen beim Geschlechtsverkehr in das Gewebe bzw. in den Blutkreislauf des Empfängers.
- Bei der parenteralen Übertragung gelangen die Erreger unter Umgehung des Intestinaltraktes in das Gewebe oder den Blutkreislauf des Empfängers.
- Bei der diaplazentaren Übertragung werden die Erreger über die Plazenta von der Mutter auf das Kind übertragen.
- Bei der perinatalen Übertragung werden Erreger während der Geburt auf das Kind übertragen.

→ AUFGABE

Formulieren Sie zu den Übertragungsarten Beispiele. Beachten Sie besonders die Relevanz dieser Beispiele für Ihre berufliche Praxis in der Heilerziehungspflege.

Tröpfcheninfektion

Erreger werden auf dem Luftweg (aerogen) übertragen,
- indem durch Husten und Atmung die Erreger in die Luft gestreut und von anderen Menschen eingeatmet werden,
- indem an Partikel (z. B. Staub) gebundene Erreger in den Empfängerorganismus gelangen.

Der **Empfänger** kann die Pflegekraft und/oder die zu betreuende Person sein. Die Stelle, an denen Erreger eintreten, wird als Eintrittspforte bezeichnet. Jeder Erreger hat seine bestimmte Eintrittspforte:
- Nasen-Rachen-Raum, Luftwege
- Magen-Darm-Trakt
- Urogenitaltrakt
- verletzte Haut
- Bindehaut

→ AUFGABEN

1. Welche Infektionskrankheiten können mit den oben genannten Eintrittspforten zusammenhängen? Arbeiten Sie diese mithilfe weiterer Fachliteratur und auch anderer Medien heraus.
2. Das Hühnerfleisch aus dem Supermarkt ist mit Salmonellen kontaminiert. Stellen Sie die Infektionskette dar, die bei Kontakt in stationären Einrichtungen zu erwarten ist.

DEFINITION

Kontamination

Sind Gegenstände, Lebensmittel, Wasser, Luft, Boden sowie Makroorganismen (Mensch oder Tier) mit Erregern behaftet, ohne dass eine Infektion vorliegt, spricht man von einer Kontamination. Kontaminationsquellen stellen Erregerreservoire dar.

Maßnahmen zur Vermeidung und Bekämpfung von Infektionen

Zur Verhütung und Bekämpfung von Infektionen sind folgende zwei Maßnahmen wichtig:

1. **Expositionsprophylaxe**

   Darunter versteht man Maßnahmen, die den Kontakt mit dem Erreger verhindern können, z. B.:
   - Distanzierung/Isolierung
   - Tragen von Schutzkleidung
   - Desinfektion/Sterilisation
   - Benutzung von Kondomen
   - Meldepflicht im weiteren Sinne

2. **Dispositionsprophylaxe**

   Darunter versteht man die verbesserte Resistenz des einzelnen Menschen und somit die Verhinderung des Auftretens von Infektionskrankheiten:

- spezifisch durch Impfungen und Chemoprophylaxe
- unspezifisch durch vernünftige Lebensführung, gesunde Ernährung, Gesundheitserziehung und Gesundheitsförderung, Schaffung hygienischer Verhältnisse und einer gesunden Umwelt.

Der Mensch ist den Mikroorganismen nicht ganz schutzlos ausgeliefert. Die äußere Oberfläche des Organismus, d. h. Haut und Schleimhaut, ist mit Mikroorganismen besiedelt, die als Normal- oder Standardflora bezeichnet werden. Man spricht auch von **residenter Flora**, also einer ständigen Keimflora. Dazu zählen die Mundflora, die Hautflora, die Intestinalflora und die Vaginalflora. Durch die Anwendung von Antibiotika, Kortison bzw. bei Stoffwechselerkrankungen oder Tumorleiden kann das physiologische Gleichgewicht gestört sein. Eine Folge ist häufig die Besiedelung durch pathogene Keime.

Im Gegensatz zur residenten Keimflora versteht man unter der **transienten Keimflora** Anflug-, Kontakt- bzw. Schmutzkeime, die die Zusammensetzung der residenten Flora verändern können.

→ AUFGABEN

1. Klären Sie im Zusammenhang mit einer Infektion folgende Begriffe: Inkubationszeit, Dauerausscheider, Persistenz.
2. Diskutieren Sie in der Kleingruppe, welche Bedeutung die residente und transiente Keimflora für Menschen mit Unterstützungsbedarf, aber auch für Ihre tägliche Arbeit hat.

Das für den Transport von Keimen geeignetste Medium ist die Pflegeperson mit ihren Händen.

MERKEN

Reinigung, gezielte Desinfektion, aseptisches Arbeiten und das situationsgerechte Tragen von flüssigkeitsdichten Einmalhandschuhen helfen, die Weiterverbreitung von Keimen und möglichen Infektionen zu verhindern.

Zu den Maßnahmen zur Vermeidung von Infektionen gehören:

1. Persönliche Hygiene

- Die tägliche Körperpflege gehört so selbstverständlich dazu, dass man sie eigentlich nicht aufführen muss.
- Im Bedarfsfall ist geeignete Schutzkleidung zu tragen.
- Bei Pflegetätigkeiten darf kein Schmuck getragen werden, vor allem keine Fingerringe, Armbänder und Uhren. Sie stellen zudem eine Verletzungsgefahr für die zu pflegende Person dar.
- Die Nägel sind kurz zu halten und langes Haar ist zusammenzubinden.
- Zur persönlichen Hygiene gehört das Händewaschen zu Beginn und am Ende des Arbeitstages, außerdem vor jeder Mahlzeit, vor jeder sauberen Arbeit, nach

Toilettenbenutzung und nach jeder schmutzigen Arbeit. In der Erkältungszeit sollten die Hände häufiger gewaschen werden.
- Bei Schnupfen sind Einmaltaschentücher (auch nur einmal) zu benutzen.
- Intakte Haut ist ein natürlicher Keimschutz. Hautpflege schützt die Haut vor Schäden.
- ausgewogene Ernährung
- Immunstatus
- Sozialhygiene

TIPP

Pflegen heißt „In-Beziehung-Treten". Daher sollte die Pflegekraft sowohl auf ihr Verhalten als auch auf ihre äußere Erscheinung achten. Ihre Zuwendung sollte nicht durch vermeidbare „Hindernisse" erschwert werden, z. B. Körpergeruch nach Schweiß, aufdringliche Parfums, Mundgeruch aufgrund von Krankheit, mangelnder Zahnpflege, aber auch durch Rauchen, Knoblauch- und Zwiebelessen. Sie sollte sich in die Lage des pflegebedürftigen Menschen versetzen, der ihrer Nähe „schutzlos" ausgeliefert ist.

2. **Händehygiene**
   Über die Hände der Pflegeperson werden die meisten Keime übertragen. Deshalb ist das situationsgerechte Tragen von flüssigkeitsdichten Handschuhen erforderlich.

MERKEN

Bei Kontakt mit Ausscheidungen sind immer flüssigkeitsdichte Handschuhe zu tragen.

Außerdem ist die hygienische Händedesinfektion der Hände erforderlich

- vor und nach jeder pflegerischen Verrichtung,
- vor dem Essenausteilen und Esseneingeben,
- vor dem Rauchen,
- vor allen keimarmen und keimfreien (aseptischen) Arbeiten wie
  - Medikamente richten und austeilen,
  - Injektionen vorbereiten und ausführen,
  - Katheterisieren und Katheter wechseln (hier sind außerdem sterile Handschuhe erforderlich),
  - Verbände wechseln und anlegen,
- nach der Berührung von Körperflüssigkeiten,
- nach der Berührung von schmutziger Wäsche,
- nach Beendigung der Arbeit.

Bei sichtbar verschmutzten Händen werden diese mit antimikrobieller Waschlotion gewaschen und mit Papierhandtüchern getrocknet. Das entspricht einer Keimreduzierung von 1 000 000 Keimen auf 10 000 Keime.

Sofern die Hände nicht merklich verunreinigt sind, reicht eine alkoholische Händedesinfektion aus. Dies entspricht einer Keimreduzierung von 1 000 000 Keimen auf zehn Keime.

Bei der **hygienischen Händedesinfektion** werden die transienten Hautkeime inaktiviert. Verschmutzte Hände werden erst desinfiziert und dann gereinigt. Das Präparat wird nicht verdünnt.

Das WHO-Modell „Die fünf Momente der Händedesinfektion" wurde ursprünglich für den stationären Krankenhausbereich entwickelt und besteht aus:

1. vor Patientenkontakt
2. vor aseptischen Tätigkeiten
3. nach Kontakt mit potenziell infektiösem Material
4. nach Patientenkontakt
5. nach Kontakt mit der direkten Patientenumgebung

Das Modell berücksichtigt dabei zum einen die direkte Patientenumgebung, d. h. das Patientenbett mit Geräten, Nachttisch usw., und zum anderen die erweiterte Patientenumgebung, d. h. alle anderen Bereiche des Patientenzimmers. Diese fünf Momente der Händedesinfektion gelten natürlich auch für Menschen in Einrichtungen der Behindertenhilfe und andere, die nicht generell als Patientin oder Patient bezeichnet werden.

Standard-Einreibmethode für die hygienische Händedesinfektion

Hände richtig desinfizieren

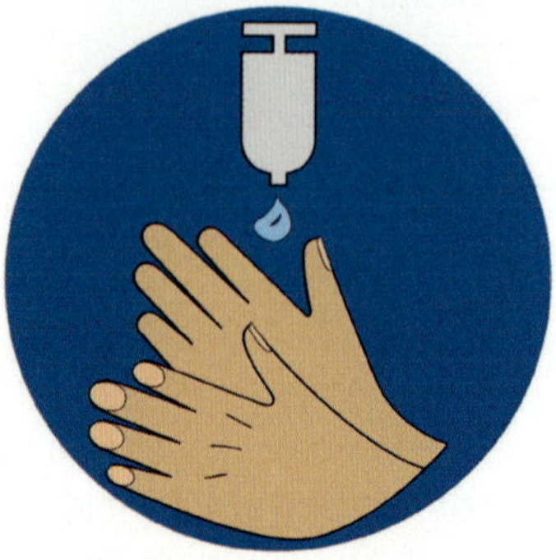

Desinfektionsmittel in die Hände geben und die Handflächen aneinander reiben.

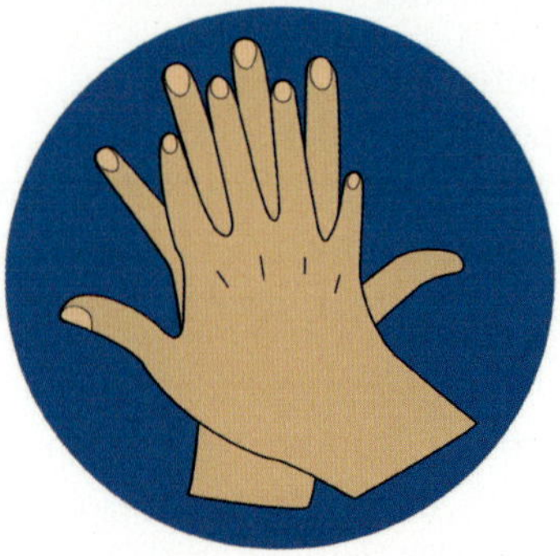

Mit der rechten Handinnenfläche über den linken Handrücken reiben, danach die Seiten wechseln

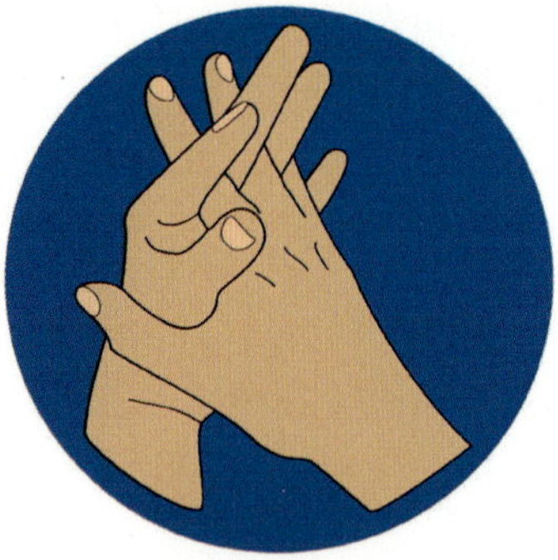

Handinnenfläche auf Handinnenfläche mit verschränkten, gespreizten Fingern reiben.

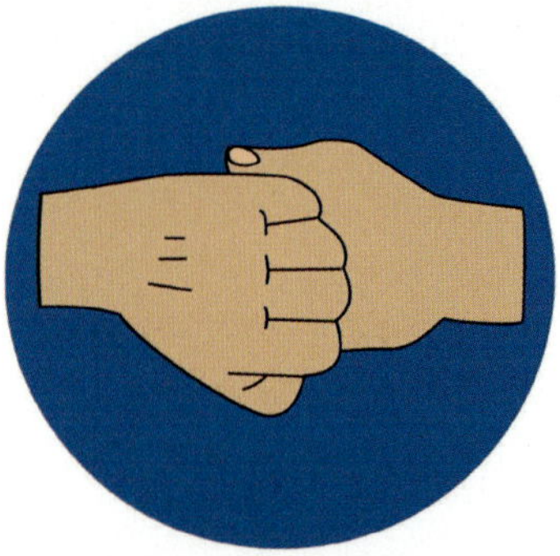

Außenseite der Finger in die gegenüberliegende Handinnenfläche, mit verschränkten Fingern, Desinfektionsmittel einmassieren.

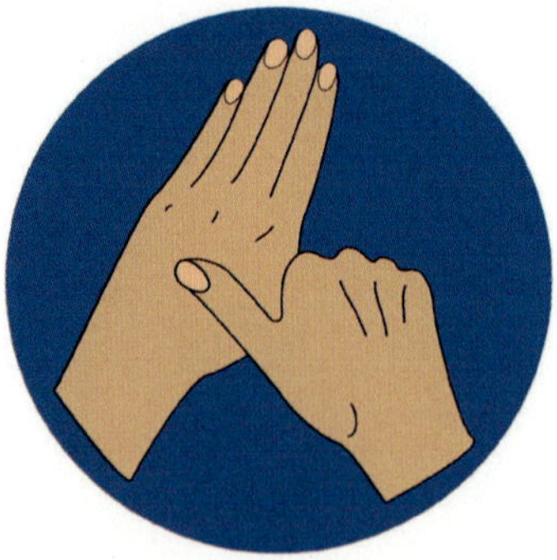

Den rechten und den linken Daumen in der Handinnenfläche einreiben.

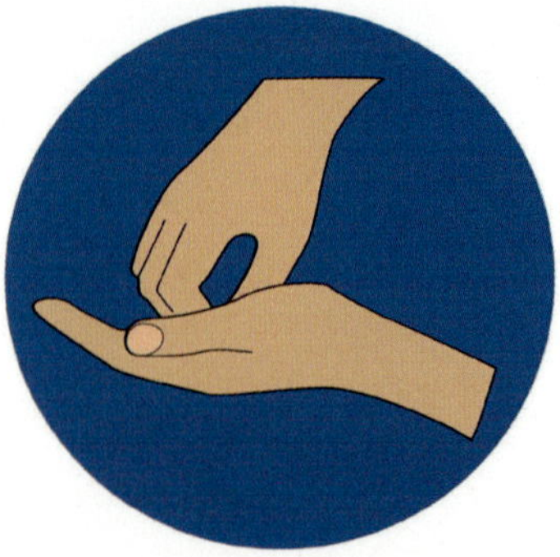

Geschlossene Fingerkuppen in die rechte und linke Handinnenfläche reiben.

Die **chirurgische Händedesinfektion** inaktiviert die transiente und reduziert die residente Hautkeimflora. Die Übertragung hauteigener Keime mit pathogener (= krank machender) Potenz für einen in seiner Resistenz geschwächten Organismus soll verhindert werden. Die Hände werden erst gründlich gereinigt und/oder desinfiziert. Das Präparat wird nicht verdünnt. Seit Mitte der 1990er-Jahre ist im Allgemeinen eine Einwirkzeit von drei Minuten üblich. Während dieser Zeit sind Hände und Unterarme mit dem Präparat feucht zu halten. Diese Methode wird z. B. vor Operationen angewendet.

Zur Vermeidung von Stichverletzungen durch verunreinigte Kanülen oder andere spitze Gegenständen müssen diese in sichere, festwandige, flüssigkeitsundurchlässige Abfallbehälter entsorgt werden.

Anwendung von Desinfektions- und Sterilisationsmethoden

Zur Verhütung und Bekämpfung von Infektionskrankheiten werden verschiedene Maßnahmen durchgeführt.

DEFINITION

Desinfektion
Desinfizieren heißt, Maßnahmen zu ergreifen, die einen Gegenstand in den Zustand versetzen, dass er nicht mehr infizieren kann. Mit chemischen und physikalischen Methoden wird in die Lebensvorgänge der krank machenden Keime so eingegriffen, dass sie sich nicht mehr vermehren können oder abgetötet werden. Der desinfizierte Gegenstand, z. B. Schutzkleidung oder Badewanne, ist nach der Behandlung keimarm – bis er wieder kontaminiert wird, d. h., mit neuen Krankheitskeimen in Berührung kommt.

Physikalische Desinfektionsmethoden sind Auskochen, Erhitzen im strömenden Dampf, Abflammen, Verbrennen oder Bestrahlen mit UV-Licht. Am häufigsten werden chemische Substanzen zur Desinfektion eingesetzt. Desinfektionsmittel sind, ebenso wie Arzneimittel, der Kontrolle durch das Bundesgesundheitsamt unterworfen. Diese Präparate werden vom Bundesgesundheitsamt und der Deutschen Gesellschaft für Hygiene und Mikrobiologie in speziellen Listen veröffentlicht.

Beim Umgang mit Desinfektionsmitteln sollten folgende Aspekte berücksichtigt werden:

- Es gibt für unterschiedliche Anwendungsbereiche passende Desinfektionsmittel. Für Haut, Schleimhaut, Instrumente und Flächen sind die Mittel entsprechend auszuwählen.
- Die Wirksamkeit ist auf jedem Präparat gekennzeichnet, z. B. bakterizid, viruzid, fungizid.
- Beim Herstellen von Lösungen ist auf die genaue Konzentration zu achten. Die Angaben auf dem Etikett sind zu beachten. Nicht nach der „Schüttmethode" dosieren, sondern Messbecher benutzen. Beim Kontakt mit Desinfektionslösungen für Instrumente und Flächen sind Handschuhe zu tragen.

- Wassertemperatur beachten, in der Regel kaltes Wasser wählen
- Es muss auf die entsprechende Einwirkzeit geachtet werden (s. Herstellerangaben).
- Verschiedene Desinfektionsmittel dürfen nicht gemischt werden.
- Desinfektionsmittel dürfen nicht mit Reinigungsmitteln gemischt werden.

MERKEN

Ein unsachgemäßer Umgang mit Desinfektionsmitteln kann mehr schaden als nützen.

Sterilisation

Das Ziel der Sterilisation ist die völlige Keimfreiheit durch Vernichtung aller Mikroorganismen einschließlich ihrer Dauerformen (Sporen).

Es gibt entsprechend dem Material verschiedene Sterilisationsverfahren. Viele Materialien für den Einmalgebrauch wie Spritzen, Kanülen, Kompressen u. a. werden vor dem Sterilisieren in spezielle Folie eingeschweißt. Anhand des aufgedruckten Datums ist erkennbar, wie lange das „Sterilgut" bei intakter Verpackung und sachgerechter Lagerung steril ist. Der Umgang mit diesen Materialien erfordert aseptisches Arbeiten.

Aseptisches Arbeiten

Wohl die schwierigste Aufgabe in der Durchführung der Hygiene liegt nicht in der Anwendung von Desinfektions- und Sterilisationsmethoden, sondern in einer gut durchdachten hygienischen Arbeitsweise im Umgang mit sterilen Arbeitsmaterialien. Auch der Einsatz von sterilisiertem Material ist keine Garantie für einen aseptischen Zustand, wenn durch unsachgemäßes Öffnen der Verpackung, falsche Aufbewahrung von Sterilgut und ungeschickte Handhabung die benötigten Gegenstände kontaminiert werden. Aseptisches Arbeiten ist unbedingt notwendig bei der Vorbereitung und Durchführung von Injektionen, Infusionen, beim Katheterisieren und bei Manipulationen an Kathetern sowie beim Verbandwechsel von aseptischen und septischen Wunden.

TIPP

Weitere Informationen sowie Lernmöglichkeiten und Filmbeiträge finden Sie z. B. im Internet unter: www.aktion-sauberehaende.de oder www.rki.de.

12 Komplementäre Pflegemethoden

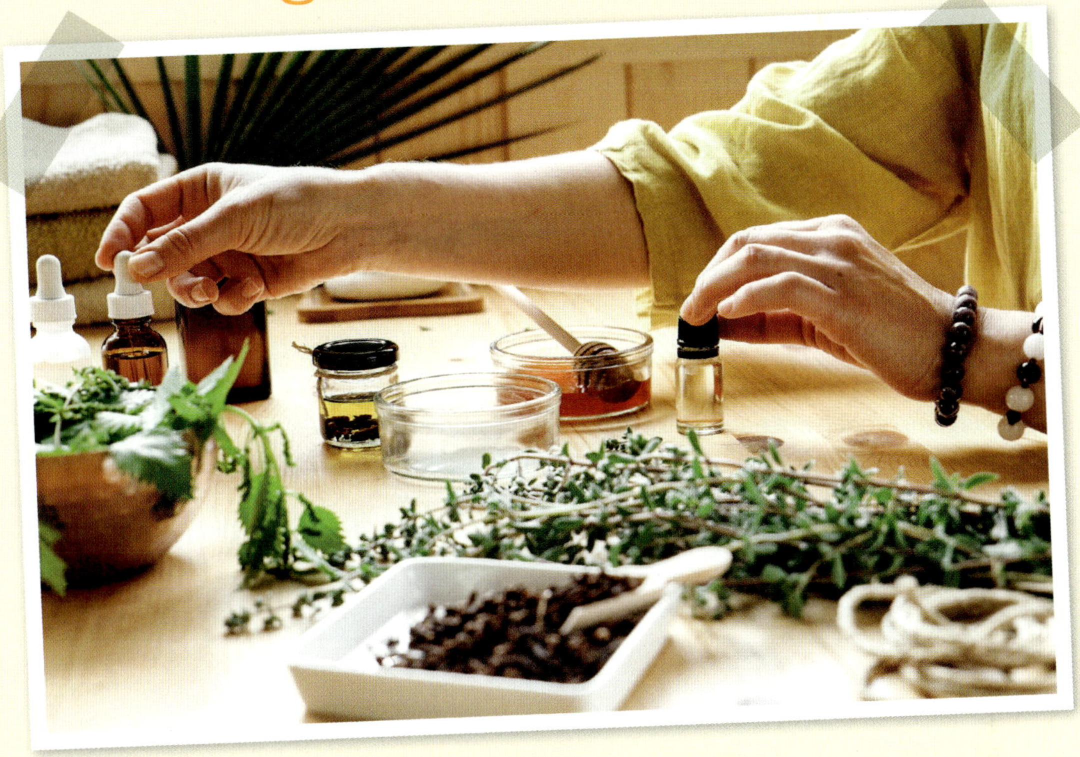

Angestrebte Kompetenzen

Fachkompetenz (Wissen und Fertigkeiten):

- Pflegemethoden kennen, welche die Schulmedizin sinnvoll ergänzen.
- Komplementäre Pflegemethoden nach Absprache im therapeutischen Team durchführen können.

Personale Kompetenz (Sozialkompetenz und Selbstständigkeit):

- Eigene Grenzen erkennen und Verantwortlichkeiten berücksichtigen.

NASS WERDEN
„Du musst nicht daran glauben,
dass diese Methode funktioniert,
um sie tief erfahren zu können.
Du musst nicht an den Ozean glauben,
um nass zu werden;
aber hineinspringen musst du!“
(Quelle: Gordon, 1994, S. 229)

Komplementär bedeutet so viel wie „sich gegenseitig ergänzend“, alternativ bedeutet dagegen „wahlweise, zwischen zwei Möglichkeiten die Wahl lassend“. Wenn alternative Pflegemethoden als „komplementär“ bezeichnet werden, so bedeutet dies, dass diese Pflegemethoden die Schulmedizin nicht ersetzen sollen, sondern sinnvoll ergänzen können.

Pflegemethoden auf naturheilkundlicher Basis sind meist nebenwirkungsarme, verträgliche Methoden, die bei der Pflegekraft einiges an Erfahrung und Können voraussetzen. Das in Vergessenheit geratene Wissen um die Heilkraft der Natur erlebt zurzeit eine Renaissance, wahrscheinlich auch unter dem Aspekt der Wirtschaftlichkeit.

12.1 Wickel und Auflagen

Beim Gedanken an Wickel und Auflagen kommen bei vielen Menschen Kindheitserinnerungen hoch: Da ist der „kalte“ Wadenwickel oder der „stinkende“ Zwiebelwickel, mit denen die Mutter geholfen hat. Auf jeden Fall ist diese Erinnerung verbunden mit dem Gefühl von Zuwendung. Erinnert werden Krankheiten, die in Ruhe auskuriert werden konnten.

Möglichkeiten und Grenzen

Wickel und Auflagen stehen vor allem im Zusammenhang mit den Naturheilverfahren, der Hydro- und der Phytotherapie. Ihren Wirkungsansatz sehen diese Therapien nicht im Reparieren vermeintlicher Fehlfunktionen, sondern bewusst

- als Unterstützung des körpereigenen Heilungsprozesses,
- als vorbeugende Maßnahme
  - zur rechtzeitigen Entspannung, bevor Schmerz und Fehlfunktion auftreten,
  - zur Stärkung geschwächter Organe,
- zur Linderung von Krankheitszeichen und Beschwerden.

Wickel und Auflagen sind besonders hilfreich bei Fieber, Schmerzen, Verspannungen und Unruhe. Sie sind Maßnahmen, die Zeit brauchen. Sie können nicht im Vorbeigehen angelegt werden. Sie zwingen den Menschen dazu, sich Zeit zu nehmen für sich selbst. Sie stellen eine Herausforderung dar, und zwar für den Menschen, der einen Wickel bekommt, aber auch für die Person, die den Wickel anlegt. Die Wirkung von

Wickeln und Auflagen ist ein Zusammenspiel mehrerer Faktoren wie der physikalischen Wirkung von Wärme und Kälte, den Zusätzen von Heilkräutern oder ätherischen Ölen, der Zuwendung, Nähe und Berührung, des Zur-Ruhe-Kommens, der Aktivierung der Selbstheilungskräfte, der Stärkung anfälliger Organe und auch der Auseinandersetzung mit dem eigenen Körper.

Was „natürlich" ist, ist nicht unbedingt auch ungefährlich und nebenwirkungsfrei. Der Umgang mit Wickeln und Auflagen sollte immer mit großer Sorgfalt geschehen, da eine unsachgemäße Durchführung auch schaden kann. Bei fehlerhafter Durchführung kann es zu Verbrühungen kommen oder zu einem unerwünschten Auskühlen. Bei Zusätzen wie ätherischen Ölen oder Pflanzenteilen kann es zu allergischen Reaktionen kommen. Eine notwendige ärztliche Behandlung kann durch den Versuch verzögert werden, einen Menschen ausschließlich mit Wickeln und Auflagen behandeln zu wollen. Es gibt Krankheitsbilder, bei denen bestimmte Anwendungen kontraindiziert sind.

Für „Neulinge" ist es hilfreich, sich intensiv mit dem Thema zu beschäftigen und den einen oder anderen Wickel am eigenen Körper zu spüren.

Verantwortung

Die Pflegekraft trägt die Durchführungsverantwortung. Wichtigste Voraussetzung für das Anlegen eines Wickels ist natürlich das Einverständnis der Person, die einen Wickel erhalten soll; eventuell muss auch die Betreuungskraft gefragt werden. In Einrichtungen, in denen eine Person im ärztlichen Dienst die Verantwortung für die Behandlung trägt, ist diese über die Maßnahmen zu informieren; sie muss damit einverstanden sein. Die Pflegekraft muss immer die Anwendung von Wickeln und Auflagen dokumentieren: im Hinblick auf die Erlaubnis des Arztes oder der Ärztin, die Art und Weise, den Verlauf und die Reaktion(en) der Person auf die entsprechende Maßnahme.

Formen von Umschlägen

- Ein **Wickel** ist eine zirkuläre Einhüllung eines Körperteils in zwei oder drei Tücher, wobei das innerste Tuch in einer Wickellösung getränkt oder mit einem Zusatz bestrichen wird.
- Bei **Umschlägen, Kompressen oder Auflagen** wird das innerste Tuch mit der Wickellösung oder dem Wickelzusatz nicht rundherum gewickelt, sondern nur gerade auf die betreffende Körperstelle gelegt.
- **Kataplasmen** sind Breiumschläge. Es wird ein Brei hergestellt, z. B. aus Leinsamen, Lehm oder Senf. Diese Masse wird dann wie eine Auflage angewendet.
- Des Weiteren sind noch Prießnitzwickel und Kneipp-Wickel bekannt, die hier nicht weiter erläutert werden.

Voraussetzungen für das Gelingen von Wickeln und Auflagen

Damit die Anwendung von Wickeln und Auflagen gut gelingt ,sind folgende Punkte zu beachten:

- gute (Kranken-)Beobachtung
- das Wissen um Grenzen und Kontraindikationen im Einzelfall
- richtiges Arbeitsmaterial in passender Menge und ausreichende Arbeitsfläche
- die eigene Geschicklichkeit und Übung mit Wickeln und Auflagen
- gute Vorbereitung bei jeder Anwendung (z. B. Information der Person, ruhige Umgebung, warmes Zimmer, frische Luft, richtige Uhrzeit)
- gute Durchführung (z. B. rasch und korrekt; möglichst dabeibleiben; eventuell die Empfindung unterstützen; gute, entspannende Lagerung)
- gute Nachbereitung (z. B. Wickel und Auflagen rasch und korrekt entfernen; eventuell nachtrocknen und einölen; warm halten; noch eine halbe Stunde nachruhen lassen; richtige Entsorgung des Materials)

Material

Es trägt sehr zum Gelingen des Wickels bzw. der Auflage bei, wenn das passende Material in ausreichender Menge und Zusammenstellung an einem Ort aufbewahrt wird. Wenn im Bedarfsfall noch alles zusammengesucht werden muss, ist das Vorhaben schnell zum Scheitern verurteilt.

Für Wickel und Auflagen werden keine synthetischen Gewebe, Gummitücher, Folien usw. verwendet, da diese Materialien einen Wärmestau verursachen. Es werden Wickeltücher aus Naturmaterialien empfohlen. Dazu gehören Tücher aus:

- **Wolle**, z. B. „Selbstgestricktes", Schafwollschal, Webpelz oder unversponnene gekämmte Rohwolle. Wolle hat den Vorteil, dass sie 30 % ihres Gewichtes an Feuchtigkeit aufnehmen kann, ohne sich feucht anzufühlen. Schweiß wird gebunden und nach außen geleitet. Wolle hat ein gutes Wärmehaltevermögen. Es findet kaum Keimbesiedelung statt. Sie reagiert allerdings empfindlich auf häufiges Waschen, vor allem in zu heißem Wasser. Verfilzte Tücher werden ausgewechselt. In stationären Einrichtungen können bestimmte Hygieneanforderungen den Gebrauch von Wolle erschweren oder unmöglich machen.
- **Baumwolle** ist ein guter Wärmeleiter. Mullwindeln oder Moltontücher aus Baumwolle saugen außerdem den Schweiß auf, können ihn aber nicht binden. Infolgedessen kommt es zu einer starken Keimbesiedelung, die aber bei diesem kochfesten Material keine Gefahr darstellt.
- **Leinen**, aus Meterware oder alten Geschirrtüchern, ist nass fester als trocken. Leinen hat eine glatte Oberfläche und kann Wärme aufnehmen. Es ist sehr strapazierfähig und kochfest.
- **Seide** stellt wohl den kleineren Anteil an Tüchern dar. Sie hält gut warm und gibt die vorhandene Wärme langsam ab. Seide bindet Schweiß und Feuchtigkeit gut. Sie darf allerdings nur lauwarm gewaschen werden. Seide kann daher wahrscheinlich nur im häuslichen Bereich eingesetzt werden.

Wickelaufbau

Jeder Wickel besteht aus mindestens zwei Tüchern: dem Innen- und dem Außentuch. Bei einigen Wickeln ist noch ein Zwischentuch erforderlich.

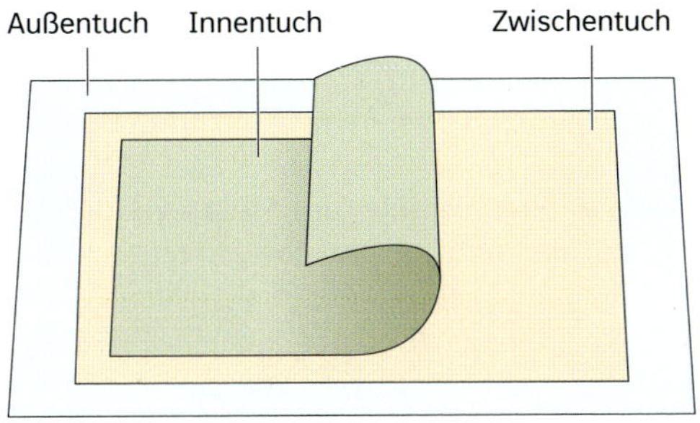

Das Innentuch (Baumwolle oder Leinen, z. B. alte Geschirrtücher oder Herrentaschentücher) ist der Träger der Wirksubstanz (wie Wasser, Quark) und sollte so groß wie der zu behandelnde Bereich sein. Das Innentuch muss straff und faltenfrei angelegt werden, damit sich keine Kältepolster unter dem Tuch bilden können. Das Innentuch liegt direkt auf der Haut, seine Wirkung ist am stärksten.

Das Zwischentuch ist nicht unbedingt nötig, aber sinnvoll, um das wärmende Außentuch bei Wickeln mit Zusätzen wie Quark oder Zwiebeln zu schützen oder auch um das Außentuch bei feuchten Wickeln vor dem Nasswerden zu bewahren. Es soll so groß sein, dass es das Innentuch überragt.

Das Außentuch (Wolle, Seide oder Baumwollmolton) soll die Wickeltemperatur für eine Weile halten und das Bett vor Nässe schützen. Es sollte so groß sein, dass es das Zwischentuch etwas überragt, auf jeden Fall aber komplett das Innentuch bedeckt. Auch sollte es nicht zu dick sein, damit es sich anschmiegen kann (Luftlöcher vermeiden).

Weitere Materialien:

- ein bis zwei Gummiwärmflaschen
- ein Auswringtuch, um feucht-heiße Tücher auszuwringen
- Alufolie, um in sie eingepackte Zwiebelsäckchen oder Öl-Läppchen zwischen zwei Wärmflaschen zu erwärmen
- Befestigungsmaterial wie ausrangierte elastische Binden, abgeschnittene Strümpfe, Stirnbänder für Ohrwickel, Dreieckstücher, abgetrennte Rumpfteile von Wollpullovern oder Schlafanzugjacken. Der Fantasie sind hier keine Grenzen gesetzt, wichtig ist die Entscheidung für Naturmaterialien.

TIPP

Im Fachhandel sind fertige Wickelsets für alle Altersgruppen erhältlich.

Wann heiß – wann kalt?

Jeder Mensch reagiert individuell auf Temperatur von außen. Im Zweifelsfall ist auszuprobieren, was als angenehm empfunden wird. Die Pflegekraft muss bei Menschen mit Durchblutungsstörungen, mit Diabetes mellitus, mit Lähmungen oder bei bewusstseinseingetrübten oder bewusstlosen Personen äußerst vorsichtig mit Wärme- und Kältequellen umgehen.

BEISPIELE

Indikationsbeispiele für Wärmeanwendungen:
- chronische Schmerzen mit oder ohne Muskelverspannungen (Gelenk- und Rückenschmerzen)
- fortgeschrittene lokale Entzündungen. Die Entzündung soll, bei vorhandener Abflussmöglichkeit, durch die Wärme zur Reife gebracht werden (z. B. Panaritium, Furunkel, Stirn- und Kieferhöhlenentzündung).
- bei Kratzen im Hals, beginnenden Halsschmerzen

Indikationsbeispiele für Kälteanwendungen:
- bei akuten Schmerzen und Entzündungen; verhindert bei beginnender Entzündung eine Ausbreitung und Ansammlung von Gewebsflüssigkeit (akute Gelenkschmerzen, erkennbar an Rötung, Schwellung, Schmerz und Überwärmung)
- akuter „Hexenschuss", Verstauchungen, Prellungen, Verrenkungen
- akutes Halsweh mit Schluckbeschwerden
- oberflächliche Venenentzündung

Kälteanwendungen dürfen nur mit Vorsicht im Gesichts- und Kopfbereich, bei Bronchitis und bei Nieren- und Blasenentzündung angewendet werden.

Welche körperlichen Reaktionen sind zu erwarten?

Wickel und Auflagen beeinflussen die Durchblutung:

- Durch den Wärmeentzug kommt es zur Durchblutungsverminderung und Gefäßverengung (Vasokonstriktion).
- Durch Wärmezufuhr kommt es zur Durchblutungssteigerung und Gefäßerweiterung (Vasodilatation).
- Durch die spezifische Wirkung beigefügter Substanzen kommt es zur Abschwellung, z. B. beim Einsatz von Quark oder Arnika, oder zur Hautreizung durch Senfmehl.
- Jedes Organ ist über das Rückenmark mit einem bestimmten Hautsegment verbunden. Über nervös-reflektorische Bahnen kommt es zur Durchblutungssteigerung dieses Hautsegmentes mit dem dazugehörigen Organ nach dem Auflegen entsprechender Packungen. Die Meerrettichauflage wird z. B. bei Stirn- und Kieferhöhlenentzündung in den Nacken gelegt.

MERKEN

Eine bessere Durchblutung ermöglicht
- eine bessere Gewebeernährung und -versorgung mit Sauerstoff und Abwehrstoffen,
- einen besseren Abtransport von Abbauprodukten,
- eine verbesserte Ausscheidung von Abbauprodukten über die Haut,
- eine körperlich-seelische Wirkung bei wohltuender Wärme oder auch entlastender Kälte.

Die Vielfalt der möglichen Wickel und Auflagen ist enorm. Mit Zitronen, Zwiebeln, Kartoffeln, Kohl, Heublumen, Leinsamen, Quark, Bienenwachs, Kamille, Senfsamen, Meerrettich, Ingwer, ätherischen Ölen oder Wasser lassen sich erfolgreich viele mehr oder weniger große Beschwerden behandeln.

Aufgrund der Vielfalt der Zusätze und der verschiedenen Wickelarten ist es ratsam, dass interessierte Fachkräfte einen sogenannten „Wickelkurs" besuchen. Hier werden viele Techniken gezeigt und geübt, die Teilnehmenden erwerben ein Gespür für die Zusätze und deren Bedeutung.

TIPP

Mehr zum Thema Wickel und Auflagen finden Sie unter www.wickel.biz, der Homepage des Internationalen Fachgremiums für Wickel und Kompressen.

12.2 Aromatherapie

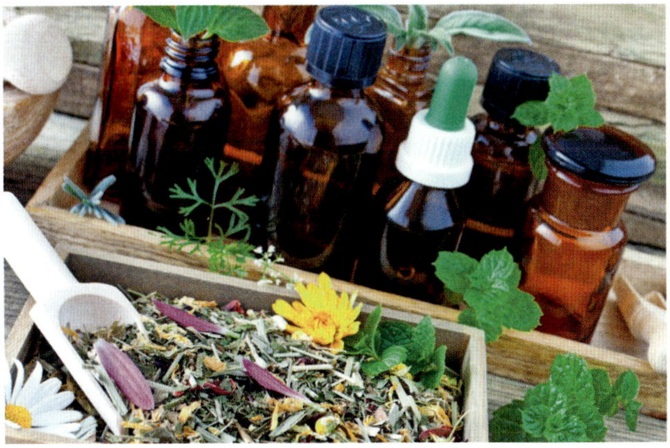

Ätherische Öle, gewonnen aus verschiedenen Teilen von Pflanzen

Im Zuge der Wiederbelebung von Hausmitteln wie Wickeln und Auflagen sind mittlerweile auch die ätherischen Öle wieder „im Kommen". Als konzentrierte Pflanzenextrakte und „Vielstoffgemische" werden sie in der Aromapflege und -kultur wie auch in der Aromatherapie angewendet. Im Rahmen der Aromatherapie ist es ausschließlich Personen im ärztlichen Dienst erlaubt, ätherische Öle als Arzneimittel einzusetzen. Werden ätherische Öle als Lebensmittel zur Geschmacksverbesserung oder als Bedarfsgegenstand zur Körperpflege, Geruchsverbesserung oder Insektenvertilgung in Räumen benutzt, dürfen alle Berufsgruppen dazu beraten. Wie die „Privatperson" ätherische Öle benutzt, ist irrelevant. In stationären Einrichtungen muss allerdings die Fachkraft den Gebrauch von ätherischen Ölen mit der verantwortlichen Person im ärztlichen Dienst absprechen, im Zweifelsfall sogar den Gebrauch einer Duftlampe.

Ätherische Öle werden mittlerweile in vielen Geschäften zum Kauf angeboten. Um sicherzugehen, hochwertige Qualität zu kaufen, sollen folgende Angaben auf der jeweiligen Flasche die Entscheidung erleichtern:

- 100 % naturreines ätherisches Öl, nicht naturidentisch oder Parfumöl. Naturidentisches Öl und Parfumöl sind synthetisch hergestellte Öle.
- die lateinische botanische Bezeichnung der Herkunftspflanze
- der deutsche Name der Herkunftspflanze
- das Ursprungsland
- die Angabe des Pflanzenteils, aus dem das Öl gewonnen wurde
- die exakte Füllmenge in Milliliter (ml) oder Gramm (g)
- Angaben über den Anbau, z. B. aus kontrolliert-biologischem Anbau (kbA), aus Wildsammlung (WS) oder aus konventionellem Anbau (konv), rückstandsgeprüft
- das Gewinnungsverfahren, z. B. Wasserdampfdestillation. Bei der Extraktion sollte das Lösungsmittel genannt sein und angegeben werden, ob das Öl rückstandskontrolliert ist.
- genaue Angabe des Zusatzes und des Mischungsverhältnisses in Prozent bei zähflüssigen Ölen, z. B. Benzoe Siam, Mimose oder Tonka, die oft mit Weingeist (Alkohol) oder Jojobaöl versetzt werden, um sie anwenderfreundlicher zu machen. Sehr kostbare Öle, z. B. Iris, werden mit Jojobaöl verdünnt, die prozentuale Verdünnung muss angegeben sein.
- die Chargennummer (Kontrollnummer), über die das Öl bei Beanstandungen identifizierbar ist
- Sicherheitshinweise müssen auf der Flasche vorhanden sein.

Die Herstellung ätherischer Öle

„Ätherisch“ kommt von griech. aither, was „Himmelsluft“ oder „Weite des Himmels“ bedeutet. Aromakundige Menschen in Frankreich und England nennen die ätherischen Öle „essences“ und „essential oils“ – „wesentliche Öle“ – und drücken damit treffend deren Wesen aus. Die ätherischen Öle sind das Essenzielle, die Lebenskraft, die Energieträger, kurz: die „Seele“ der Pflanzen.

Aus vielen unterschiedlichen Pflanzenteilen, z. B. aus Blüten (Rose, Lavendel), Blättern (Eukalyptus, Teebaum), der Rinde (Zimtrinde), den Nadeln (Tanne, Kiefer), der Schote (Vanille), den Wurzeln (Angelikawurzel, Baldrian) und den Fruchtschalen (Zitrone, Orange) können ätherische Öle gewonnen werden.

Bei der **Wasserdampfdestillation** kann man durchaus von einer handwerklichen Kunst sprechen, bei der Pflanzen mit sehr viel Fingerspitzengefühl behandelt werden. Druck, Temperatur und die Länge des ganzes Vorganges sind entscheidend. Hölzer, Rinden und Wurzeln muss man vor der Destillation zerkleinern, um die Zellen, die die Duftstoffe einschließen, aufzusprengen. Manche Pflanzen, z. B. die Melisse, müssen sofort nach der Ernte auf dem Feld destilliert werden. Die Wasserdampfdestillation ist die Methode, die am häufigsten eingesetzt wird, um ätherische Öle zu produzieren. Es wird überhitzter Wasserdampf durch Pflanzenmaterial geleitet, das auf einem Rost über dem kochenden Wasser liegt. Anschließend kondensiert der mit dem ätherischen Öl angereicherte Dampf in einer Kühlkolonne. Das ätherische Öl wird zusammen mit dem Hydrolat in einer sogenannten „Florentiner Flasche“ gesammelt. Das ätherische Öl schwimmt oben und wird vom Hydrolat getrennt. Das Hydrolat stellt eine 1 %ige wässrige Lösung dar, die entsprechend aufbereitet, je nach Destillationsgut, zur Gesichtspflege genutzt werden kann (z. B. Rosenblüten). Um einen Liter ätherisches Öl zu gewinnen, werden z. B. 5000 kg Rosenblüten oder 7000 kg Melissenblätter benötigt. Bei der **Kaltpressung** (Expression) handelt es sich um ein sehr schonendes Verfahren zur Gewinnung von Schalen-Essenzen wie von der Zitrone, Orange, Mandarine usw. Hierbei ist es besonders wichtig, Früchte aus kontrolliert-biologischem Anbau zu verwenden, weil sonst die Pestizide in die Essenz übergehen.

Weitere Gewinnungsmethoden sind die **Extraktion durch Lösungsmittel** zur Herstellung von Resinoiden und Absolues. Die **Enfleurage**, ein Verfahren zur Gewinnung von Pomaden aus Blüten durch die Absorption der Duftstoffe mit Fett, wird nur noch sehr selten durchgeführt.

Anwendung ätherischer Öle

Ätherische Öle sind hochwirksame Pflanzenextrakte, die in sehr geringen Dosen angewendet werden sollten. Ätherische Öle können auf unterschiedlichen Wegen in den Körper gelangen:

- **Aufnahme über die Nase/den Geruchssinn**
  Es gibt unterschiedliche Möglichkeiten der Raumluftaromatisierung. Bei allen ist darauf zu achten, dass sich meist mehrere Menschen einen Raum teilen und alle den Geruch über die Nase wahrnehmen. Am bekanntesten ist wohl der Gebrauch der Duftlampe. Hierbei ist zu beachten, dass der Abstand zwischen Teelicht und Wasserschale ca. 12 bis 15 cm beträgt. Die Wasserschale sollte aus Glas oder Keramik sein, nicht aus Metall, und muss bei brennender Kerze immer genügend Wasser enthalten, weil sonst das ätherische Öl zu heiß wird. Bei den Duftlampen werden je nach Raumgröße bei Kindern ein bis fünf Tropfen benutzt, bei Erwachsenen fünf bis 15 Tropfen. Es ist günstig, immer mit wenig anzufangen, noch einmal das Zimmer zu verlassen, wieder hereinzukommen, um die Veränderung im Raum wirklich wahrzunehmen. Andere Möglichkeiten, die Raumluft zu verändern, sind Duftsteine, nicht gebrannte Tonsteine, die mit ätherischem Öl beträufelt werden. Mit dünnflüssigen Zitrus- und Kräuterölen können auch Zimmerbrunnen beduftet werden. Es muss vorher geprüft werden, ob die Wasserpumpe dazu geeignet ist. Das Wasser muss regelmäßig gewechselt werden. Elektrische Duftlampen eignen sich besonders für Zimmer, Flure usw., in denen keine Kerze aufgestellt werden kann bzw. darf. Bei Inhalationen wird mithilfe des Kopfdampfbades oder eines elektrischen Inhaliergerätes ätherisches Öl verdampft.

- **Aufnahme über die Haut**
  Die Aufnahme über die Haut kann mittels Kompressen, Bädern und Massageölen erfolgen. In ein Vollbad für Kinder werden drei bis sieben Tropfen gegeben, für Erwachsene sieben bis zwölf Tropfen, für ein Teilbad entsprechend weniger. Da die ätherischen Öle sich nicht mit dem Wasser verbinden, muss auch ein Emulgator ins Badewasser gegeben werden. Einfache Emulgatoren aus der Küche sind Honig, Sahne oder Salz.

Die Aufnahme der ätherischen Öle, eingebettet in ein Massageöl im Rahmen einer Massage, stellt eine effektive Methode der Anwendung dar. Die Muskeln werden gelockert und entspannt. Das Bindegewebe wird gestrafft und die Hautdurchblutung erhöht. Das Immunsystem wird gestärkt und Stress abgebaut. Die Konzentration sollte zwischen 1 % und 3 % liegen. Bei der Wahl des Trägeröls sollte ebenso auf die Qualität geachtet werden wie bei den ätherischen Ölen.

MERKEN

Ätherische Öle dürfen nie unverdünnt auf die Haut gebracht werden!

- **Innerliche Einnahme**
  Ätherische Öle zur innerlichen Einnahme sollten nur unter Anleitung von erfahrenem therapeutischem Fachpersonal angewendet werden.

Vorsichtsmaßnahmen beim Umgang mit ätherischen Ölen

- Ätherische Öle sollten lichtgeschützt, kühl und kindersicher aufbewahrt werden. Sie dürfen nicht mit offenem Feuer in Berührung kommen, denn sie sind leicht entflammbar.
- Kontakt mit Augen und Schleimhäuten ist zu vermeiden. Sind ätherische Öle in die Augen gelangt, sollten die Augen mit viel pflanzlichem Öl (z. B. Sonnenblumenöl o. Ä.) gereinigt werden. Unter Umständen ist eine augenärztliche Fachpraxis aufzusuchen.
- Gegen die Benutzung eines ätherischen Öls bzw. einer Mischung damit spricht immer eine individuell negative Geruchswahrnehmung.
- Es gibt Öle mit fotosensibilisierenden Eigenschaften, die die Lichtempfindlichkeit der Haut heraufsetzen, z. B. die Essenzen sämtlicher Zitrusfrüchte, insbesondere Bergamotte sowie Johanniskraut, Zitronenverbene und Angelikawurzel.
- Grundsätzlich kann jedes ätherische Öl je nach Hauttyp Reizungen, Rötungen, Jucken oder eine schwere Hyperthermie (Wärmestauung im Körper) verursachen. Alte und oxidierte Öle, aber auch Öle von minderer Qualität erhöhen das Reizpotenzial. Bei Personen, die empfindlich sind oder zu Allergien neigen, sollte das ätherische Öl, mit fettem Öl vermischt, an der Innenseite des Unterarms getestet werden. Tritt nach 48 Stunden keine Reaktion auf, kann das Öl verwendet werden. Speziell hautirritierend sind Kassiazimt, Zimtrinde, Zimtblätter, Gewürznelke, Oregano, Bohnenkraut und Thymian.
- Schwangere Frauen sollten Öle vermeiden, die menstruationsfördernd sind, z. B. Schafgarbe, Zimtrinde und -blätter, Fenchel süß, Niaouli, Muskatnuss, Anis und Salbei. Außerdem sind in der Schwangerschaft wehenauslösende Öle zu meiden: Zimt, Palmarosa, süßer Fenchel, Zitronenverbene, Pfefferminz, Muskatnuss, Bay, Anis, Nelke, Thymian Typ Geraniol.
- Bei Neigung zu Epilepsie sollten Kampfer, bitterer Fenchel, Ysop, Flohminze, Muskatnuss, Anis, Salbei, Rosmarin ct. Borneon und Thuja nicht angewendet werden.
- Ätherische Öle sollten bei Säuglingen, wenn überhaupt, nur in Spuren angewendet werden. Alle extrem frisch und anregend riechenden Öle sollten nicht im Kleinkinder-

bereich angewendet werden. Bei Kindern ist eine bewusst sparsame Verwendung ätherischer Öle angebracht. Besondere Vorsicht ist bei Kampfer, Eukalyptus globulus, bitterem Fenchel, Minze, Muskatnuss, Ravensara, Rosmarin, Salbei, Schopflavendel, Zeder, Zimtrinde geboten. Ätherische Öle sind kindersicher aufzubewahren, der Gebrauch von kindersicheren Verschlüssen wird empfohlen.
- Während einer homöopathischen Behandlung sollten Kamille, Kampfer und Minze nicht verwendet werden.

MERKEN

Achten Sie bei der Einführung komplementärer Pflegemethoden auf eine professionelle Begleitung und Herangehensweise. Ätherische Öle können vielfältig eingesetzt werden, hierbei sollte aber auf ausreichende Schulung der Fachkräfte geachtet werden. Ätherische Öle sind wunderbare Mittel, aber keine Wundermittel. Sie können bei falscher Anwendung auch Schaden anrichten.

TIPP

Weitergehende Informationen finden sich auf der Homepage des Vereins für Förderung, Schutz und Verbreitung von Aromatherapie, Aromapflege und Aromakultur e. V. (www.forum-essenzia.org).

→ AUFGABEN

1. Überraschen Sie z. B. ein Familienmitglied und basteln Sie eine „Duftorgel" mit unterschiedlichen Düften. Eine Duftorgel ist eine Vorrichtung, die das Abrufen verschiedener Düfte ermöglicht. Bereits ein einfaches Regal kann als Duftorgel dienen. Verwenden Sie bekannte Düfte, zu denen Sie auch Anwendungsbeispiele finden.
2. Schauen Sie sich an Ihrem Arbeitsplatz um. Gibt es dort bereits Erfahrungen mit komplementären Pflegemethoden? Listen Sie diese auf.
3. Informieren Sie sich im Fachhandel über ätherische Öle. Entsprechen die angebotenen Öle den genannten Qualitätskriterien?

Literaturverzeichnis

Arets, Jos/Obex, Franz/Vaessen, John/Wagner, Franz: Professionelle Pflege. Theoretische und praktische Grundlagen, Band 1, 3. Aufl., übers. v. Christina Lamers und Sabine Holthaus, Bocholt: Eicanos, 1996

Berufsverband Heilerziehungspflege in Deutschland e. V.: Allgemeines zum Berufsbild, abgerufen unter: www.berufsverband-hep.de/berufsbild.html [21.08.2023]

Deutsches Netzwerk für Qualitätsentwicklung in der Pflege (DNQP). Büscher, Andreas (Herausgeber): Expertenstandard Sturzprophylaxe in der Pflege, 1. Aktualisierung 2013, DNQP, Osnabrück, 2013, S. 25

Fördergemeinschaft Gutes Hören: Hörgeräte-Typen - die verschiedenen Modelle erfüllen Kundenwünsche, abgerufen unter: www.fgh-info.de/hoergeraete/typen [09.08.2023]

Gordon, Richard: Deine heilenden Hände, übers. von Barbara Budtzak, München: Heyne Verlag, 1994

Kürten, Claudio: Texte zur Patienten-Wirklichkeit, 2. Aufl., Hann. Münden: CK-Verlag Sidow, 1991

Lanfermann-Richter, Petra/Wöhrmann, Edith: Reinigungs- und Hautpflegemittel: eins für alle – alle für einen?, in: Unterricht Pflege, Heft 4, Jg. 1, Brake: Prodos-Verlag, 1996, S. 17–22

Maslow, H. Abraham: Motivation und Persönlichkeit, übers. v. Paul Kruntorad, Reinbek: Rowohlt, 1981

Maslow, H. Abraham: Psychologie des Seins, übers. v. Paul Kruntorad, Frankfurt am Main: Fischer Taschenbuch, 1985

Metz-Göckel, Hellmuth: Bedürfnis, in: Dorsch – Lexikon der Psychologie, hrsg. v. Markus Antonius Wirtz, 17., überarbeitete Aufl., Bern: Hans Huber, 2014, S. 256

National Pressure Ulcer Advisory Panel, European Pressure Ulcer Advisory Panel and Pan Pacific Pressure Injury Alliance: Prävention und Behandlung von Dekubitus: Kurzfassung der Leitlinie, übers. v. Zita Kis Dadara, Nils Lahmann, Doris Wilborn, Alfred Steininger, Jan Kottner, Barbara Fohsl-Grande, Armin Hauss, Markus Duft, 2. Aufl., Osborne Park: Cambridge Media, 2014, abgerufen unter: https://internationalguideline.com/ [09.02.2023]

o. A.: Arzneimitteltherapie bei Senioren. In: PflegeDienst, hrsg. von der PAUL HARTMANN AG, Heft 3, 2004, S. 6. In: https://mediacenter.hartmann.info/p/download/72183/30/258... · PDF Datei [09.02.2024]

Pschyrembel, Willibald: Klinisches Wörterbuch, 268. Aufl., Berlin: Walter de Gruyter, 2020

Rüller, Horst: Pflegeprozessorientiertes Denken in der Ausbildung. Kommentar zum Grundlagenheft „Prozessorientiert pflegen“, in: Unterricht Pflege, Heft 3, Jg. 8, Brake: Prodos Verlag, 2003, S. 24–32

Schauffler, Irmgard/Böttges, Norbert: Tipps für schwerhörige und gut hörende Menschen im Umgang miteinander, DSB-Ratgeber 2, hrsg. v. Deutschen Schwerhörigenverbund e. V., Berlin, 2017, abgerufen unter: www.schwerhoerigennetz.de/fileadmin/user_upload/dsb/Dokumente/Information/Service/Ratgeber/Ratgeber2_Tipps_fuer_den_Umgang_miteinander.pdf [09.08.2023]

Schmidt, Simone: Expertenstandards in der Pflege – eine Gebrauchsanleitung, 4., aktualisierte und erweiterte Aufl., Berlin: Springer, 2020

Bildquellenverzeichnis

Alamy Stock Photo, Abingdon/Oxfordshire: Keller, Stefanie 272.1; Kneschke, Robert 144.1; Wavebreak Media ltd 144.2.

AUVA Rehabilitationszentrum Häring, Bad Häring: 118.2, 118.4, 118.6, 118.8.

Biermann-Schickling, Birgitt, Hannover: 48.1, 65.1, 147.1, 162.1, 258.1.

Brauner, Angelika, Hohenpeißenberg: 56.1, 62.1, 73.1, 73.2, 76.1, 79.1, 79.3, 81.2, 83.1, 98.1, 99.1, 104.1, 105.1, 105.2, 105.3, 105.4, 105.5, 105.6, 118.1, 118.3, 118.5, 118.7, 133.1, 133.2, 141.1, 149.1, 153.1, 153.2, 153.3, 153.4, 176.1, 184.1, 185.1, 185.2, 195.1, 199.1, 200.1, 200.2, 207.1, 207.2, 207.3, 208.1, 214.1, 215.1, 215.2, 249.1, 279.1.

Coloplast GmbH, Hamburg: 218.1, 220.1, 220.2, 220.3, 220.4, 220.5, 220.6, 220.7.

epd-bild, Frankfurt/M.: Bredehöft, Axel 35.1.

Evelyn Neuss Illustration, Hannover: 111.1, 123.1, 125.1, 130.4, 131.1, 139.1, 158.1, 158.2, 158.3, 158.4, 160.1, 189.1, 231.1.

fotolia.com, New York: a.aperture 263.1; Alexander Raths 265.1; Alexey Klementiev 81.1; bilderzwerg 75.1; Dmitry Vereshchagin 100.1; Dron 253.4; emer 66.1; Guido Grochowski 100.3; JPC-PROD 100.4; Kaulitzki, Sebastian 193.1, 204.1; Keith Frith 151.1; Maria P 235.1; Mariano Ruiz 254.1; Matthias/Krüttgen 253.1; Mihai Simonia 255.1; milosluz 252.1; nerthuz 100.2; PhotoSG 281.1; Rawpixel 201.1; Razvan, Radu 253.3; Twilight_Art_pictures 253.2; William 255.2.

Galas, Elisabeth, Essen: 261.1.

Hubbe, Philipp (RV), Magdeburg: 30.1, 45.1, 58.1, 126.1, 128.2, 156.1, 227.1, 244.1.

iStockphoto.com, Calgary: 3dvd 68.2; domin_domin 68.1; Eroshenko, Olesya 92.1; Fedulyeva, Ekaterina 275.1; mamaPoli 175.1; netrun78 222.1; nevarpp Titel; StockPlanets 9.1.

Lüddecke, Liselotte, Hannover: 38.1.

Mair, Jörg, München: 44.1, 96.1, 128.1.

Mitschke Sanitätshaus GmbH, Gütersloh: 114.3.

N+W Zahnputzladen GmbH, Graben-Neudorf: 79.2.

Naumann, Andrea, Aachen: 78.1, 112.1, 113.1, 114.1, 114.2, 121.1, 139.2, 159.1, 159.2, 237.1.

OKAPIA KG - Michael Grzimek & Co., Frankfurt/M.: Biophoto Associates/OKAPIA 86.1; Clinica Claros/ISM/OKAPIA 85.1; Dr.med.J.P.Müller/OKAPIA 57.2; Neufried/OKAPIA 85.3, 85.4.

OKS Group, Delhi: 18.1, 101.1, 135.1, 137.1, 137.2, 137.3, 137.4, 137.5, 154.1, 163.1, 198.1, 198.2, 226.1, 226.2.

PantherMedia GmbH (panthermedia.net), München: Wittke, Sonja 17.1.

PAUL HARTMANN AG, Heidenheim: 161.1, 161.2, 161.3, 161.4, 161.5, 161.6, 161.7, 161.8, 161.9, 161.10, 161.11, 161.12, 161.13, 161.14, 161.15, 239.1, 239.2, 239.3, 239.4, 239.5, 239.6, 239.7.

Picture-Alliance GmbH, Frankfurt a.M.: akg-images/ Tristan Lafranchis 266.1; Neufried/OKAPIA 85.2.

Romeni Praxisbedarf, Hamburg: 211.1, 211.2.

Safehip® von Rölke Pharma GmbH, Hamburg: 127.1, 127.2.

Shutterstock.com, New York: Chulapornsiri, Chalie 56.2; DD Images 57.1; Oasis66 86.2; sirtravelalot 164.1; von Rabenstein, Edler 46.1.

stock.adobe.com, Dublin: Alrandir 192.1; Bäckersjunge 40.2; Brocreative 95.1; Dolle, Henrik 232.1; focusandblur 260.1; fotoart89 264.1; ipopba 67.2; Jelena 223.1; M.Dörr & M.Frommherz 47.1; magele-picture 31.1; Marco2811 85.5; Nilima 132.1; Pheby, Barbara 67.1; REDPIXEL 248.1; unaihuiziphotography 174.1; vectorfusionart 37.1; Yuli 40.1.

Vitility International B.V. / Thomas Hilfen für Körperbehinderte GmbH & Co. Medico KG, Bremervörde: www.thomashilfen.de 175.2, 175.3.

Wetterauer, Oliver, Stuttgart: 49.1, 90.1, 125.2, 125.3, 125.4, 125.5, 125.6, 129.1, 129.2, 129.3, 130.1, 130.2, 130.3, 140.1, 140.2, 140.3.

© B. Braun Melsungen AG, Melsungen: 217.1.

Umschlagfoto: iStockphoto.com, Calgary/nevarpp

Wir arbeiten sehr sorgfältig daran, für alle verwendeten Abbildungen die Rechteinhaberinnen und Rechteinhaber zu ermitteln. Sollte uns dies im Einzelfall nicht vollständig gelungen sein, werden berechtigte Ansprüche selbstverständlich im Rahmen der üblichen Vereinbarungen abgegolten.

Sachwortverzeichnis

N

O

P

Q

R

U

V

W

Z